王烈学术经验婴童系列丛书

婴童厄话

王　烈◎编著
孙丽平◎协编

中国中医药出版社
·北　京·

图书在版编目（CIP）数据

婴童厄话 / 王烈编著 . —北京：中国中医药出版社，2016.3
（2019.12重印）
（王烈学术经验婴童系列丛书）
ISBN 978-7-5132-2726-1

Ⅰ . ①婴… Ⅱ . ①王… Ⅲ . ①中医儿科学—临床医学—
经验—中国—现代 Ⅳ . ① R272

中国版本图书馆 CIP 数据核字（2015）第 191480 号

中 国 中 医 药 出 版 社 出 版
北京经济技术开发区科创十三街 31 号院二区 8 号楼
邮政编码 100176
传真 010 64405750
廊坊市祥丰印刷有限公司印刷
各地新华书店经销

*

开本 880×1230 1/32 印张 11 彩插 0.25 字数 261 千字
2016 年 3 月第 1 版 2019 年 12 月第 3 次印刷
书号 ISBN 978-7-5132-2726-1

*

定价 35.00 元
网址 www.cptcm.com

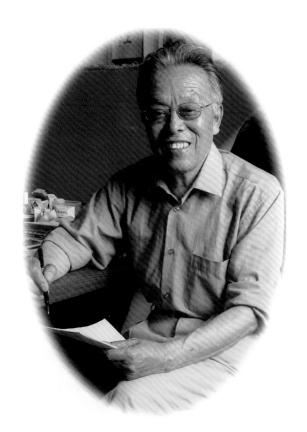

王烈教授

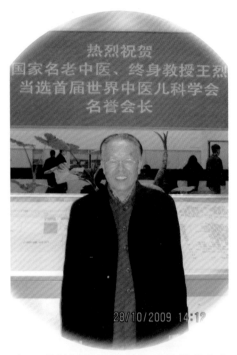

2009 年王烈教授荣任世界中医儿科学会名誉会长

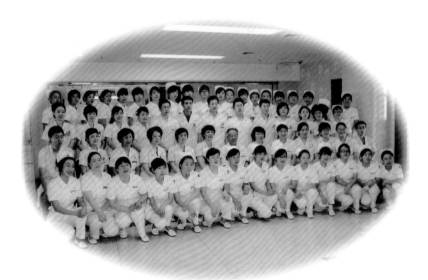

王烈教授所在儿科团队人员

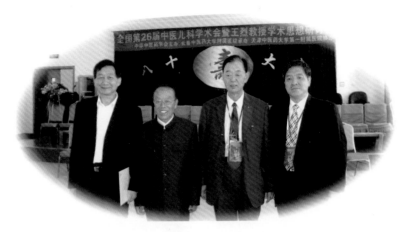

汪受传、王烈、张奇文、马融合影

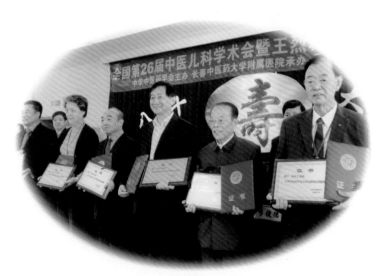

中医儿科突出贡献奖获奖者（左起）：朱锦善、王霞芳、俞景茂、汪受传、王烈、张奇文合影

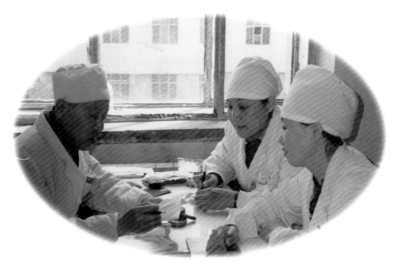

王烈教授（左一）与其继承人李宏伟（左二）、安笑然（左三）讨论病例

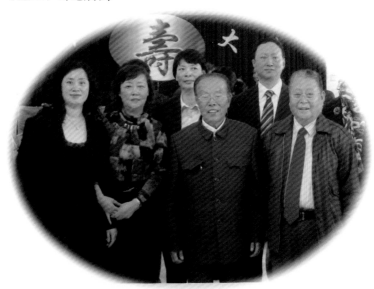

继承人徐荣谦（前排左四）及孙丽平（前排左一）、冯晓纯（前排左二）、原晓风（后排左一）、李立新（后排左二）为王烈教授（前排左三）庆祝生辰

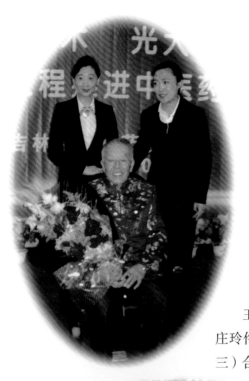

王烈教授与其继承人
庄玲伶（左一）、李静（左
三）合影

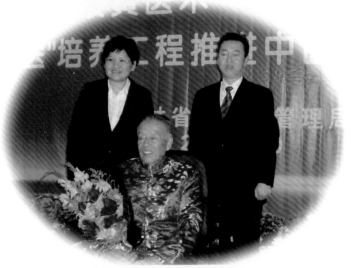

王烈教授与其继承人李香玉（左一）、王永吉（左三）合影

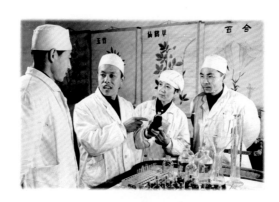

王烈教授（左二）和范垂敏（左一）闫淑贞（右一）张玉乾（右二）于白屈菜实验室合影（1969年）

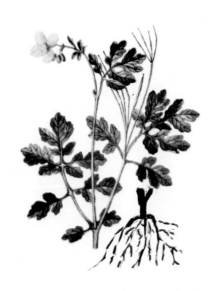

白屈菜

Chelidonium majus L.

王烈简介

　　王烈，字子久，堂号保赤，1930年生，辽宁省盖州市人。1947年入伍升学，先后于哈尔滨医科大学儿科专业和长春中医学院西医离职学习中医班学习。1961年始，从事中医儿科的医疗、教学和科研工作。

　　现为吉林省中医药终身教授，长春中医药大学第一附属医院儿科主任医师，全国中医药传承博士生导师及博士后合作导师，国家中医药管理局确定的第一、二、三、四、五批全国老中医药专家学术经验继承工作指导老师，著名的中医儿科学家，国家级名医。享受国务院政府特殊津贴，为有突出贡献的科技专家、拔尖人才、白求恩式医生，省、市劳动模范，在西医离职学习中医班结业时荣获卫生部嘉奖。新世纪开始又获吉林英才奖章和世界千年名医勋章，近时还获中华中医药学会先进学会干部及吉林省中医学会终身成就奖。先后出任中华医学会吉林省分会儿科学会的省和市第1～3届委员；全国中西医结合学会第1～2届委员；中华中医药学会儿科分会第1～4届理事、常务理事、副会长、常务副会长、名誉会长；全国中医药高等教育学会儿科教学研究会第 1～3 届名誉理事长；中国中医药研究促进会儿科分会名誉会长；世界中医药联合会儿科分会名誉会长；吉林省及长春市中医药学会常务理事、顾问；吉林省中医儿科学会第 1～9 届主任委员、名誉主任委员、顾问；吉林省中西医结合学会儿科委员会名誉主任委员。从医执教 68 年，曾任儿科主任兼教研室主任为时 33 年，曾兼《吉林中医药》《长春中医药大学学报》副总编辑、顾问；《中医外治杂志》《中医儿科杂志》《中国中西医结合儿科学》杂志顾问，此外还是中国发明协会、科普协会、名医协会理事。著有《婴童医论》《婴童肺论》《婴童哮论》《婴童病案》等专著 14 部；协编、参编《中医儿科学》《实用中医儿科学》等 13 部；审订儿科专著 5 部；评审科研成果 15 项；省级以上期刊发表治哮灵研究等学术论文 130 篇、科普作品 61 篇。所研究的"小儿清热灵""小儿肺热平"等新药 9 种均已投产；研究院内制剂 70 种，其中"小儿哮咳喘""抗毒灵""婴儿壮"等 13 种获准院内投产并广泛应用于临床。《长春日报》《光明日报》和中国中央电视台誉其为"小儿王"。从医尊崇钱乙学术，擅长清法。有关学术经验被收录于《中国历代名医名方全书》和《中国当代名医名方录》等百余部著作中。临证 68 年，致力于小儿肺系和呼吸病证的研究，尤以哮喘防治为专。

张

序

祖辈同饮冶源水 [1]，临朐寿光紧相联，
先生大我整五岁，比邻共事三十年，
鸢都筹建儿科会 [2]，伊为"大内"与"高参"，
龙马精神侠剑胆 [3]，琴心主编婴童篇，
誉满"关东小儿王"，全国同仁刮目看，
岁满八十不外出，在家一天也未闲，
开门见山写短文，书稿足有二百篇，
字字句句掏心出，篇篇都是经验谈，
业儿科者得此册，世世代代往下传，
不负烈老慈幼志，共创辉煌把梦圆。

山东省潍坊慈幼堂主

张克文 恭贺

岁在甲午时年八十岁顿首

[1] 王烈老祖居山东省临朐县冶源老龙湾,为弥河之上源。弥河历史上几次更名,周秦时期称为具水,南北朝时期称为巨洋水,明清时期至今称为弥河,共由150余条大小河流组成。其主流发源于沂山天齐湾,汇于冶源老龙湾,自南向北贯穿县境,河道蜿蜒曲折,先流向西,折而北,又转东北向,多处曲折。民间传说"弥河九曲十八弯",又谓"临朐至九山,弥河过九遍"。弥水经临朐、青州、寿光三县(市),流入渤海湾。张奇文祖居寿光市上口镇北半截河村,紧靠弥河东岸,世世代代喝老龙湾水长大。

[2] 潍坊市为山东省地级市,辖寿光市、临朐县、青州市、高密市、安丘市、昌邑市等。清代扬州八怪之一的诗、书、画三绝之称的潍县(今山东省潍坊市市区新中国成立前的旧称)县令郑板桥,在此任期7年之久,为政清廉,深受群众称赞,留下了不少墨迹。潍县自古名人辈出,文风鼎盛。"潍县自古文风盛,举人秀才多满城,一条胡同两状元,曹鸿勋和王寿彭。"这是旧潍县在沙滩说书的艺人在开书前,"夸潍县"小段的开场诗。自1983年始,世界风筝联合会在这里成立,32年来,每年4月20日定为国际风筝节,接待五湖四海来此观赏风筝大赛的人们,盛况空前,故被誉为世界风筝都,简称"鸢都"。1983年中华中医儿科学会成立于此,烈老为筹建人之一。

[3] 2009年烈老80周岁,全国中医儿科界同仁,赴长春参加烈老学术经验交流会,并祝贺烈老80寿辰。张奇文时任中华中医药学会儿科分会名誉会长,以"龙马精神、琴心剑胆"为题,对烈老为中医儿科事业发展做出的贡献做了大会发言。

汪　序

　　甲午孟冬，有幸拜阅王烈老新作《婴童厄话》一书文稿，先睹为快。通览之余，颇多感触，王烈老耄耋之年，宝刀不老，攻读不减，勤于临证，笔耕不辍，本书为继《婴童医论》《婴童肺论》《婴童哮论》等之后又一学术精品。王烈学术经验婴童系列丛书一共有 10 种，洋洋 180 万言，堪与明代医家万全的幼科系列相媲美，成为有个人学术特色的中医儿科传世之医籍。他还将撰写的儿科学术论文 130 余篇，又在临证集锦和医事笔记中遴选出 200 篇，分 12 卷，著就为《婴童厄话》。该书系中医学中的一本特殊著作。所论皆王烈老肺腑之言，是书乃经验与学理冶为一炉的佳品。王烈老不仅在中医儿科学术理论方面有所升华，并成为我们全国中医儿科同行敬重的老前辈，而且又是我们中华中医药学会儿科分会的创始人之一。早在 1978 年山东潍坊召开的中西医结合儿科学术交流会上，他就和山东张奇文、江苏江育仁、北京刘韵远等一批同道一起，发起筹建中华中医药学会儿科分会。此建议报送卫生部中医司获得批准。于 1983 年 9 月 22 日在山东潍坊召开了首届全国中医儿科学术研讨会，正式成立了中医儿科学会。王烈老作为学会创始人之一，30余年来，一直积极参加学会的各项活动，从不计较个人的名利得失，为学会工作服务。王烈老作为儿科分会的主要成员，曾担任了中华中医药学会儿科分会第一届委员、第二届副主任委员、第三届常务副主任委员，并在1997年珠海全国第12次中医儿科学术研讨会前后，在主任委员张奇文教授去澳大利亚工作期间，与江育仁教授一起主持召开了会议，筹备了儿科分会第三届理事会换届改选工作，创办了内部期刊《中国中医儿科杂志》。直到2002年咸阳全国第19次中医儿科学术研讨会，儿科分会换届改选产生第四届理事会，王烈老担任了儿科分会名誉主任委员。王烈老以年过古稀之躯，亲自执笔，将儿科分会20年的历史资料，汇编成《中国中医儿科学会》（第一辑、第二辑）。这两册文献成为儿科分会呈报中华中医药学会成立30周年资料汇集的重要组成部分，受到总会的表扬。王烈老献身中医儿科半个多世纪，作为由西医儿科队伍转入中医儿科队伍的一员，从未动摇过自己的学术信仰，几十年如一日，在中医儿科学术领域辛勤耕耘，用中医儿科治疗手段为患病儿童解除疾苦。所以，从儿科前辈起，大家都认同他为中医儿科队伍的忠实一员，以至忘却了他的"西学中"身份。王伯岳研究员曾拍着他的肩膀说他是"西变中"，江育仁教授称他是"中医信徒"，王玉润教授将他纳入"中医帮"，吉林省的名老中医马志教授称他是"新中医"，这些亲切的称呼，体现了老一代中医儿科专家对于王烈老的赞誉。王烈老临证60多年，以研究小儿哮喘为专，他提出的"医者精治、病家细防"的举措，体现了医患配合防治哮喘的先进理念；他的"哮喘分发作期、缓解期、稳定期三期证治，根、苗之治并重"的论点与世界抗哮喘联盟 GINA 方案中提出的哮喘分急性发作期、慢性持续期和缓解期三期的提法不谋而合。他对于各型哮喘辨证论治的详尽阐述，将纳入中医药治疗小儿哮喘的学术宝库，成为珍贵的历史文化财产。他还制定协定处方 70 张，研制成中药新药小儿肺热平等 9 种，制成哮咳喘胶囊等 12 种院内制剂，将临证经验形成的中成药制剂留给了中医儿科和社会。王烈老有着博大的胸怀，从不将自己苦苦追索获得的学术真知归为一己之私，而是为了慈幼广济，布施于同道及弟子。多年来，一年一度的全国中医儿科学术研讨会上，王烈老的学术报告总是最受与会代表欢迎的保留科目之一。王烈老是全国中医儿科界唯一连任第 1～5 届的"全国老中医药专家学术经验继承工作指导老师"，长期培养中医儿科研究生，他的学生、高徒分布于天南海北，继承了王烈老的学术精粹，使他的学术经验为更广大的儿童健康服务。

　　王烈老的追求和奉献得到了全社会的肯定。他被吉林省定为中医药终身教授，享受国务院政府特殊津贴，为有突出贡献的科技专家、拔尖人才、省市劳动模范、白求恩式医生、英才奖章获得者。众多的患儿热爱"王爷爷"，广大的家长感谢"小儿王"，中医儿科教育事业留下了"王烈老"的华章，全国中医儿科同行崇敬"王烈老"。在王烈老的新著《婴童卮话》问世之际，喜哉斯言，诚之为序，乐荐世人，共赏儿科新葩。

世界中医药联合会儿科专业委员会会长

汪受传

2014 年 12 月 16 日于金陵

马 序

　　王烈教授，主任医师，博士生导师。享受国务院特殊津贴，是国家中医药管理局第一至五批全国老中医药专家学术经验继承工作指导老师。吉林省白求恩式医生、吉林省中医药终身教授，兼任中华中医药学会儿科分会名誉主任委员、世界中医药学会联合会儿科专业委员会名誉会长等职务。

　　王烈先生与我家是世交，家父在世时与先生私交甚好，常有书信往来，在《中华中医药学会儿科分会史》中尚存有两张老人家的合影。1986年我在潍坊的第二次全国中医儿科学会年会中有缘结识先生，对先生的印象是温文儒雅、大气谦和、睿智博通。先生是中华中医药学会儿科分会的创始人之一，早在1977年先生等中医儿科界前辈就向卫生部提出恢复和建立学术组织的书面建议。至1983年全国中医儿科学会正式成立以及此后学会的发展和壮大，先生为之付出了很多心血，令吾辈更添敬重仰慕之情。为此中华中医药学会特授予先生"大医精诚"牌匾及"中华中医药学会儿科发展突出贡献奖"。先生从医执教60余载，擅治儿科各种疾病，有"吉林小儿王"之称；尤其对小儿肺系疾病有专长，对小儿哮喘的防治尤其深入，提出"哮作治标，按寒热虚实辨证；缓解痰盛，当补肺脾肾之虚"及"哮喘之苗论"等学术观点，研制了系列治哮方药，其中"治哮灵片""小儿肺热平"等8种新药获省级成果并被批准投产上市。记忆中先生对白屈菜的使用情有独钟，曾在多次学术年会上介绍该药治疗肺系疾病的经验，有一次在讲座现场赠予吾辈不少白屈菜种子。先生所带教的门生也已桃李满天下，其将医德医术一并传授，真正做到"师者，传道授业解惑也"。

今受邀作序，实感受宠若惊。此前，曾拜读先生的《婴童医论》《婴童肺论》《婴童哮论》等著，受益匪浅。此次又有幸先睹新著，《婴童厄话》更是感觉温故而知新，增添了领悟心得。全书介绍王老从医执教之暇的诸多新说，内容丰富翔实，行文流畅豪迈，风格朴实坦诚，从字里行间再次领略了先生严谨治学的态度、高尚的医德和精湛的医术，并反映出其为人为医之道的精髓之所在，实乃儿科界之大家，吾辈效仿之楷模。相信此书的出版，对于继承和发扬王烈老的学术思想和临证经验，造福儿童健康事业，一定大有裨益。

中华中医药学会儿科分会主任委员

天津中医药大学第一附属医院院长

马 融

2014 年 12 月 6 日于天津

自 序

　　本著《婴童卮话》由诊暇卮言和保赤医话两部分书稿组合编辑而成，为婴童系列书籍，如《婴童医论》《婴童肺论》《婴童病案》《婴童哮论》《婴童金方》《婴童哮喘防治诠论》《婴童医鉴》《婴童翼集》等之后的又一新作。至于卮话，则要从历史上谈起。我国历史进入周朝，天子的分封制，导致国中有国，因而引发春秋五霸，战国七雄的争斗不息。争归争，斗归斗，但医药的发展，任何一方皆不敢怠慢，在经史子集奋起年代，史籍之首，经学兴起似雨后春笋，其中经学领域的医和药亦油然而生并勃然而长。时至秦汉，大统归一，始得《黄帝内经》《神农本草经》等相继问世。斯时，昔日医药之理之验等分散诸说，众而归真，成为典籍经文。由此而导致后世诸家对深奥的经学理论产生关注，遂之而出现了不同理解和认识，如《素问·通评虚实论》的"乳子而病热脉悬小者何如"及"乳子中风热喘鸣肩息者脉何如"两句经文的乳子二字，后人认识不一，一是乳子乃吃奶的孩子，指小儿而言，还有说是吃奶儿与童子，即大孩与小孩，另一解释系给孩子吃奶的人，此种一小、一大一小及一大的不同理解，在经文中并非罕见。由于经文的作者，不露其人、其地、其时、其业、其历，所以，后人对原文经义不断进行注、解、释、疏、话、语、说、记、录、言、论、述、谈、讲、白等五花八门的形式体裁来表明经意。综观历史，在众多的阐文中，话的应用极为广泛，是显而易见的一种体裁。话者医话也，是医者所讲的话，所以，其分量是可想而知的。由此有人认为医话是一种特殊的著作。唐代高宗年间的山西王勃善文嗜医，17岁拜名医曹元为师，游学一年尽得其要，遂著《医语纂要》，记曹师秘术成为医话元始。后至宋代张杲的《医说》，明代黄承昊的《折肱漫录》，清代尤怡的《医学读书记》，近代陆以湉的《冷庐医话》以及当代秦伯未的《谦斋医学讲稿》。此外，在《皇汉医学丛书》中也有不少医话的篇章，如《先哲医话集》《滕氏医谈》《古书医言》等，有众多的医话类著述。在诸家医话的作品中以《冷庐医话》受益颇多，感悟为深。撰者陆以湉，1802年生人，1836年为道光进士，非医也，任书院教授，博学多识，凡经史子集及方书、药谱，无不涉猎。寿年虽然只六十有四，但著述是其长项，《冷庐医话》其一也。该著为4卷，后补《冷庐医话补编》，所论备详。在医界属海阔天空，是医话领域典范。书中基础理论有升华，学术见解尤为独特。医人医书评价，见闻掌故，确是随物而言，非执一守，每有感而发，夹述余议，特别是谈方说药，健康杂谈，真乃非医而越医矣。舍下习医之辈，与医门外士的学术之差距，如此之大，岂不羞哉。斯时忆起清代乾嘉诗文大师袁枚的"但肯寻诗便有诗，灵犀一点是吾师"的诗句，故而从医伊始则以《冷庐医话》为师，结合个体，立施之于言而随物从变，已无常主之意。60余年过去，留下笔录，有读书体会、临证集锦、医学笔记、施教答疑、病家咨询、随笔放言，但其范围，囿于婴童，所论亦莫及于昔贤，而水准又为素常，医话之冠虽难顶戴，权且如此，仅以《婴童厄话》之称问世。搁笔之年已为耄耋，但凭靠目脑尚明晰之际，校正全文，尽皆如此，然余毕竟暮年，力不从心，文体不当在所难免，幸有诸位弟子，尤其长春中医药大学附属医院国医堂王烈学术经验研究工作室主任，嫡传弟子孙丽平教授为本著书稿进行认真纂辑，另有弟子李静、李香玉、庄玲伶、王永吉等，为本书校对、修辞等工作悉心尽力，为此表示谢忱。书卷脱稿，分别呈送我国当代中医儿科大师级专家山东张奇文教授、江苏汪受传教授、天津马融教授，审阅并加以指正，随乞一言为序，以托不朽。为此，深表敬意。

尽管本著尽力谋划，精密组织，限于水平，文体不当之处难免，期望阅者指正，以便再版时修改完善。

王烈 时年八六

识于长春保赤堂

公元二〇一五年十月十二日

凡例

一、本著是从王烈千余篇笔录中，甄别良莠，遴选 200 篇而成。

二、所述内容均为王烈之见闻与实践。

三、各篇所述迥异，文字体裁，亦不尽同。

四、成文年代，跨越半个多世纪。所以其历史性和时代性成为必然。

五、200 条文，按门类，权且分为 12 卷。十二之数恰与地支相合，故而为之。

六、各卷伊始，协编以按，仅只言片语，为引人注目而已。

七、入卷诸品，宏观之下，一览无余，居多；莫衷一是，偶见；牵强附会，极少。

八、书稿各节排列，均以成文年代之先后为序。

九、书中的病名、药名、剂量等款，均随临证实践而施。

目　录

子卷　习　业

1. 习医要信而学，学而创新 / 2

2. 名医之路，始于足下 / 3

3. 也谈中医特色 / 4

4. 谨谓大师 / 5

5. 以悟解玄，谈中医药发展 / 7

6. 从痘疹说起，看中医走向 / 8

7. 狂谈医学未来 / 9

8. 中医的当务之急 / 11

9. 以中容西为尚 / 12

10. 儒能通医谜在悟 / 14

丑卷　仁　德

1. 医德，医之魂也 / 18

2. 也谈活虎之心话和谐 / 19

3. 施恩图报非君子 / 21

4. 亲不知医，犹为不慈 / 22

5. 大医精诚，为医所宗 / 23

6. 良医谦和有道 / 25

7. 医者计利与不计利 / 27

8. 治好病即德，商榷 / 28

9. 孙真人疗疾要诀，训诂 / 29

10. 仁德书迹 / 31

寅卷　典　籍

1.《小儿面部形色赋》注疏 / 34

2. 读《幼幼集成·哮喘证治》有感 / 40

3.《素问》论哮，古今一揆 / 42

4.《灵枢》论哮，光前启后 / 46

5.《儿科醒》何时醒 / 49

6.《素轩医语》的启迪 / 50

7.《太平圣惠方》，值得一读 / 52

8.《本草纲目·序》疏义 / 53

9.《本草纲目·序》旧事多 / 55

10.《备急千金要方》中的大医要求 / 57

11. 为《本草纲目补正》称好 / 59

12. 举荐《保婴易知录》/ 60

13. 重读《本草问答·叙》/ 62

14.《本草外用》之效仿 / 64

15. 追宗继祖话《类萃》/ 68

16.《药鉴》一书，核心在鉴 / 69

17.《婴儿论》护养浅白 / 71

18.《本草蒙筌》的名医谱 / 72

19.《诚书》鼻方今用 / 74

20. 丹溪《慈幼论》育儿为本 / 75

21.《皇汉医药全书》之儿科 / 77

22. 留神《少小婴孺方》/ 78

23.《老老恒言》引以为奇 / 80

卯卷　医　事

1. 国医国宝，传承不息 / 84

2. 中医学与时俱进 / 85

3. 振兴中医儿科十倡议 / 86

4. 采白屈菜一日记 / 87

5. 白屈菜之歌的创作背景 / 88

6. 人味毒，助天为虐 / 90

7. 哮咳的历史成因 / 91

8. 哮喘的彻底治愈，有望 / 92

9. 尊崇的儿科医家 / 93

10. 王姓医祖信奉王熙 / 95

11. 陆以湉释医不事医 / 96

12. 保赤堂之寻绎 / 98

13. 21 只蛙放生的故事 / 99

14. "西变中"的来龙去脉 / 101

15.《中医外治杂志》创刊之前 / 102

16. 编医书话阴阳 / 103

17. 花甲立诊为哪般 / 105

18. 丛书中的儿科，有金言 / 107

19. 重话"祝由"/ 109

20. 脾胃同源，与胰何干 / 111

21. 小儿哮喘宜科学治疗 / 113

辰卷　病　证

1. 中医病名和西医病名焉能苟同 / 116

2. 新旧四大证相比 / 117

3. 婴儿哮、幼儿哮、儿童哮治当别论 / 118

4. 哮喘夜作奈何缘故 / 119

5. 迁延性肺炎主要矛盾在痰不在炎 / 120

6. 痰生脾动，其源在肾 / 122

7. 脾胃名句盘诘 / 123

8. 食积内热，引人注目 / 126

9. 甘养脾，甘伤脾谁之过 / 127

10. 大人为痨，小儿疳不可混淆 / 128

11. 小儿白血病证治思考 / 129

12. 痰分内外 / 130

13. 火与热解惑 / 131

14. 辨证论忌 / 133

15. 证与症之我见 / 134

16. 五脏与脏器不相合 / 136

17. 感冒源流 / 137

18. 伤寒的中西观 / 138

19. 惜儿惜食，知胃为先 / 141

20. 顽咳久嗽，哮喘何疑 / 143

21. 小儿呬咳，调治气血 / 145

22. 过敏性紫癜论证钩玄 / 146

巳卷　治　则

1. 小儿治则，留心五性 / 154

2. 治常和治奇，并不蹊跷 / 155

3. 气血痰积，证治挈领 / 156

4. 温热病的伤阴与治阴 / 161

5. 诚说哮喘分三期 / 163

6. 日咳三顿，治之以哮 / 165

7. 治顽哮用化瘀 / 166

8. 哮不治，长大好，岂有此驳 / 167

9. 朝方夕改，法随证转一席谈 / 168

10. 按检验单论治不宜迟 / 169

11. 鼻性哮喘，治必两全 / 171

午卷　成　方

1. 五液改变有妙法 / 174

2. 抗毒灵和抗炎灵各有所长 / 175

3. 宝肺方，功在保肺 / 176

4. 一味薯蓣饮推衍 / 178

5. 防哮汤之旨在防 / 179

6. 中医新方起沉疴 / 180

7. 太极丸勿妄投 / 182

8. 仁丹治病探幽 / 183

9. 肥儿丸汇集一帙 / 185

10. 还元汤与轮回酒 / 187

11. 小儿哮咳喘胶囊几占鳌头 / 189

12. 小儿肺证用方选要 / 191

13. 通气散治鼻三证拾贝 / 193

未卷 药 物

1. 察口咽，选准药 / 196

2. 议治病之道，用药是关键 / 197

3. 柴胡、黄芩，治热好伴当 / 198

4. 再议石膏和寒水石 / 199

5. 漫话马钱子的利与弊 / 200

6. 白屈菜来之偶然 / 201

7. 白屈菜缘何能治百日咳 / 202

8. 谈治哮之药三对君 / 204

9. 治哮喘滥用药，应当慎 / 205

10. 佛手释谜 / 206

11. 漫话映山红 / 208

12. 芦荟治病之广 / 209

13. 返魂草与紫菀 / 210

14. 白术的治泻与致泻 / 212

15. 说药道品话分类 / 214

16. 中医治病用药，贵在效 / 215

17. 君臣佐使，用之宜活 / 217

18. 方选好，药用准 / 218

19. 治哮虫药有三宝 / 219

20. 冬虫，夏草合而为贵 / 221

21. 蛹草，有雅号 / 222

22. 白屈菜在琉球 / 223

23. 用药知利不知害反而为害 / 224

24. 善用对药者，为医中之上 / 225

25. 临床对药例举一二 / 226

26. 为生菜子正名 / 228

27. 全身皆药，话桑 / 229

28. 组方选药有技巧 / 231

29. 刍谈药物的试验 / 232

30. 从本草到中药的演变 / 234

31. 用药六字诀 / 235

32. 小儿药量何以细化 / 237

33. 从本草药性到中药药理 / 238

34. 药队如何布阵 / 240

35. 薄荷之用，中墨差异 / 242

36. 灵芝草不是草 / 243

37. 医者用准药与不医药尔 / 244

38. 茯苓与土茯苓非亲即友 / 245

39. 小儿用药，法古心裁 / 247

40. 论桂枝忆当年 / 249

41. 清肺良剂话黄芩 / 251

42. 巧用罂粟壳治顽疾 / 253

43. 身兼四职颂甘松 / 254

44. 紫舒与紫苏 / 256

申卷 防 护

1. 体质异常必须格外关照 / 260

2. 哮喘夜作的应对措施 / 261

3. 哮喘之治怕干扰 / 262

4. 重视咳嗽变异性哮喘的防治 / 263

5. 哮喘除根，贵在坚持 / 264

6. 哮喘重药轻防是误区 / 266

7. 防哮把好第一关 / 267

8. 遏制哮喘的出路在两端 / 268

9. 小儿哮喘医者必嘱 / 269

10. 惜儿之心人皆有，惜儿之术人皆乏 / 271

11. 乳无时，食不节则令儿恙 / 272

12. 忍一分饥，胜服补脾之剂 / 273

13. 诊病合理，方虽中病，服不得法，亦难奏功 / 274

14. 肉而痰其生何耶 / 275

15. 烟是哮喘病的大敌 / 276

16. 谈食养、食补、食治、食禁 / 277

酉卷 案 例

1. 血府逐瘀汤治验例 / 282

2. 罕见的哮喘诱因例举 / 283

3. 巧治失音案 / 286

4. 独说"癔性哮喘" / 287

5. 发案索笺 / 289

6. 难病治疗从易 / 290

7. 性早熟案干预宜早 / 291

8. 初生吐治而重观察 / 292

9. 鼻性咳嗽，治宜等侪 / 293

10. 鼻不利今昔 / 295

戌卷 评 点

1. 隋以前尊法古，隋以后别门户之真诠 / 298

2. 谈方说药之评说 / 299

3. 做一日和尚撞一日钟随诌 / 300

4. 为《儿童中医调养》作序 / 301

5. 三人诊一病，为何方有别 / 304

6. 行之有效为妙谛 / 305

7. "尿疗"疑风四起 / 307

8. 《婴童金方》编纂动机 / 308

9. 《医宗金鉴》幼科再世 / 309

10. "药王"乃医中至尊 / 311

亥卷 演 绎

1. 知常达变话"变蒸" / 314

2. 小儿十问，以古方今 / 315

3. 良医无定方浅识 / 316

4. 活血化瘀，分门条析 / 317

5. 刍谈哮喘的根、苗、病 / 318

6. 精治细防是根治哮喘的良策 / 319

7. 五心烦热新解 / 321

8. 人老在肾不在岁之揣摩 / 322

9. 小儿血证论成文始末 / 323

10. 隐性哮喘，治不容缓 / 325

子卷 习 业

按：王烈教授从医执教 68 年，在中医药学的学习和临证实践中，大致经历了三个阶段，即初学时必须系统继承，成熟时则应提高"悟"的能力，后则学成，对中医药学理解至善，进而走创新之路。从本卷论述中，略知王烈教授始于西医，历经 10 年，以主治医师之基础，迈入杏林，并且在岐黄业内，不仅立足，而且据有一席之地。其经验所在，不妨一览下文，或可捕捉一二。

1. 习医要信而学，学而创新

不管你是什么人，要想学中医，最基本的条件是一个"信"字。如果不信中医想学好也难。其他学科、专业和中医不同，可能不存在"信"的问题，最多的是喜爱不喜爱的问题。有人愿意将中医和西医对比，这一点我看不公平。人们知道西医是随着现代科学而发展起来的一门医学，中医是祖国传统的医学，这门医学在西医未传入中国之前，可谓一统天下，人们没有信不信的问题。我是西医出身，有 10 年的临床经验。后来学中医，从事中医临床 50 余年，不能说我有资格发言，但谈一下体会总算可以吧。能不能学好中医，关键还是一个"信"字。在西医临床中常有治疗不顺的问题，经常请中医会诊、开方。中医治好了许多疑难病，增强了我对中医的"信"，时间长了，自己也学几个方剂治病，取得疗效后又增加了"信"。根据临床需要，我又自学中药。所有这些积累为后来学习中医建立了一个"信"的基础。学习中医理论不同于学习西医理论。我在学习过程中总结了两个字，一个是"悟"，一个是"辨"。学习中医不会"悟"不行。古人写书特别玄妙，医理又深，因此，阅读古书，既要在有字处会意，也应在无字处领神。明代万全在《片玉心书》中说：哮喘"轻则用五虎汤一帖。重则葶苈丸治之。此皆一时急解之法。若要断根，常服五圣丹，外用灸法。"有字处主要指出，哮喘分轻、重和根三个阶段。无字处有个分期的意思。我的小儿哮喘三期论治研究，不能说不受此影响。提到"辨"，中医辨证是人人皆知的精华。当然"辨"也会在今日临床面临辨证论治之外的一些问题，如中医辨证与西医诊断模式；中医辨证与专病专方专药结合模式；疾病分期分阶段论治模式；辨证与病机分析论治模式；无病从证，无证从病等模式。特别是用中医辨证观点来认识现代疾病。所有这些临床常见的模式，都要体现在"辨"字上。辨证如此，辨药也不例外。中医治病应特别注意在解决症状的基础上，还要进行兼顾改善病理的针对性治疗。临证中理顺了"辨"的多方面关系，即是对传统中医的最好创新，其实质就是提高疗效。

2. 名医之路，始于足下

名医，顾名思义，乃著名之医。著名之医又是什么样的医生。应山东负责的《名老中医之路》编写组和吉林省有关媒体采访，阐述本人的名医之路。本人从1969年成院级名医，1977年成为市级名医，1985年成为省级名医，1990年成为国家级名医，2000年获世界千年名医勋章。来访编辑一再追问名医成长经验，我连想也未想即脱口而出："始于足下。"述曰：1967年首先将白屈菜这味野生的草药引到临床，又首先用白屈菜治疗百日咳获得成功，据500例临床病例分析，有效率达94.2%，治愈率为71%，居国内单味药治疗百日咳疗效的第一位。该论文在国家级杂志《新医学》上发表。有关事迹在《长春日报》《吉林日报》《光明日报》及国家、省、市电视台和广播电台多次进行报道。此项成果被评为省级重大科研成果。治疗咳嗽的效果被广为传颂，就诊者起早排队，从当年的半夜排队挂号发展到需排队挂号2天2夜，甚至有时需要4天4夜排队挂号。1969年前病儿主要来自市区，白屈菜研究成功后，病儿来自省内各地。1980年，哮喘的研究有长足进步，有关药物，如小儿治哮灵、小儿肺热平、小儿止咳灵等7种新药研制成功，其中3项获省级成果奖。此时病儿来自省内外，多达27个省市，还有国外病儿前来诊治。如果讲名医之路始于足下，确实如此，没有任何捷径可走，全凭执著为医，以幼为重，走创新之路的意愿。克服了意想不到的困难，如上山采药，业余制药，几年中又有8项课题结题。日常有大量的教学、医疗、行政等工作。所有这些工作，都是一步一步走过来的，没有一蹴而就的事。其中最大的难度是著书立说，50年来，自著和协编著作25部，发表论文130余篇。另有科普作品67篇、临床医话73篇，研究新药20种，其中院内投产12种。今届耄耋之年，还抓紧一切时间，将自己的毕生学术经验撰成《王烈学术纪年》《王烈学术思想研讨会纪事》《关于王烈》《王烈科普作品》《白屈菜专论》《婴童病案补遗》《全国儿科学术报告文集》及《王烈医话阐解》共8册，已由内刊成册，共约30余万言。作为一位名医，不仅要有一个坚厚的基础，还要有孜孜以求的开拓创新精神。书海无涯，医无止境，工作到老，学习也必然到老。名医风采说明一时，难过一世。业精于勤，再攀高峰，还是要"始于足下"。

3．也谈中医特色

中医特色，是讲中医的与众不同之处，简单说即是特殊性。中医的特色是历史形成的。早在周朝的春秋时代，中医从理论和临床方面形成了自己的体系，经过战国、秦汉时期的不断完善，中医特色基本铸就，后来又经晋唐、宋元、明清诸代的实践，显示了中医在中华民族发展中的特色作用。到了近代，西医传入中国，对中医的特色地位进行了一番挑战，中医的国医地位受到冲击，中医的特色也随之减弱。新中国成立之后对中医的特色、发展等开展了一系列讨论，特别是中医要振兴、应继承、求发展等措施不断推出，随之而来的中医自身建设、医学竞争等成为当务之急。因此对中医特色的讨论不断，不少名家提出见解，以期弘扬国粹。下面也谈一下中医特色问题。中医药为人类服务数千年不衰，关键是中医有特色，如讲特色，主要包括两个方面：一是理论特色，与一般医学不同的是中医有自己的一系列理论，如天人合一、整体观念、阴阳五行、脏腑经络、营卫气血、审证求因、四诊合参、辨证论治、治疗法则、方药配伍、治未病等纲领，进而演绎一系列措施，指导临床治病、防病；二是临床特色，中医治疗疾病以德为先，历来群众满意的是中医对病人尽心尽力，为人民服务，运用高超的技艺为病人治疗。依据理论指导，具体运用，尤其结合病人实际，实施理法方药，治疗疾病。从本人而言，临床疗效大为可观，但对某些疑难病，辨证施治到位其疗效每可收到意想不到的效果。中医特色主要体现在防治疾病方面，若离开这个实际，特色则不能发挥、运用和创新，即失去特色的生命力。强调中医特色，关键是认可、运用、创新，从而保障中医理论体系和临床治病规律，永葆青春活力，使其传承、发展和光大。

4. 谨谓大师

谨者慎重，谓者称谓，大师者，《辞海》释曰"指有巨大成就而为人所景仰的学者或艺术家"。在医学界，尤其中医药学界，历史上确有为后世公认的大师，如汉代张仲景、唐代孙思邈、宋代钱仲阳、明代李时珍等，历史上的国医大师层出不穷，为后人所敬仰，乃学习之楷模。人在世的时候被命为大师，始于中华人民共和国的 2009 年，首届选出 30 名国医大师。一般年龄在 80 岁左右，因为评选条件之一，是必从事中医药工作 55 年。可想而知 80 岁的人，已经进入老年了，当上大师皆已告老林下。时隔五年，2013 年 11 月，又启动国医大师第二届评选活动。根据行文规定，第二届国医大师，从医年限为 50 年，各省推选 3～4 名，但总数不过 130 名，中央组拟从 130 名中选出 30 名，其中必保民族医 2 名，西学中 1 名（首届）。

我有幸被选中为推荐候选人。思考再三，声称弃权。一条理由是没有巨大成就，必不为人景仰。在我国的大师们，为世人公认的，如文学大师鲁迅、国画大师齐白石、戏曲大师梅兰芳、西医儿科大师诸福棠、中医大师施今墨等，都是后人称颂的大师。凡为大师者，当思唐代《备急千金要方》所云："凡欲为大医者，必须谙《素问》《甲乙》《黄帝针经》……《本草》《药对》，张仲景、王叔和……乃为大医。"由上可知，凡为医者，所学所用是不言而喻的。仅此而言，谙练诸多经典者为大师必备条件，今人能者几人？经不熟，典不精，难云大师乎。中医药学典籍，皆古汉语，不懂四书、五经、三坟、五典、八索、九丘之论，难明医药深邃。凡医药之理不精，疗疾病之效难求，所以然，大师之任而道远，可见大师者，生者难任，逝者可为。人贵有自知之明，从医向学，勇攀高峰，此乃中医人的大作为。我敬重历代中医界的大家，在我心目中的国医大师，不仅理论精通，而且医术必须高超，治病救人，国内一流。相比之下，能为者几人，凡我辈医者，当为大师水平而努力奋斗。

5. 以悟解玄，谈中医药发展

讲到玄，自然而然想到经，可见经学与玄学相当有关。历史从周代起到秦汉一统，历经八百年，包括春秋和战国的分段。经学时期经典甚多，如《诗经》《山海经》《易经》《茶经》等，都出于我国文化鼎盛的诸子百家争鸣时期，《神农本草经》等医经与其他经一样破土而出，形成了中医药学的宏伟体系。经学之后的玄学同样影响着各个学科，其中的阴阳、五行学说最为明显。

中医药的创始者，也是在阴阳、五行等学说影响下，将我国自有人类以来形成的自然医药，上升为系统理论体系，从当今见到的《神农本草经》和《内经》等经典文献来看，其中所建立的脏腑、经络、营卫、气血及辨证施治，药物气味归经等系列理论来看，不仅文字深奥，而且理论亦难目测。如经络学说、五脏六腑等，作为中医人是必备的基础，但从另一方面研究，经络走行、穴位分布，医者熟知，但从不持疑，因为按经络学说辨证施治，尤其针灸，功效如神，施者何疑，但探究者众，全方位研讨一无所获，何也？经络学说的建立是实践经验总结，经线走行，穴位应用，查而无据，用而灵验。按中医规则讲得清、用得明。

经不少医家探讨其神经乎、血管乎、淋巴乎，至今无法解释，其玄乎，其神乎。中医对此运用几千年，传承不息，其影响力遍及全球。中医药理论体系大多与经络学说相似，历史如此悠久，何人敢动其规则，几乎无人敢越雷池一步。

诚然，经络学说的发现、建立、应用、成效非一般人能为，必圣贤之辈成此正果，如识其质，也必待圣贤裁定。

做为中医药人，本人想以悟解之势成大业，经络学说，勿为西医所缚，沿自身规律发展而已。但其提高，如中医配伍、穴位选用等，是继承者的所为，适者提高，优者效验。规则难越，疗效在人，高效应验，此发展之必然，只要效验超群，何惧其理不见，谚云："水到渠成。"

6. 从痘疹说起，看中医走向

痘疹病是一组病，其中包括天花、麻疹等以痘和疹为主证的疾病。痘，除天花（痘疮）外，尚有水痘。疹，包括麻疹、风疹、猩红热在内的疾病。痘疹病的特点为疫，疫者时行传染。痘疹病在古代称法不同，但在汉代时就有其流行的记录，在明清时期的流行十分猖獗。

据载清代的乾嘉年间，痘疹猖行，尸横遍野，可见痘疹类疾病对人民健康造成的伤害相当大。在清代以前的医疗主力是中医，中医在防治痘疹疾病中积累了丰富经验。在新中国成立之初，我国的儿童尚有痘疹病流行，当时的治疗，西法仅对症防感染治疗，中医治法占优势，许多病得以救治。自从接种疫苗开始，痘疹病大幅下降，几乎绝迹，此乃医学一大进步，也使中医不治已病治未病的梦想成真。问题在于痘疹病少了，中医治病优势何从，此心何须担忧，中医治疗痘疹用的是中医方法，此法公式化乃辨证施治。辨证施治，说是治病，实际治人，此乃中医治疗任何疾病的根本法则。由此可知，辨证施治是中医治病疗疾的根本，此法适于痘疹，也适于其他诸疾。历史发展的过程中，某

些疾病消亡，某些疾病新生，此皆为常。中医面对任何疾病的消
长，均以辨证施治为法宝，均可应对而解。

从事实来看，痘疹疾病减少和消亡之后的中医学同样以辨证
施治之法，救治各种病证。

在治疗各种疾病的实践中，中医的发展仍然有很大空间。事
实和实践证明，历史上某些疾病的改变，仅是量的增减，其质不
变，辨证施治仍然是解决疾病的法宝。中医走向一路顺畅，辨证
施治的法则也必须与时俱进，不断将疗效推向新高。

7. 狂谈医学未来

下面根据《易经》变化之理，对我国医学未来走向谈谈想
法，不敢说是大胆，也不能认为遐想，权作狂谈。我国的宪法规
定中西医学并重，说明我国医学有中医和西医两个体系，其实在
中医领域内尚有许多民族医，如朝鲜医、蒙古医、藏医、维吾尔
医、壮医、苗医等。

中医学在我国历史悠久，从有人类活动起，原始医事活动随
之而生，形成体系至今也有三千年左右。中医作为古老的医学，
能传承到今天，说明其生命力之强，与人民大众的生命息息相
关，毛泽东说："中国医药学是一个伟大的宝库，应当努力发掘，
加以提高。"新中国成立以来的实践证明中医药学在人民卫生事
业中功不可没。

国家出台了中西医并重政策，中医学的自身发展也有长足进
步，中医药事业蒸蒸日上。

西医学是在科学发展的条件下，迅速建立起来的现代医学，

大约在明清时期进入我国，清末以后加快步伐，很快在我国形成西医的体系，从而加快了我国人民卫生事业的发展，在救死扶伤的伟大事业上，无与伦比地做出了伟大贡献。根据我国存在两种医学的实际，国家倡导中西医结合，采取西医学习中医及中医学习西医的措施，促进结合进而创立新的医学学派。我是国家首届西医离职学习中医的学员，对我国现有中西医结合、西学中和中学西等几种医学生培养形式，在今后或未来的走向方面，颇有感慨。西医学的发展不用担忧，其发展与国际接轨，前进之势不可阻挡。中医方面令人担心的事情很多。因为中医的历史久远，更新难度大，其独特的理论体系难与西医结合，更谈不到从结合到化合。令人担心的是自身发展不快，不快则慢，慢必落后，终可自缚。识此大局，必将奋力增辉，在发展中创奇迹。此路与西医相比堪称艰难。西学中这一派人数不算多，但国家初衷是好的，半个世纪的实践，西学中的人要过中医的文字、文词、文理等关，学成之后，从事西医、从事中医、从事中西医结合者大有人在。缘于西医先入，学中医之心易三心二意。后来为之大减，其理自明。最后谈中学西，新中国成立后的中医进修教育和试办年轻中医入西医大学等，特别是我国中医药高等院校培养的中医师，已经按三七开的模式培养学生，多年来证明是成功的，适应中医学的发展规律，是中医学发展的必然，说是中医保守就不实际了。培养出来的学生仍然姓"中"，不过中医知识已经与时俱进了。当然，在西医院校也设中医学课程，但其效果则明显不同。中医学西医，一是时代需要，二是自身发展需要，所以学起来大多是一心一意，某中医院曾放言："中医能治的病要治，西医能治的病中医也能治，西医不能治的病中医亦能治，如脑出血中医内治外治全程不在话下。"

如此成真，西医纳中医药不易，中医兼用西医药顺理成章，中医兼西医的作为必然要高于各方，至于理论学说必然在实践中形成，此想是梦不是梦，仅是历史发展的趋势而已。至于"中医学了西医，自身不纯，是忘本，等于自灭"，此出于中医自强之虑，话语无错，岂不知医学之争，就地自缚对己之害，还不如奋起夺标，虎身添翼，耀祖扬宗，何不为之。历史在前进，医学的发展必当紧跟，落后自灭，此，不是走向，吾辈当慎。

8. 中医的当务之急

中医学是我国的传统医学，其产生与人类息息相关，经过漫长的历史时期，随着人类社会的发展达到了相当水平，从而完成了自己的理论体系，至今数千年传承不止，可见其生命力之顽强无比。但是到了近代，西医学传入我国，随着科学的不断进展，西医学的生命火花愈来愈盛，对古老的传统医学发起了冲击，在急诊、外科等许多领域，无与伦比地发挥作用。相比之下，中医在以慢性病为主的阵地中大展宏图。在新的形势下，中医界有识之士，疾呼发展中医、壮大队伍、学习古典、全力继承等，心急者大多为老一辈中医人，国内名家道出"灭我中医者，中医也，非西医也"，此言有理。

当务之急，不在疾呼之言。疾呼之言全部落实，也难解当务之急。当务者急，急于何，不在量而在质，作为医生，其质若何。且知下文：在我国现有中、西两医，二者虽然各有所别，但是任务、目的是十分地一致，即治病救人。从现实来看，病人就诊，何病选西医，何病选中医，不仅病人有数，医者也有底数。

所谓名院、名医病人聚众，其因不言而喻。归根结底还是治好病，可见疗效决定一切，有了疗效，尤其是高效，作为病人任何话语都无所谓，注重的就是求诊愈疾。不妨举外科为例，在古代中医外科为历史立下汗马功劳。三国时的名医华佗用麻沸散（羊踯躅、茉莉花根、当归、菖蒲为伍）为外科手术者麻醉，救治外伤无数。今时西医之外科麻醉先进无比，其手术疗效亦为领先，中医如用则属西化，故而多虑。怪哉，中医外科凡用现代麻药者同样救人，但西化之疑接踵而至。从历史发展来看，华佗如果活到现在，他用的麻药是否也会更新换代？由此可见，中医外科手术用西医用的麻药治愈的病人，能说是西医治的吗，换句话救人之术无国界，何况一国西医呢？将话题拓宽，在中医临床的各个领域，不讲疾呼之词，专讲治病救人本领，在急证、慢证、大病小伤、所有疾病领域疗效的水平多高，竞争力多大，不要和同行争，要与同业赛。从当前来审视，中医治疗许多大证取得了殊奇疗效，关键是方药，中药万千，精选组合效力惊世，历代有奇人。综上所言，当务之急，开动脑筋，下大力气，研究新方，攻坚破难，解决难题，将疑难杂证，所有病魔，齐同雷殛。在业内刻苦钻研，创新经传，以最新而有效之法，打拼一片天地，其立足何虑。切记，依政策生存则时日短，以艺高而立，立而远，中医人当奋起，改革创新是硬道理，将大喊大叫，空谈至爱，变为实干、实验、大爱至亲则足矣。

9. 以中容西为尚

以中容西，讲的中西医关系问题，新中国成立之初提倡中西医要结合，多年的结合实践，中西医结合的结局，似乎必定要灭一方。受害的一方人所共知在中医。因为中医形成于阴阳五行盛行的古代，属于玄学领域，其脏腑经络、营卫气血等系统理论及辨证施治等体系，一旦确定，则成为治病法则，尤其经过几千年验证行之有效，再如同西医那样不断更新，经常改变是不易的。从西医东进以来，西医学术日新月异，不断地更新，因此在许多领域居先，在中西医存在又各有特点的情况下，谈结合比较难。如顺其自然，凭自身努力，凭水平争夺生存空间，条件只有一个，谁解决好问题谁存在。在中西医并重的时代，以中容西是行之有效的措施。中医药学从发展的本身特点出发，容西是可行的。西医高明，中医也高明，中医容纳西医之长，可以说更高明。此更高明不能认为是中西医的结合。中医容西从半个多世纪的实践来看，在教学上从培养中医之始，将西医的生理、解剖、诊断、手术等方面，作为中医的基础设课授业，让中医学子虎身添翼。有人担心西化，实践证明一代新中医，不仅有集成又有创新之力。从临床范围看，中医诊病、辨证、检验、用药及现代诊疗措施等的应用，极大地拓宽了中医诊病视野及治疗范围。此种远功近利之举，对中医来说顺理成章。以儿科为例，哮喘病中医治疗有优势，一旦出现危象，用西法救治一时有何不可，中医不做，病人自求西医作为。又如麻药，西医麻药比中医麻药方便，用之又何妨。西药有针剂，中药制成针剂较晚，不在中医，而是古代没有制针剂的科学设备。中医取用自己不足的措施，不能减中医之特色，而是增加中医之光。相反西医用中药只注意什么消炎、止咳，不会辨证，用起来药不达证，岂能效哉。实践证实，中医要继承，也要创新，还要学习有用有利之术，不断提高自己。最实际的措施是以中容西，相反故步自封、立地自缚必然误己又误民，最终误了中医药学术前程。

10. 儒能通医谜在悟

曾经有谓儒能通医，在古代儒者通读中医药经典，进而从医是很自然的。儒者是读书有学问的人，在古时读书内容主要是古文经史子集之类，有了古文水准，读起中医药的古文经典，显而易见，是有利而顺畅的。如汉代张仲景则是先儒而仕，再通医成为医圣的人物。中医药学必儒而通，在《备急千金要方》的首题便有明言"为医必儒"的要求。古人十年寒窗、苦读万卷书皆古汉语，今时寒窗十年，语文及现代学科不下十种，语文所占无几，如此通医之难无须言表。古代儒家之学之始，中医药学始生，因此，中医药学的攻坚，尚须医古文开路，尽管如此，也难解燃眉之急。近代有思想大家梁漱溟，他不仅是中华文化大师，而且对中医药学和西医学也十分爱好。他在中西医比较观方面，做了十分客观地评论，特别对中医药的认识不但深刻，而且客观。他特别强调儒能通医方面的理论认识。中医药学产生并形成的年代恰是阴阳学说、五行学说、儒家学说、玄学、道学等的鼎盛时期，因此，其理论同样受其思潮影响。形成的理论深奥，没有相适应的古文水平是难以理解的。因为中医的学理并不是单纯思考出来的，需要直觉灵敏，要有内在的修为和修炼才能证知，若深而悟透则更加为难。对此也只有高明的中医方可懂得。此种深悟高明传承不易，而易者多是方法，治病之法代代相传，其中要点是悟、难传，只能心悟。因为中医理论难悟，关键是其学理的逻辑性特殊。比如经络理论，人体的经络线走行有始有终，各线之间有不同名称的穴位，各穴又有自己的主病，用起来有效。对此理论用了几千年不衰，对其存在投入大量资财进行研究，至今找不到实质。信否，只有临床疗效做证。但是历代均有高明中医悟透此理，此外的脏腑理论、营卫气血、辨证施治等诸多医理，均与经络理论相似。论者评，对中医理论悟透程度，决定高低，高者神医，低者普通一员。对中医理论的感悟，条件有二，一是儒，必有相当古汉语水平，方可学懂条文。二是悟，则是内功修炼，理解能力，吃透精神，自我消化，只有悟透才能成为真知。真知在握，治病疗疾，可迎刃而解。余从事中医临床50余年，只有继承前人的方法不行，如果行也只能是医病而已。也只有炼就内功，悟透医理才可治人疗病，此天人合一，人病相系，此治病救人之本，凡为医者必当攀登。此，中医永在，传承不息之所以然。

诚然，先为儒后为医、有深彻感悟方能为良医，从理论上可以理解，但在实践中并非人人可为。现实中可以见到，多人同窗共读中医，但临床中治病疗疾的效果却迥然不同，其医技水平有异。若从对中医的感悟而言，或是对中医理论了解不深，或是运用不当之故。人们经常说，"姜是老的辣，中医是老的好"，意即老中医看病水平比较高，但笔者通过多年的临床实践获知，并非只老医生看病才好，年轻有为的良医也不在少数，归根结底，还要看个人"悟"性如何。

本人从1978年开始带徒，至今已数十余名，带教方式均以侍诊为主。其中有几位徒弟熟知老师的辨证方法和思路，跟师后很快即可掌握老师的遣方规律，甚至方药运用起来也如出一辙，每获良效，出徒之后在各地也慢慢成为一方名医，说明其继承得很好，悟性亦佳。那么如何培养更多的有悟性的学生呢？笔者有些许体会，作为老师，不仅应该将自己掌握的技能无私传授给学生，还应该把自己学习、临证的感悟介绍给学生，缩短培养时间；对学生而言，需熟谙各家学说，在了解老师感悟的基础之上，悉心加以体会，之后方能悬壶，这样诊治水平的提高自不待言。由此可见，学习、体悟缺一不可，相得益彰，何忧日后名医匮乏焉？

丑卷 仁 德

按：仁者仁心，德者德行。中医历来以仁德为重。王烈教授以孙思邈的大医精诚为座右铭。特别强调精诚为医者之魂，所谓精则要求治病技术要精良，诚是诚心。提倡为医之人德要高尚，为病人真诚服务，而且应以优良的技术治好病。

1. 医德，医之魂也

医者仁心，无可非议！但医者不仁，病安何去。医德者，医者的道德所在。今人讲之、求之。但古人早有明示，试解诸例。

（1）《医医病书》谓："天下万事，莫不成于才，莫不统于德，无才固不足以成德，无德以统才，则才为跋扈之才，实足以败，断无可成。"

此，比如也，医以活人为心，视人之病，犹己之病，方称此德。

（2）《留香馆医话》谓："医师操活人之柄者也，当以道德为重、博爱为怀。"

此，示医者之权，不可不为病人尽心。

（3）《友渔斋医话》谓："夫医者，非仁爱不可托也，非聪明达理不可任也，非廉洁淳良不可信也。"

此，要求医者达到德才兼备之地。

（4）《小儿卫生总微论方》谓："凡为医之道，必先正己，然后正物。正己者，谓能明理以尽求也；正物者，谓能用药以对病也。"

此，医者对自己要严要求，医技高，才能治病用药恰到好处，即正术又正药良医之形象也。

（5）《王氏医存》谓："医人临症，全仗精神健旺，用志不分；若精神疲惫，乱听乱谈，粗心浮气，先自病矣，奚以诊病？"

此，要求医者以饱满精神为病人治病，自己带病，岂能治好病人。

（6）《知医必辨》谓："善治病者，只须一药，即可得效。"

此，强调医者要善于辨证，医者才学出众，当辨必善，所以，用药恰当而收效。

（7）《言医》谓："药有偶中而病愈者，有误中而病愈者，未可居功于不疑，当猛然省，翻然悔，惶悚无地，则学日长而识日高。"

此，治病注意科学性，凡治好之病，当思病之何愈。不可太自量，应多学才能多识。

（8）《言医》谓："医家误人有六。有学无识一也；有识无胆二也；知常不变三也；意有他属四也；心烦冗沓五也；偶值精神疲倦六也。为医者，不可不深加自省也。"

此，言医之德，终以治病救人为心，此六误皆不得从医所习，力避方可为人之医。

2. 也谈活虎之心话和谐

近读李乃庚教授主编的《幼科医录》书中提到孙思邈给老虎治病而愈，老虎知恩而报的故事。我曾到过陕西的黄帝陵，路过孙思邈的故乡，听到孙思邈给老虎治病的故事。李乃庚教授记得全，下面节录原文：孙真人在当地行医几十年，有一天夜里听到有人推门，孙真人问而没有人答，但仍然有人推门。他是一个医生，知道夜里上门多是重病、急病，他赶忙掌灯开门，门一开，吓得孙真人一身冷汗，哪里是病人，是一只张着血盆大口的老虎，趴在他门口，孙真人认为这下着实在劫难逃了。他愣了一会，见老虎没有吃他的样子，再看老虎张着嘴，摇着头，喉咙内发出低沉的哀鸣声，好像很痛苦，再看老虎的两只前爪不是伏在地上，而是跪在地上，孙真人定了定神，就问老虎，你是找我看病吗？老虎张着嘴，点点头，孙真人便大着胆端着灯，向前看看老虎为什么老张着嘴。一看原来老虎喉咙内卡着一块骨头，他又问老虎，你是骨头卡在嗓子来找我看？老虎点点头，孙真人想老虎是够痛苦的，我如贸然伸手进去取那块骨头，他毕竟是野兽，假如咬断了我的膀子怎么办呢。他就安慰老虎，你别急，我帮你想办法治疗。老虎仍跪在门口，孙真人到屋里想办法，他突然看到挂在墙上的一只铁环，是他平时扣在绳子上，上山采药用的，他就取下铁环，来对老虎说，你张大嘴，这个铁环放到你嘴里，你咬着，我帮你取骨头，孙真人把手从撑在虎嘴内的铁环中伸进去，取出了卡在老虎嗓子里的骨头，还帮他涂上止血药，对老虎说："你可以回去了。"可是老虎还是跪在那里不走，嘴不张了，颈子转来转去，还很难受，孙真人明白了，它是嗓子痛，希望能继续治好，孙真人想了想，对老虎说："你不要着急，明天我叫人把药递到后山的三岔路口，你到那里去吃药，疼痛就会好的，不要到这里来了。"这时老虎才点头起身，缓缓离去。第二天孙真人看病时，把服用有利于治老虎伤痛的方药，都嘱咐病人将药渣子倒到后山的三岔路口去，病人问他为什么？他说这样做，病好得快。孙真人的意思是这样做老虎病好得快，病人听了认为是自己病好得快，这就是至今病人还把药渣子倒到三岔路口的由来。在孙真人的治疗下，老虎的病很快痊愈，老虎为了感谢孙真人的治病之恩，主动到药王山为孙真人看护山林，保护孙真人的安全，孙真人年老体弱，要出诊的时候，老虎主动当起了孙真人的坐骑。这是一个神话故事，人民群众之所以创造这一神话，流传千年，反映了广大群众对孙真人的高超医术与活虎之心的一种赞许。故事从另一方面反映了医患关系的和谐。孙真人治好老虎的病，根本未想图报，但老虎却知恩图报。作为医生在任何情况下，都应以救人为心，不怕困苦与艰险，全心全意为病人服务。"医者仁心"，不图回报真君子。说起医患和谐，这本是天经地义的事。但在现实生活中，医疗纠纷时有发生。如果讲医患关系，主要矛盾应在医的方面，要像孙真人那样具有活人之心，对病人一视同仁，以高超的技术，认真负责地为病人服务，治好了病不图回报。孙真人不仅为后世留下了宝贵的学术经验，同时也成为从医之人的伟大楷模。吾侪医辈当奋起，高举医者仁心的旗牌，为医患和谐而尽力。

3. 施恩图报非君子

在医疗领域，见有"施恩图报"的不良现象，这是一种视治病救人为施恩，从而想图报的思想。例如，医生治好了病，抢救成功等令病人欣喜的事例，在医院里比比皆是，病人多有感激之情，往往通过表扬、送礼等不同方式表达出来。有的时候形成了一种风气，此风不可漫延，应自觉刹住。岂不知，医院、医生从事的是一种特殊行业。在计划经济年代要无私地为病人服务。今天，处在市场经济时期，正如人们到商场买东西，必须买到自己满意的商品，质量差的还可以换一样。医院、医生的服务也不是无偿的。比如，诊病挂号、检查、取药均要缴费。病人花了钱，换来的是治好病。如此说，医院、医生应理所当然地为病人服好务，仅此而言，谈不上什么医者施恩于病人了，治好病是应该的，也是必须的。但事实上有的也事与愿违，花了不少钱，病未治好，甚至抢救无效弄得人财两空。这些事例就与商场购物不同了。为了弘扬医者正气，端正医德、医风便成迫在眉睫的大事了。在中医史上从汉代张仲景、唐代孙思邈、宋代钱乙到后代的名医，在自己的著述中，十分强调为医者讲德为首，次为术精。对病人要视为亲人，不分贵贱，一视同仁，全心全意为病人服务，切勿施恩图报，败坏医者名誉。有关部门三令五申，端正医德，树立正气。专门拍摄电视剧《医者仁心》以弘扬医疗正气。明确要求医生为病人治病是自己分内工作，应该无条件而尽心尽力为病人服好务。病人已经为医院做了付出，仅此而言，病人也应获得相应服务，这本是顺理成章的事。如果再认为给病人治好病是一种施恩就于理不容了，至少说是一种非君子之为也。长此以往，必影响医患之间的和谐，为医者理当深思。

4. 亲不知医，犹为不慈

　　亲者双亲，父母也。做好子女知医为孝双亲。古人有言："为人子而不读医书，犹为不孝也。"可见古时将学医视为忠孝的标准之一。复元道人邵辅为《儒门事亲·重刊儒门事亲》作序时讲："书名之义，盖以医家奥旨，非儒不能明，药品酒食，非孝不能备也。"故曰，为人子者不可不知医。这是讲子女学些医药知识，对父母的健康大有益处，被认为是一种孝顺行为。岂不知当今社会，一家一个孩子，不仅父母视为宝贝，父母的父母更视为掌上明珠。几乎所有父母惜儿之心慈，但惜儿之术又多匮乏。缘于不知医，调护不到位，衣着增减无数，饮食多少不匀，睡眠卫生不讲究，疾病用药难合理，诸此等等，皆因不知医所致。可见子女不知医是为不孝，而双亲不知医，对子女同样不慈。临床所见，亲不知医，犹为不慈之例多多，列举一二。例一，断乳不当，导致营养失调，脾胃失和。例二，乳食无度，不知谨节，吐泻不断。例三，哮喘病儿，家中5人有3人吸烟，久病难愈，不知烟作怪。例四，关心孩子成长，乱用营养品，导致体胖性早熟。例五，杂药妄投，不加禁忌。例六，精神保护不慎等，不胜枚举。一旦出现问题则悔之不及。每闻孩子父母叹说，不知医反误时机，虽心向儿而愿违，反而不慈。可见为人子者知医孝亲，而为人亲者知医慈子，均可为中华美德。医者为业谓大医，大医医人。民者知医谓小医，小医防护。凡大医之人善读经典，小医之人科普常识足够。诸如，孕期卫生、育儿卫生，尤其乳食卫生。年长儿的精神卫生及疾病防护等均应通晓而用慈于儿女。父母关爱子女无可厚非，但学会关爱是至关重要，亦迫在眉睫之要务。为适应需要，国家提倡加大宣传，卫生部门又要求普及，图书资料琳琅满目，医者广为宣讲，其旨皆为一个慈字而贯今古。为人亲者必躬身而为。事隔多年一例，某家长为给儿补钙，每日喝骨头汤，久者儿服之生腻，腻而成积，脾胃失和，反而厌食，继之治疗用药。后来其自学医中常识，书曰，日喝骨头汤400碗方可补钙，汤中脂肪超标久而成积为病。可见惜儿健康，不知医反而不慈，知医而解是为慈。

5. 大医精诚，为医所宗

　　1958年步入中医殿堂，读《备急千金要方》一书，始知为医者必宗精诚二款，但对书中所述规则，一时莫测，经过几年的医疗实践，尤其与老一代医者相处共事过程中，逐渐认识到大医精诚对医者来说是必修之课。50 年后，又重温《备急千金要方·大医精诚第二》，孙思邈不愧为一代宗师，其上知天文、下知地理、中晓人和，真是古今一大才槃槃的圣贤之辈。孙氏真人为医精诚，正如其曰："凡大医治病，必当安神定志，无欲无求，先发大慈恻隐之心，誓愿普救含灵之苦。若有疾厄来求救者，不得问其贵贱贫富，长幼妍蚩，怨亲善友，华夷愚智，普同一等，皆如至亲之想；亦不得瞻前顾后、自虑吉凶、护惜身命。"仅此一隅，足可说明一位在封建社会，不应召而为民医之人，竟有如此崇高情操，体现一个诚字，难能可贵，为后世医人树立了伟大丰碑。如今医界讲究医德并强调为病人服务，其内涵仍未超出大医精诚的"诚"，诚者诚心诚意，说到具体处即真心为诚。

　　史上每讲医者仁心仁术，其实亦大医精诚之所演绎，不过本文重讲一个诚字，落在医德上。

　　关于精，在《备急千金要方·大医习业第一》专题论述大医精诚之精。精者，精益求精，其论术也，指医术而言，大医之业多技术，同样是高要求，医者无良知难为医，有良知无良术，同样与大医无缘。可见大医者医德高尚，技术优良，二者兼备方可称意。多年临床锐意进取，以心向医，大医精诚为宗。1988 年同业，南京中医药大学儿科学家、孙思邈式医学专家江育仁老，寄赠"德才并茂"字幅；2006 年版《基石》一书载"大医小儿王王烈"；2009 年，适值八十华诞，中华中医药学会颁发"大医精诚"牌匾；2011 年，《大医精诚》出版，其语"医术医德彪炳天下，百位大师望闻问切"，王烈位居 139 页。至此，以大医精诚之魂铸就今体，其中妙处在修在炼，重内功而不浮。如按《备急千金要方》的"夫大医之体，欲得澄神内视，望之俨然，宽裕汪汪，不皎不昧。省病诊疾，至意深心，详察形候，纤毫勿失，处判针药，无得参差。虽曰病宜速效，要须临事不惑，唯当审谛覃思，不得于性命之上，率尔自逞俊快，邀射名誉，甚不仁矣"，仅此要求，又有几人相称，作为大医对病人必须负全责，不考虑个人得失，全心全意地为病人服务。《备急千金要方》在唐代要求医者以精诚规范自己，实是珍贵之举。在当代社会，条件今昔有别，但对病人要集中于一个"爱"字，对病人有了爱，爱心出方，方可疗疾。因此，诚心深意，为医者应从内境炼就，并不断深化提神，造福病人。

6. 良医谦和有道

良医者优秀之辈，谦和者仁心在位，有道者修养为先。忆想当年，行医初始，有幸随学院领导视察学院在长春和吉林两地毕业实习的1958年级。行前备有两本记事小册，一册记临床经验，另一册为实习见闻。临床经验记的不多，见闻反而不少。

在吉林市第一站是吉林市郊区医院。儿科有位金老大夫，听说老大夫病人多，有个性。在诊室待了一个小时，病儿多无法交谈，行家看门道，以看为主。老大夫看病必须按号排。突然间诊室外一个孩子哭得厉害。金老开言让哭的孩子进来，用手摩孩子腹部，边查边揉，不一会孩子不哭了。其态度和蔼地说，孩子肚子痛，其因受凉，气不畅通。病家同意并说系夜间受凉，孩子哭闹多次了。金老随即开了温中散。后来听病家说，金老讲原则，但对待病人态度可亲。到了船营区医院儿科，一位刘姓良医，病儿不少，正赶上给一位15岁学生诊病，就诊系因患有头痛病。

刘老时年近80岁，和气地问诊，孩子多大了，家住哪，念几年书，谁陪看病，学习累不累，最后病多长时间，哪不舒服。刘老的一系列问话，体现了关怀之心，此时病儿脸上愁颜换笑颜。孩子拿处方出了诊室，我随后跟了出来，问其感觉如何，孩子答病好了一半。随意看了一下处方，上写桃仁、红花、川芎、赤芍、柴胡等似像血府逐瘀汤。

离开吉林的次日，来到长春。第一站来到长春市中医院，首先到了我老师朱志龙老先生诊室，说明来意站在老师旁边。恰好一位病儿，8个月，在诊床大便了，病儿家长忙之收拾。老师未加躲避，反而赶到床前看了一眼大便，近前闻了一下，令人惊奇，令病家很感动。老师看过病儿后指导学生开方，保和散加整肠散，并讲孩子患的是伤食泻，由大便性质、颜色，特别是便味酸腐可知。此无声地教诲，何也，德行为先。接之来到南关区中医院儿科，杨老先生出诊，快70岁了，是当地的名医，病儿不少，惊痫类居多。杨老对病儿的耐心令人称赞。他对神志失常的病儿不仅细心关怀，更为重要的是同情，诊治一位病儿要比普通病儿多一倍时间。杨老不厌其烦地解释病情和安慰病人，特别是年长一点的痫证患儿，更需要医生的德力。最后到了汽车厂医院中医科，三位老先生分别姓盖、赵、吴，年纪均过花甲，从事内科，有学生跟随实习，他们对病人的仁德表现，集中在态度和蔼，耐心解释，鼓励病人，增强信心。快下班了，病人散去，我请教三位老师："这次和十几位老先生接触，亲眼所见先生们对病人的态度，用吉林病家的"谦和"一词来说，是老先生的共同表现，为什么？"这时三位先生不约而同地说，为病人服务。此言很时尚，但其实质是中医的传统医德。这时盖老说，这是他师父、师爷传下来的服务作风。我悟焉，此岐黄要术薪火相传之灵魂也。说归说，看归看，老先生们的谦和之术，影响了我一生，而且我也在影响我的生徒。历史说明中医的仁德之心、之术是生生不息的，以今时之言，医者的德在指挥医者的术，理应让良医的谦和之心永世相传。

7. 医者计利与不计利

这是一个十分敏感的话题，也是现实生活中难以回避的闹心事。话要从前人说起，早在清代叶天士的《临证指南医案·华序》中，有句"良医处世，不矜名，不计利，此其立德也"。叶天士为一代名医，被后人传颂，医德高尚，技术精良，成为医界典范。近时重读华序，结合当代实际，为医者必要深思，前人告诫数百年仍可生辉。医者，尤为良医者不矜名，所谓不矜名，针对为医者，自高自大，旁若无人，胡吹乱捧，自封为名医等医风之弊，清代有之，今时亦难革除，医者不自量而已，此处不论另则别论。

本文所言不计利，利者资财，其实为钱。钱可养人，亦可难人，要害其路。在人类而言要生存与发展。医者从事的是一种职业，这是救死扶伤的特殊职业。在当今社会，为医者从公从私，双轨发展，为生存计利理所当然。私立医院有利润，公立医院有工资，按国家规定各谋其发展不在话下，关键问题在于不计利。真正的不计利不可能存在，医者要生存，无利何成。话讲到点上，计利走正道，也要有限，为医者的严重危害是计利无限。

在社会发展的不同时期，或者说不同阶段，医中所出现的计利过妄行为不能言说无害。私医暂且不谈，公医之中从传媒发出信息，医者计利成瘾，例如多开检查、乱开药物，从中获取利益，诸如此类星点之举，不会害群，一旦成风则医者失魂。此，万不可取。如今，立德之言，不可毁。世俗名言告诫，钱用一时，德存万世。为病光明行医一生磊落，有损病人疾苦私利，则寝食不安。古代封建医生尚知计利与不计利之策，如今之士岂能落伍。

兴哉，光明盛世，医者大展宏图，全心全意为病人服务，继承古人优良传统，以一身之正气服务于病人，人民由何能亏利于良医耶。

8. 治好病即德，商榷

治好病，便是德，不错，而且是大德。在医者职业之目的便是治好病。换言之，治好病也是医生的天职。治好病便是德的不全面认识，误导了一些技术人员只注重医疗技术，认为有了治病能力，什么都会随之而来。有过硬的治病技术并非易事，是所有医者的最高梦想。现实生活中出类拔萃的医疗界人才大有人在，在这些高超人才中，不能说都是德高为先。在医疗界存在技术至上之说，有了技术走遍天下，甚至有些病人也说只要能治好病，别的不管。诸如此类认识不能说是错的，但有商榷的必要。

以古代医家、著名中医药学专家为例，如唐代孙思邈、宋代钱乙、元代曾世荣、明代万全、清代周震等为代表的大家均是德才兼备，或者说德艺双馨。历代优秀的医学家以精湛的技术和全心全意为病人服务的精神为后人树立了光辉形象。这个标准至今也是评定德和才的重要尺度。当然，有了好技术就能治好病人这并非坏事，但在为病人治病的同时还要好好服务，这二者很难分开，偶然分开也是暂时的，在任何条件下都不会长久，甚至容易导致失误，有的还会犯大错误。由于为医的方向偏了，这即是危险所在。讲道理容易，谈他人也不难。从本人行医60余年的经历看，治好病，德也，不全面，病应当治好，这是医生应尽的责任，责任本身也是德。所以，治好病，态度不好，结局常不圆满。从医多年来，德与艺不能分开，合则成，分则败，没有例外。所以，要商榷的要点也是在于此。我在向弟子传授经验时，强调为艺者先立人，人不正，无德性。所谓立人，即做正直之人，做正确之事，不为金钱所动，不以厚禄所惑，想病家所愿，虑病家所苦，如此，加之诊病疗疾技艺高超，方可称为有德之医。在我周围的良医诸士，均走又德又才之路，取得的成效亦长久。

9. 孙真人疗疾要诀，训诂

孙真人是孙思邈自称之号，系大唐著名的医药学家，世称"药王"。他经历了隋代、唐代，高寿达101岁。著《备急千金要方》和《千金翼方》等经典名籍。一生以医疗为业，活人无数。据《旧唐书·孙思邈传》所载：孙真人成名后，有人（相当于今时传媒作家）拜问真人治病疗疾，如此神效，有何诀窍？孙思邈曰："胆欲大而心欲小，智欲圆而行欲方。"仅此二句，在史上成为不朽名言。历代医家为理解其意，五花八门的释义，各圆其说，无衷一是。本人在数十年中，讲学三次，讲了三样。所讲和前人相同，就事论事，从字义上理解，似不达意，读古人书达古人义，不会其神不中。孙真人所在的大唐时代，是《内经》与今时的一个中间阶段，孙思邈的言行，富有经学、玄学的色彩，所以其言论与《内经》《伤寒论》相同，均有言简意赅、意在言外、文体深奥的特点，后人读之不仅在字处会意，也要在句处留神。孙真人的疗疾要诀，治病之前提，其诀两首，重在胆、心、智、行四字。从字面理解，胆子有大小，心有粗细，智有圆缺，行有方偏。此，俗也。孙真人出此言，名就已成，临床经验极为丰富。他所事事，以医为业。其所言必在行内，行内治病疗疾，询问者直指疗疾之诀。所以孙真人真话实讲，回答的是辨证施治之要诀。其中胆与细讲辨证，智与行述施治。其意虽然如此，但具体要求必须细化落到具体事上。临证医者疗疾为首，尤其辨证为要，应有胆量，常言道艺高胆大，从战略上讲医者应敢于面对所有疾病，轻装应诊，敢于面对不同疾病进行诊断、辨证。这种胆识不可小，小了不敢向前，不能面对。敢于辨证，放下思想包袱还不够，在具体病证上，还要有足够的策略，发挥战术机能。此时要心细，认真思考，不放过任何一点有意义的线索和症象，此种敢为与敢想结合起来，辨证准确，分析条理，这足可对病人有清晰的认识和了解。胆欲大心欲小之指挥到位。如此作为，医者不失时机，病人初步病证已理清，随之施治，必智必行，方可告成。此时的智和行，是落实治病救人的具体环节。所谓智，要求圆，医者必须拿出真智慧，确立治法，提出方药，要求与病证结论一致。医者不动脑，水平必一般。像孙真人的一流水平，体现出方药出众、药到病除。证方已备，医者必须履行为病人服务的医嘱环节。有关病人的医疗保护、保健预防、服药卫生等方面，均应行之于善。如此全程，乃医者常规。名医大师如此，普通医者亦似同矣，只不过实践有声与无声而已。孙真人平生为医践行己之疗疾要诀，常人不及，其差异哉。

10. 仁德书迹

夫，仁德，乃仁慈、道德并行。其上治国，下而医人。自古以来，医者以仁为魂，所论繁矣。茶余饭后，综览医德之古训，篇篇扣心弦。随手摘句以利己言行。

1.《伤寒论》："勤求古训，博采众方。"古训以仁德，众方除民疾。"怪当今居世之士"，"唯名利是务"，何有仁德之谈。

2.《备急千金要方》："夫为医之法，不得多语调笑，谈谑喧哗，道说是非，议论人物，炫耀声名，訾毁诸医，自矜己德。偶然治瘥一病，则昂头戴面，而有自许之貌，谓天下无双，此医人之膏肓也。"此，真人治亏德之医，良剂也。所言中肯，乃仁德之明指。

3.《小儿卫生总微论方》："凡为医之道，必先正己，然后正物。"以及"性存温雅，志必谦恭"。宋代文献对小儿医之仁德，提出了为医明理，用药对症及医德高尚等要求。

4.《活幼心书》："大抵行医片言处，深思浅发要安详，更兼忠厚斯为美，切戒逢人恃己长。"元代小儿医之仁德要求更严，为小儿医者，不仅要忠厚仁慈，而且要谦虚谨慎，不可轻易妄言，用今日之言，具有科学精神。

5.《医暇卮言》："夫医者，非仁爱不可托也，非聪明达理不可任也，非廉洁淳良不可信也。"

6.《留香馆医话》：医者，"当以道德为重，博爱为怀。患得患失之心不可有，重富轻贫之见不可存。"

7.《医医病书》:"天下万事，莫不成于才，莫不统于德。无才固不足以成德，无德以统才，则才为跋扈之才，实是以败，断无可成。"

8.《万病回春》:"医无重利，当存仁义，贫富虽殊，药施无二。"后四者，所言仁德为重，仁德者，才之基，无基之才是败才。历代名医大者之首，无不以医德、医风为端倪。在当代的医疗机构，大谈仁字当政，德字理人。仁者天之理，德者地之义。为医者讲仁德，是天义，必造福于病人。当代推出仁院、仁人、仁心、仁术，归根结底还是仁。医者仁人，修其心，施其术，一体之举矣。

寅卷 典 籍

按：本书所说的典籍，泛指新中国成立之前的中医药书籍。王烈教授指出，古代中医药学家，特别注重古代文献的研究，不仅精于古汉语，而且对古代文化也触类旁通，尽取其义。一般所说的一经、二史、三坟、四书、五典、六艺、七略、八索、九丘、十通诸多典籍，对张仲景、王冰、巢元方、孙思邈等伟大医家而言，皆为通晓必修之文。我等医者，虽略通理化、外语，但对医经之知晓尽皆望尘莫及。

1.《小儿面部形色赋》注疏

原著：高阳升（生），五代或六朝人或公元400年。

笺正：陈复正，清代1750年。

注疏：王烈，当代1963年。

审订：云鹏，当代1963年。

小儿面部形色赋，原著高阳升为晋隋之间人（400年），又说为五代人（北方），还说为六朝人（南方）。高阳升著有《脉诀》传世。小儿面部形色赋，原版不见。今见者收入《幼幼集成》书中。陈复正是清代著名儿科学家，著有《幼幼集成》，该书对小儿面部形色赋做了笺正，陈氏直言对该赋运用有经验，注释有少动，原文仍然保持不变，但做了解释，其释亦属以古文释古文。今人阅读，理解不便。本人初入杏林，教学伊始，为便于需要，大胆尝试，以白话注疏，稿竣，蒙云鹏老师审订而成。

（1）部位

原文：察儿形色，先分部位。

注疏：《医宗金鉴》说："唯恁面色识因病。"小儿语言表达能力差。所以，诊断小儿疾病，察看面部形色就显得重要。但是，在望面部形色之前，必须先了解小儿面部的上下、左右所示之部位。

原文：左颊青龙属肝，右颊白虎属肺。

注疏：孩子的左颊部属肝，右颊部属肺。此理，主要按《内经》所说："左右者，阴阳之道路也。"根据天地之气，阳从左升，阴从右降。因此，左颊配肝，右颊配肺。陈复正释曰：此并无绝对。

原文： 天庭高而离阳心火，地角低而坎阴肾水。

注疏： 这是根据阳上阴下的道理，天庭反映前额，此为高位，从南离北坎之说，离南之位高在额部此为心位。地角是颏部，下颌之处低，属北坎之水位即肾位。前额高叫天庭是心位，地角即颏部低属肾。

原文： 鼻在面中，脾应唇际。

注疏： 鼻子居脸面正中，这是脾位，脾为中土并且连系口唇，古谓：脾胃者，仓廪之本，其华在唇四白。

（2）主证

原文： 红色见而热痰壅盛，青色露而肝风怔悸。

注疏： 面部出现红色，如是通红是胃热、肺热、肝热，除两颊属肺、肝外，胃经上面，故胃郁热必红，同时见有痰热壅盛现象。面部见有青色是肝风抖动的症象。同时还可伴有神志不宁、惊恐失神以及悸动不安。红为火热，见于毒热炽盛病例。

原文： 如煤之黑为痛，中恶逆传。

注疏： 面部见有黑色，是严重的气色，在疼痛、中毒及肺病传脾，脾病传心等子传母位等逆传病中亦可见面呈黑色。黑色是肺气受之故。见此色为危重病例，临证当慎。

原文： 似橘之黄食伤，脾虚吐利。

注疏： 面部见黄色而深，此亦属重候。由食而伤，湿热郁蒸。多因脾困气虚等致之呕吐，大便稀而不化等症。

原文： 白乃瘠瘘，紫为热炽。

注疏： 白色属肺，肺伤而虚。如肺虚及脾，肺脾两伤，肺瘘、脾疳病成。故面色见白，病情多久而重。古人讲的肺伤瘘，脾伤疳，日久气血不足，面色苍白为之多见。如果面部色为紫，值得注意，此毒热炽盛，经络受阻，血瘀其热外浮，紫色见，此色乃热之极，见于重证。

（3）主凶

原文：青遮日角难医，黑掩太阳不治。

注疏：日角，在左右太阳穴之上。如此处见有青色或黑色，属于水克火之象，临证多为凶候，难治。

原文：年寿赤光，多生脓血。

注疏：鼻梁称年寿，为气之门户，为脾所主，若肺伤动脾，则肺脾之气伤，致气血凝滞而鼻见病。

原文：山根青黑，每多灾异。

注疏：山根，在鼻梁上，两眼之间。平时少青不以证论。若见青色多主惊，不安。青变黑则病重，易生变证。平时对山根青黑的孩子应注意，此食火内热，将引起发病之故。

原文：朱雀贯于双瞳，火入水乡。

注疏：朱雀指赤脉而言，双侧瞳仁为肾水。赤脉火象，即火入水乡。治疗必须泻心火，方可救肾。

原文：青龙达于四白，肝乘肺位。

注疏：青龙指肝木而言，四白是肺位。陈复正讲，四白指眼睛白珠见青色，是肝犯肺，治应保肺平肝。

（4）主重

原文：泻痢而戴阳须防，咳嗽而拖蓝可忘。

注疏：泻为脾病，痢属肾病。泻痢病应该见面色黄褐憔悴，反而见戴阳（虚阳）红赤。此种体征不是好现象，应该提防病情他变。咳嗽是肺经病，如见有青色，此乃肝气犯肺，也是临床所忌。

原文：疼痛方殷，面青而唇口撮，肝风欲发，面赤而目窜视。

注疏： 小儿疼痛常是指腹痛而言，此多为寒气犯脾，阳气受阻，痛起来面色发青，口唇也嘬（紧缩口唇）。如若出现面色红，两目上窜，这是肝风欲作症象，临床应留意此种症象。

原文： 火光焰焰，外感风寒。

注疏： 面色通红如火焰状，是风寒伤胃，胃经怫郁的一种病理反应。属于表证未解的症象。

原文： 金气浮浮，中藏积滞。

注疏： 金气指黄色，黄色浮在面部，是食伤脾，脾胃为积滞所困。实际指积滞病面色憔黄之象。

原文： 乍黄乍白，疳积连绵。

注疏： 乍黄指脾虚。乍白指肺虚，如乍黄乍白兼有则脾肺双虚。这时气运不济，乳食难消，轻者为积，重者成疳。所以，积和疳连接不断，日久难愈。

原文： 又赤又青，风邪瘛疭。

注疏： 赤为火，青为风。如果又赤又青的色变，是风火相乘，血枯筋强。进而起风而将发作惊搐。瘛疭是抽风之状。

原文： 气乏囟门成坑，血衰头发作穗。

注疏： 小儿大病之后，囟门下陷是中气衰弱所致，尤其伤津失液之后见之。血若衰弱则血不荣发，则头发像草一样枯干失润。

原文： 肝气眼生眵泪，脾冷流涎滞颐。

注疏： 肝主眼，肝气实则眼流泪多生眼眵。脾主涎，脾气冷则脾失固摄之力，故致涎多而浸淫颏颐之处。

原文： 面目虚浮，定腹胀而上喘。

注疏： 面与目均有轻度浮肿，是脾肺双虚。中宫寒冷，气不归源，可致腹胀进而反逆成喘。此胀而喘，喘而胀，其理相依。临床此皆重证。

原文：眉目频蹙，必腹痛而多啼。

注疏：此乃愁眉苦脸的表情，大多是腹痛难忍的一种症象，小的孩子伴有啼哭。

原文：左右两颊似青黛，知为客忤。

注疏：见有双侧脸颊色发青，为小儿一种神怯的表现，多为惊吓引致。客忤是一种惊吓病。

原文：风气两池如黄土，此乃伤脾。

注疏：风池在眼之上，气池在眼之下。此两处如黄土色，难看状，是脾伤之故，原文作"无"字有误，应更为"此"。脾伤脸色土黄为常见之状。但原文释风池属肝，与理不恰，本文解为胃。所以，眼上应属胃，眼下应属脾。因脾伤及胃之故。

原文：风门黑主疝，青为风。

注疏：风门在耳珠处，由少阳所走。此处见有黑色，多为寒为疝。若见青色则为燥，为风。

原文：方广光滑吉，昏暗危。

注疏：方广处在眉梢近太阳处，也是少阳经所循。此处如见光亮属于正常，主吉。如是昏暗，色浑不清，见此状多属危象。

原文：手如数物兮，肝风将发。

注疏：邪热伤神，十指屈伸不定，如同数物样动作，是肝风将发之兆。

原文：面若涂朱兮，心火燃眉。

注疏：面部如见涂朱砂一样红色，是心火上炎的症象。燃眉是火上眉毛，意即火气上炎。

（5）主全身证

原文：坐卧爱暖，风寒之入。伸缩就冷，烦躁何疑。

注疏：小儿愿偎入母怀，喜人怀抱，或藏就被者，都是感受风寒畏冷之状。此为表证。如活动抱团，邪入里化热，则出现热而烦躁不宁的症象。

原文：肚大脚小，脾欲困而成疳。

注疏：脾不运则肚腹大而满，肌肉削弱而脚小，瘦之故。脾伤而困，养不得运化，终必成疳，疳者干也（营养缺乏状）。

原文：目瞪口张，势似危而必毙。

注疏：目瞪，膀胱经绝，口张乃脾经败。此势是危险之象，大多死亡。

原文：噫！

注疏：欸！叹息状。

原文：五体以头为尊，一面惟神可恃。

注疏：人体分筋、脉、皮、肉、骨五体。此五体以头为高，故叫元首，最为尊贵。面部又要分五位，即额、颏、鼻、左颊、右颊。这五位必以神为依赖。所以说：有神则生，无神则死。

原文：况声之轻重不同，啼之干湿顿异。

注疏：况且人之声音也有轻、重的不同，同样的啼哭也有有泪和无泪之别。所有这些均应细辨。如哭声大是气有余，小则气不足。泪之干湿也是一样的。

原文：呵欠连绵，知病之欲作。

注疏：打呵欠偶尔一次勿碍，如果连续不断打呵欠，可能是有病之先兆。呵欠本身就是阴阳交引，上逆、升降失调，所以，知病将作。

原文：忽然惊叫，识火之将炜。

注疏：小儿如忽然大叫并伴惊状，是火热扰于心神所致，见有此状，应了解此壮热之势将到。

原文：此察证之规绳，幸拳拳而不悖。

注疏：上诸款，都是察证之准绳，倘能依此要求进行望诊观察形色方面变化，对诊断、辨证就不会有望洋生叹之虑了。这就像工有规、乐有律而不会发生误诊之弊。

按：小儿面部形色赋，主要描记面部形态和颜色的改变，为诊断、辨证提供依据。在晋、隋之间的年代，能观察得如此之细，是难能可贵的作品，限于年代几经传抄，难免有误，幸有陈复正加以笺正，使原著内容更加完善。尽管如此，在个体诊疗的时代，对小儿面部的察视水平相当高，限于条件，难免有不顺之处。为尊重前人的著作原意。在注疏时尽量保持论中诸节，但在注疏时适当地加入个人见解，特别异议的均加以注明。如没有丰富临床经验的基础难成此书，亦难于理解全文。但对有一定临床经验者，不加注疏也能贯通。上述分段为我所加。鉴于年代久远，今日临床所察和诊断意义，以及应对措施，均较前时进步。所以读古人之书，要在领会的基础上和今日实际相结合以达到古为今用，提高诊视水平。

2. 读《幼幼集成·哮喘证治》有感

《幼幼集成》一书，为清代乾隆年间著名儿科学者陈复正辑订。是书医论简明，方治详备，除收集前代儿科文献，民间医疗经验外，并结合陈氏多年临证实践，"存其精要，辨其是非"，汇成是书，故曰"集成"。1963年，通读该书。1980年研究哮喘，又细读该书的哮喘证治一章，史至乾隆十五年（1750年）出书，有关小儿哮喘的证治论述，临证经验十分丰富，证治分析极详。其对哮喘的定义准确，尤其强调虚实之辨。如谓："凡喉如水鸡声者为实，喉如鼾声者为虚，虽由于痰火内郁，风寒外束，而治之者不可不分虚实也。"视哮定虚实虽源于朱丹溪，但运用之恰当还是陈复正，此论几乎影响本人哮喘之治的一生。其对哮喘从因而类的治法更加言简意赅。如外寒类用发散法，选五虎汤（麻黄、杏仁、石膏、炙甘草、陈细茶）。伤热类用葶苈丸（葶苈、黑丑、杏仁、防己）清之。伤食类用山楂、神曲、麦芽先消其食，再用千缗汤（半夏、大皂角、生姜、炙甘草）以开之。反复发作类，应于未发之时，预防之。宜选补肾地黄丸（熟地黄、山药、山萸肉、鹿茸、牛膝、牡丹皮、茯苓、泽泻）加五味子、补骨脂。哮喘初发类用苏陈九宝汤（麻黄、陈皮、薄荷、桂心、紫苏叶、桑白皮、大腹皮、杏仁、炙甘草），生姜引。暴喘类，古称马脾风，与今之急性毛细支气管炎相似。并说："小儿此证最多，不急治，必死，用牛黄夺命散（黑丑、牛黄、枳壳）加蜜服。"此方下之有效。大病，久病，寒药克削，吐泻后之哮喘，此并证多重，短气可用人参五味子汤（人参、白术、茯苓、五味子、麦冬、炙甘草、生姜、大枣）。虚败之证类多属肾不纳气，速用贞元饮（熟地黄、当归、炙甘草）。如不效改服理阴煎（熟地黄、当归、炮姜炭、炙甘草）加人参、鹿茸以救治。从陈氏七类哮喘证型来看，260年之前的哮喘发病情况与今日临床所见之类证如出一辙。其中哮喘未作所用之剂补肾地黄丸系治未病之举，乃未作先防的措施。本文研制的防哮汤、固哮汤方中之熟地黄、山药、山萸肉、五味子、补骨脂诸剂，焉能不受先贤启迪。纵观陈氏《幼幼集成》，不仅哮喘证治论述备详，而其他病证的临证描述皆可谓翔实，其功夫和造诣达到了"炉火纯青"之境界。

3.《素问》论哮，古今一揆

1980 年，立项研究哮喘，在文献调研中对《素问》论及哮喘的相关问题，在 79 篇（原 81 篇）论著中涉及哮喘方面问题的大致有 35 篇，共 60 余处。论述的内容有哮喘的病名、病因、病机、病状、病脉、病治（仅限刺法）等。本册按《素问》篇次，分列摘取于下。

（1）《素问·生气通天论篇第三》

①因于暑、汗、烦则喘喝，静则多言。

②味过于甘，心气喘满。

（2）《素问·阴阳应象大论篇第五》

视喘息，听声音，而知所苦。

（3）《素问·阴阳别论篇第七》

阴争于内阳扰于外。魄汗未藏，四逆而起，起则熏肺，使人喘鸣。

（4）《素问·五脏生成篇第十》

白，脉之至也，喘而浮，上虚下实，惊有积气在胸中，喘而虚名曰肺痹寒热。

（5）《素问·脉要精微论篇第十七》

①因血在胁下，令人喘逆。

②平肾脉来，喘喘累累如钩。

（6）《素问·平人气象论篇第十八》

①盛喘数绝者，则病在中。

②寸口脉沉而喘曰寒热。

③颈脉动喘疾咳曰水。

④病心脉来喘喘连属，其中微曲曰心病。

（7）《素问·玉机真脏论篇第十九》

①秋脉……太过则令人逆气而背痛，愠愠然其不及则令人喘。

②胸中气满，喘息不便。

（8）《素问·三部九候论篇第二十》

盛躁喘数者为阳，主夏，故以日中死。

（9）《素问·经脉别论篇第二十一》

①淫气病肺，有所堕恐，喘出于肝。

②太阳脏独至，厥喘虚气逆，是阴不足，阳有余也。

（10）《素问·脏气法时论篇第二十二》

肾病者腹大胫肿，喘咳身重。

（11）《素问·通评虚实论篇第二十八》

乳子中风热，喘鸣肩息者，脉何如。

（12）《素问·太阴阳明论篇第二十九》

入六腑则身热不时卧，上为喘呼。

（13）《素问·阳明脉解论篇第三十》

阳明厥则喘而惋。

（14）《素问·刺热论篇第三十二》

热争则喘咳。

（15）《素问·逆调论篇第三十四》

①不得卧而息有音者，是阳明之逆也。

②不得卧，卧而喘者是水气之客也。

（16）《素问·疟论篇第三十五》

内外皆热则喘渴。

（17）《素问·咳论篇第三十八》

肺咳之状，咳而喘息有音。

（18）《素问·举痛论篇第三十九》

或按之无益者，或喘动应手者。

（19）《素问·刺腰痛论篇第四十一》

中热而喘，刺足少阴。

（20）《素问·风论篇第四十二》

肺风之状……时咳短气。

（21）《素问·痹论篇第四十三》

①肺痹者烦满喘而呕。

②暴上气而喘。

③中气喘争。

④淫气喘息，痹聚在肺。

（22）《素问·痿论篇第四十四》

所求不得则发肺鸣，鸣则肺热叶焦。

（23）《素问·厥论篇第四十五》

阳明厥逆，喘咳身热。

（24）《素问·大奇论篇第四十八》

①肺之壅喘而两胠满。

②脉至如喘，使人暴厥。

（25）《素问·脉解论篇第四十九》

①所谓上喘而为水者，阴气下而复上。

②所谓呕咳上气喘者，阴气在下，阳气在上。

（26）《素问·刺禁论篇第五十二》

①刺缺盆中内陷气泄，令人喘咳逆。

②刺膺中陷中肺为喘逆仰息。

（27）《素问·水热穴论篇第六十一》

故肺为喘呼（喘声大）。

（28）《素问·调经论篇第六十二》

气有余则喘咳上气。

（29）《素问·缪刺论篇第六十三》

邪客于手阳明之络，令人气满胸中，喘息而支，肤胸中热。

（30）《素问·标本病传论篇第六十五》

肺病喘咳。

（31）《素问·气交变大论篇第六十九》

①民病疟少气，咳喘血溢。

②咳喘息鸣。

③喘咳逆气，肩背痛。

④咳逆甚而血溢。

⑤喘咳寝汗出憎风。

（32）《素问·五常政大论篇第七十》

①其发喘咳。

②其病喘喝胸凭仰息。

③喘呕寒热。

（33）《素问·六元正纪大论篇第七十一》

①民病咳喘。

②咳喘甚则血溢。

（34）《素问·至真要大论篇第七十四》

①气上冲胸喘不能久立。

②寒热咳喘。

③膨膨而喘咳。

④咳喘有声。

⑤咳喘。

⑥呼吸气喘。

⑦咳仰息。

⑧喉嗌中鸣。

⑨上冲胸中甚则喘。

（35）《素问·示从容论篇第七十六》

①咳喘血泄。

②喘气者是水气并阳明也。

《素问》81篇，唐代王冰注本仅79篇，缺《素问·刺法论篇第七十二》和《素问·本病论篇第七十三》。在79篇中，论述哮喘有关者多达35篇，从其论述的各个方面看，有许多不同，由此可见《素问》并非一人所为。论中理多，治以刺法为重，药物罕有。但从《素问》的高水平来分析，论理不论治是不可能的。治疗用刺不用药，说明《素问》成书更为久远，或者药治，必有另论。若以《神农本草经》为起点，至少也是战国和秦汉年代了，有治之书亡遗是可能的。勿论从何而言，《素问》的许多篇章对哮喘的有关描述和当今哮喘的临证所见，大可认定古今一揆了。

4.《灵枢》论哮，光前启后

《灵枢》即《灵枢经》，又谓《黄帝内经·灵枢经》，为《内经》组成部分之一。据古老的《七略》一书载，有医经类著作7

种，医方类著作 11 种，房中类著作 8 种，总卷数达 868 卷之多。可惜大多数均失传，仅有《灵枢》和《素问》两部经典存世。当代马王堆出土的帛书，记有药物名就有 400 余种，其数超过《神农本草经》的 365 种，而且还有不少《神农本草经》未收载的。马王堆古墓是西汉墓，其中五十二病方，从医学基础和临床等方面的史料来看又将我国医学史上的医疗成就推前了许多年。现存的两部经典，论其水平，可见散失的许多经书水平之高是不言而喻了。相比之下《灵枢》和《素问》相差年代不会太远于经络针灸，故又名《针经》。在《灵枢》中也有部分有关哮喘的论述。

（1）《灵枢·本神第八》

实则喘喝胸盈仰息。

（2）《灵枢·经脉第十》

①是动则病肺胀满，膨膨而喘咳。

②咳，上气，喘渴。

③是动……咳唾则有血，喝喝而喘。

（3）《灵枢·四时气第十九》

气上冲胸，喘不能久立。

按：此款，与《素问·至真要大论篇第七十四》之①项字义相同。

（4）《灵枢·五邪第二十》

上气喘，汗出，咳动肩背。

（5）《灵枢·颠狂第二十二》

短气息短。

（6）《灵枢·热病第二十三》

①喘而短者。

②气满胸中喘息。

（7）《灵枢·杂病第二十六》

①中热而喘。

②喘息喝喝。

（8）《灵枢·胀论第三十五》

肺胀者，虚满而喘咳。

（9）《灵枢·本脏第四十七》

①肺小，则少饮，不病喘喝。

②肩息咳。

（10）《灵枢·天年第五十四》

喘息暴疾。

（11）《灵枢·卫气失常第五十九》

喘乎逆息。

（12）《灵枢·刺节真邪第七十五》

喘喝坐伏，病恶埃烟。

考，黄帝作《内经》18卷，其中《素问》9卷、《灵枢》9卷乃其数焉。世所奉行唯《素问》耳。《灵枢》含81篇，全部到位，书以经络、针灸为重，所以，有关哮喘的论述仅12篇，涉及哮喘有关细节17条。

论中所述形式、体例及医学用词等，均与《素问》相似。如不系同一时代，其相差亦不会久远。论中所述的哮喘及其相关细节，与今日所见不仅古今一揆，而且亦谓光前启后了。

注解：本节文始提到的《七略》是书目名。早在西汉之末皇族学者刘向、刘歆父子相继研究古书籍，终由其子刘歆撰成，此书为我国第一部图书分类目录。事由公元前34～9年的汉成帝和汉哀帝期间，父子两人先后受诏，领校宫廷所藏群书，并行分门别类，终于辑成《七略》。顾名思义，七为七种，略是简略。

七种简略，包括有成辑略、六艺略、诸子略、诗赋略、兵书略、术数略、方技略。《七略》早已失传，但东汉（公元32～92年）班固所撰的《汉书·艺文志》即依《七略》为蓝本。据传《七略》中方技略还包括有医经、经方、房中、神仙四种。

我国现存的《素问》和《灵枢》即是医经中仅存的两部经典。特别令人惋惜的经方乃医中临证治病的方书和其他部分均已亡遗。《七略》所辑的诸多经典，大多是我国春秋、战国和秦汉800年之间的学术成果。通过《素问》《灵枢》足可窥视其他亡遗的经典之真相矣。

5. 《儿科醒》何时醒

《儿科醒》一书，是国家推荐出版的重点书目之一。1987年问世，多次阅读，所获感悟是一个"醒"字。可惜，作者是芝屿樵客，华阳山人，同时又为之作序，为书题辞者赐福。但原型又为何许人焉？从内容定为清代无疑。一般而论，明清时代著书之人大多名垂于著，《儿科醒》另有一番，必有隐情。书归于传，从书之序言、凡例、引用方中，尤其总论，大体可知撰者其人。昔时明清，中华国医当政，又民间个体居多，医者治病救人，又有个人生计诸多原因，如此环境、大气候，作者畅言医中是非，至少可认为难能可贵。如疑，不妨摘出片语。"言今之医而吾心戚矣，言今之儿医而吾心益大戚矣。""弟子芝屿受予意为儿科书盖悯童稚之无辜，而挽当时之陋习也。"此虽出于华阳山人之口，但为"醒"求证据罢了。在总论中重点指出："是凡习儿医者，须知今昔气运不同禀赋根荄愈薄，凡于小儿之病，更宜加意培植，保护元气，不可妄用攻伐之剂，以贻人夭札之祸也。乃近日幼科不明此理，动辄攻伐，而又绝其乳食，其呱呱者，口不能言，任医冤杀，束手待毙，底于死亡。"著者主要论述怜惜婴孩，儿小方生之元气弱，培护养育唯恐不及，如何耐受妄施攻伐。此端，芝屿责之庸医所为。疾书唤醒庸医住手，确保孩童不受贻害。在清代如此，而今时之医，醒之尤要，昔时仅金石脑麝之类攻而致害，当今日下，何止中医一家，多数小儿面临西药攻伐之苦。例如，某儿，男，2岁。冬季起病，发热、咳嗽二日。以感冒治，中药以石膏为主，西药用抗生素6天，热转低，又换另一种抗生素治疗6天，热仍未平。患儿状态不佳，面㿠，形虚，神情疲倦。家人痛悔，病儿与病前判若两人，寄望中医调理。类似此例，比较多见，凡事出必有因，当代医者多经明训，庸者寥若晨星。如此攻伐何以难荣，尽管国家卫生管理当局严管明宣要求合理用药，虽然三令五申，但是落实者在医，医者何而殊为，其治必从源头。校友谈及西欧用药之严在医，谨用在民，东西之差，不言而喻。当然，为儿医者，从严束己，治病选药，安全有效，不妄不及，心中有仁，脑中有术，患儿第一，个利不计，世医为儿者，何愁不醒。

6.《素轩医语》的启迪

《素轩医语》一文，在陆拯主编的《近代中医珍本集》之医话分册中。本书于1994年出版。余1996年收藏全集14册。医话分册主要收集1840～1949年百余年间中医医话精品之集成。《素轩医语》是分册中的一篇。作者邵餐芝，浙江人。其作医话

56篇，涉及范围甚广，古今中外均有谈及，上至《内经》《难经》及《伤寒论》，中涉各家之说，近及二张（张锡纯、张山雷）主张，外至东人吉益东洞等，对医疗、教学、科研均有重要参考价值，作者在例言中道白自己22年夏秋兹篇之作，乃事出无心矣。其因友人创刊《浙东日报》重违雅意，为文补白，日写一首，无暇饰貌，又旨在喻俗，故不甚修辞也，发皇古义，融会新知，别创新中医学派，虽任重道远，非区区小子所敢言。兹篇揭载，丞劝利行，自妄愚陋，以《素轩医语》问世。首篇，桂枝证仍在者，可予桂枝汤更汗为题，又，赞盐山张氏；又，荣卫是体，气是用；又，太阳少阴表里之关系；又，肠窒扶斯与仲景所谓伤寒；又风字有歧义；又，风为阳邪之我见；又，《难经》伤寒有五说，与《内经》《伤寒论》相合。末篇，假定人体有抗温抗凉抗寒抗热四种素力。按：本文作者系近代人，民国24年（1935年）为工，与张山雷、秦伯未等医家有学术往来，堪称近代医学家名流。从1996年阅读是书始，忆所兼诸多媒体，约文传颂，又身临医教研之职。撰言之心虽无，但约文之情难却。特别是带教大学生、硕士、博士、博士后及病家、同仁等所问、所见、所闻等众多而杂的课题，有古、有今，有内、有外，有天、有地，有中、有西，有医、有药，有文、有史，有人、有物，有花、有草等。问题涉及极广，以作答，或以言，或以文，累计数百篇。细览全篇涉及广泛，分类布陈在所艰难，按撰文先后一字排列，拟以《诊暇卮言》刊行问世，以了其愿。文虽已成，但其行文，颇多受益于《素轩医语》。一个花甲年逝去，今非昔比，历史向前，事物后至。医者当与时俱进，但前者之鉴必光后人，此文居尾，是为锁笔之篇，但回眸往历，《素轩医语》启迪之功不可没矣。世人问曰，何以告笔。俗语，能工者必言，今终身居岗日诊病儿数十，指导生徒若干，问题岂能止然，余叹曰，有是病用是药则病受之，今已耄耋之年，有是心无是力何而为之，适应天年顺其然，此之谓也。惜哉，时不我待，勿忘旭日东升，夕阳幕落，阴阳交错，天地之道。有识之士，医盛年华，不可得过且过，当惜时阴，所历医事，行书成篇，岂不快耶。

7.《太平圣惠方》，值得一读

在我国馆藏的中医儿科文献中，我几乎涉猎其要，但是，在许多的综合性文献中的儿科内容却很少问津了。其中《太平圣惠方》便是一例。当年，确切地说是 1974 年和 1978 年，我两次于上海参加《中医儿科学》的三版和四版的编写工作，脱产将近半年的时间，住在上海中医学院，该院图书馆全部面向编写人员开放。如此便有机会阅读更多的罕见的古代文献。令人感叹的一书是《太平圣惠方》，此书是由北宋第二位皇帝宋太宗命名的。赵光义称帝之前便留心医药，当了皇帝后，仗恃皇权，令王怀隐组班编书，强调宋之前所有医药成书及民间诸方尽皆收录。从 978 年至 992 年，经 14 年的辛勤劳动，完成共一百卷的浩大巨著，宋太宗为书案撰御序。皇帝说，自己研究医药多年，也多得其要，主要目的是救民去疾，望民知朕意。在宋代的北宋，一般知其良著《小儿药证直诀》一书，并认可钱乙为儿科鼻祖，书也是早期始著。据察钱乙之书尚晚于《太平圣惠方》近百年。《太平圣惠方》第 82 卷至第 93 卷，为小儿科方证。论中从小儿基础到临床，方证所论备详，远较《小儿药证直诀》为多。尤其方剂中其称为圆者多。宋代 1111 年至 1117 年，宋代第八位皇帝宋徽宗赵佶又组织官医编成《圣济总录》，也是超前的巨著。在宋代还有一部儿科巨著称《幼幼新书》，有40卷，百万言。作者刘昉，成书于南宋之初，宋代医学巨著之多当为历史之最。但以《太平圣惠方》为早，居其他巨著之先，它的影响绝非一般。在《太平圣惠方》论述小儿外感寒热之疾时，专辟治小儿伤寒诸方、小儿时气诸方、小儿热病诸方。其中提到外感病多为触冒之变为病，触冒与感冒是一个意思，可见后世的感冒之称，其相关关系值得探讨。总之，《太平圣惠方》之儿科卷，有关小儿之基础和临床的诸病证治尽皆备全，业医儿科者值得一读。

8.《本草纲目·序》疏义

据古书所说，望见天上的龙泉剑光便知宝剑的埋处；看到珠宝的异气就能辨别宝珠。还有萍实剖开可食，商羊怪鸟、单腿起舞知雨将临等传奇故事，除非孔子那样的天才方可洞察，后来的西晋张华著有《博物志》，善长识别奇珍异物、分辨文字的当属三国魏臣嵇康，尤其对帛书所记文字，他能识别。能鉴别珠宝玉器的人，应是战国人倚顿，他不仅是富商，而且经营珠宝，有其专长，不过这些传说和传奇式人物，少得像早晨的星星而已。有这么一天，湖北蕲春李时珍东璧先生，来到江苏太仓弇（yǎn）山园拜访我，我留他在此住上几天。仔细一看这人，虽然有些瘦，但面貌润泽有光、谈吐斯文，算是一表人才。他打开所带之物，除了书稿而外没有其他物品，这时他对我说：我是湖北人，一个普通医药工作者，小的时候身体不好，天赋也不聪敏，但是长期嗜读典籍，像蜜一样嗜好读书，几乎什么书都看，如子、史、经、传、农、医、星、卜等，凡看到有益之处，我都要记下来。其中有一本《神农本草经》书，最为古老，从神农到汉、梁、唐、宋，以及到我大明朝。各家的注解很多，而且又时日太久，其中的错处、遗漏很多，这时我有了重编此书的志向，从而不自量力地担当起编修重职，一写就是30年，参考了八百多种书籍，整个书稿大修三次，凡重复的删去，缺的补上，错误的修正，原来本草收药1518种，这次又新增加374种，共分16部，书稿52卷。

本书，虽然算不上集药物之大成，至少也是大体完备。自己定名为《本草纲目》，我希望您为此书写个序，放在书的前面以便流传后世。

我听完介绍，便打开书稿仔细翻阅。书中各种药正式名称为纲，所附释言为目，全书从正名开始，接之是集解、辨疑、正误，并详细介绍每味药物产地、形状以及气味、主治、附方，特别是指出药物的性质和功用。真是上自三坟五典，下到民间传奇，即自古到今，凡是和药物有关的，都能尽力采纳，如同进入龙宫登上龙王宝殿，各种珍宝均在陈列，又如同面对冰壶玉镜，毛发可以一根一根地数清。全书广而不杂，既详细又有要点。对各种问题能全面考究，直到最深邃之处。对此书不能仅用医学眼光来看待，可以说这是性命至理的精华，是研究事物的大典，帝王家的宝贵文献，人民群众救生之书。李先生这种尽心尽力为人民谋恩惠的心情十分殷切！唉，不经过试炼，珷玞和美玉真假是难辨的，类似此错为时已久了。所以要辨识需用车载的巨人防风氏之骨，必要等待孔子；要认识织女的支机石，必访问卜的严君平。

我正在写作《弇州厄言》，担心像写《丹铅厄言》那样考据并了解古物的人后来缺乏了。今天，看到您写的这部书是多么幸运，这部巨著不能放在深山石崖之中，一定要把它刻印出来刊行于世，让天下后人都能受益，更要像西汉学者杨雄仿《易经》作太玄那样来研究它吧。

明代万历庚寅年春正月十五日（1590 年 1 月 15 日）

弇州山人凤州王世贞拜撰

9.《本草纲目·序》旧事多

一篇序言，全文 600 多字，不仅生字、生词、生句多，而且其引经据典的旧事也多。虽然被选为大学医古文教材，经过讲解，其字义可明，但其旧事仍然难懂，今以要者略加阐解。

（1）弇州山人：序言之尾，弇州山人凤州王世贞拜撰。弇州山人，此指王世贞别号。凤州也是王世贞的号，其中弇山园为王世贞所筑之著名园林。山人多指名人隐士。王世贞（1526—1590 年）是江苏太仓人，明代文、史学家，与其父为两代进士，刑部高官，当时文坛四大家之领袖，著有《弇州山人四部稿》等多种。64 岁为《本草纲目》作序，当年卒。

（2）楚蕲阳李君东璧：楚，古楚国今湖北，蕲阳，今湖北省蕲春市。李东璧即李时珍，又号李濒湖（1518—1593 年），湖北蕲春人，李时珍上下各两代，即五代事医。求序时年已 73 岁。73 岁老人，身背书稿从湖北过安徽，到江苏太仓弇山园拜见王世贞求写《本草纲目》序，仅此一点也足以感人了。李时珍一生著述颇多，以《本草纲目》为巨，如同王世贞评价说，纲目一书必造福后世。

（3）望龙光知宝剑：指看见龙之光亮便知古代的宝剑所藏之地。典出《晋书·张华传》。当张华望见空中有紫气之光时，部下雷焕则释说，紫光是丰城之地，宝剑之光气上通于天所致。此时，张华时任尚书，便委雷焕到丰城当县令，果然雷焕在丰城狱地掘得龙泉、太阿双剑。同时天空之紫光消失。此地剑之光上天，天光射地，地剑出，天光消，纯属传说。

（4）觇（chān）宝气辨明珠：与上文类同，上文是望，向上望光，此文也似看，不过是暗视而已。明珠是上清珠，十分珍贵，所放之气，不是气味，是亮色，珠即珍珠宝物。据唐代苏鹗《杜阳杂编》记载：唐肃宗李亨即位后，管宝库的人发现库中有宝物的亮色不同。这时李亨说，可能是一种称上清珠的宝物发出的，令其拣出来，一看用深红色纱包着的珠，正是当年处于儿时，由父皇玄宗（李隆基）所赐。凡珍珠之类，均有不同光泽和颜色的特点，所以此说的可能性大。据说有种叫夜明珠的珍珠，于夜间也能见其亮度，此与上清珠相似。

（5）萍实：水草之一，又称浮萍和水萍草，分青萍和紫萍，此萍雌雄同株，果圆形，故称萍实。入药用紫萍。《孔子家语》说：楚昭王渡江，有物大如斗，圆而赤，直触王舟，无人能识，仅孔子识为萍实，能食，此唯有王者可得。

（6）商羊：传说是一种鸟，据《孔子家语》记此鸟，于下大雨前，屈足起舞。因此说，商羊起舞，大雨将至。

（7）博物称华：对各种物类有广识技能，此人当推华，即张华，西晋大臣，他学识渊博，著有《博物志》。

（8）辨字称康：分辨文字的应推康，乃指三国魏国嵇康，是文学家、思想家、文字学家，官居散大夫。据《艺文类聚》载，对山石室内的帛书所记文字，一般人不认识，他能识别。

（9）析宝玉称倚顿：能鉴别珠宝玉器的人，当推倚顿，又称猗顿。据《中国历代名人辞典》载：系战国时代人，大富商，主要经营盐和珠宝，尤对珠宝美玉之类，有鉴别能力，为天下名人。

（10）坟典：即三坟五典，乃上古之书，成语缩写。三坟指伏羲、神农、黄帝之书。五典则是咏五典，也是指古书而言，范围极广，指五种典籍以上，如士农工商医等古著，有的指五常之书而言。

（11）《弇州卮言》：著作标题，弇州地名，指王世贞居地，卮言，所记王世贞在弇州的一些言论、学说，对事物及有关方面的认识、主张等。撰成书，自谦为卮言。

（12）《丹铅卮言》：明代文学家杨慎（1488—1559年），四川人，进士出身，位居翰林学士。其著《丹铅卮言》，包括《丹铅余录》《丹铅续录》《丹铅摘录》等点校及考据学著作。

（13）《太玄经》：作者，扬雄（公元前53—18年），四川人。为西汉著名哲学家、辞赋学家、语言家。字子云，所以原文讲《太玄经》如子云者。扬雄博览群书，位居高职，晚年仿《易经》之框架写《太玄经》，全书以玄为中心思想，概括儒家、道家、阴阳家诸说为一体。

10.《备急千金要方》中的大医要求

《备急千金要方》的作者孙思邈，唐代名医，史称药王爷。是中医药史上真正的国医大师，医中圣人，为世人尊崇。近读其作，开篇即告医者为人，为艺必所规范。其告医者必大，大者必求，大医习业第一。当然，唐代大师之要求当世，或后世习医者完全必要，而千年之后的医者，又当如何，试读其文。

论曰：凡为医者，求之不大，至少应尽善尽美做一名良医，方可医人不误。其要莫如术，术精必习业，其一，专业方面要熟知医中经典，如《素问》、《针灸甲乙经》、《黄帝针经》、明堂流注、十二经脉、三部九候、五脏六腑、表里孔穴、本草药对。汉代张仲景的《伤寒论》《金匮要略》等；晋代王叔和的《脉经》《论病》等；晋代阮河南（又阮炳、叔文）的《阮河南药方》；晋代范东阳（为世称，名范汪，字玄平）的《范汪方》；晋代张苗为临床名医，医术高超；晋代靳邵，临床医药学家，研制五石散（炼丹用的五石，即丹砂、雄黄、白矾（硫代砷铁）、曾青（生于铜矿为金石之类）、慈石（磁石）。凡成大医者，上述名家及其专著都必须掌握，这是最为基本的条件。其二，大医者，还要掌握相关知识，如星学、卜学、相学、《周易》、六壬学以及灼龟五兆（灼烧龟甲以占吉凶）。从整体来看，在封建迷信盛行的唐代，孙思邈本身对星卜周易等非常精通，所以，他要求大医之人也要熟悉。从今时而言，大为不必。其三，涉猎群书，总体要求大医应有高深的文化底蕴。如五经（五部儒家经典，始称于汉武帝时），即诗（《诗经》，成于春秋时代，讲的诗歌之类）、书（称书经，指《尚书》，记上古之史）、礼（《礼记》，为讲礼的书，重在道德规范）、易（《易经》《周易》，讲的阴阳八卦）、春秋（《吕氏春秋》，收集先秦诸家学说于一书）、三史（唐代称三史，为《后汉书》《史记》《汉书》）。诸子，指《经》《史》《子》《集》四书中的子，子部书有多种俗称，诸子，如诸子百家之书，常见的有儒家、道家、法家、名家、墨家、农家、兵家、小说家等领域的书。还有庄子、老子的书，以及五行休王、七耀天文（指金木水火土五行学说及日月加五行之星辰而言）。以上三项乃大医必修之课，如今所视，唐代对大医的要求特别高，除专业医学领域典籍必精而外，其他相关方面的知识也要求专修，从而具备多方面的相关学识，不至于言行有偏。作为医者也只有掌握上述诸多技艺、知识方称得上大医之人。

11. 为《本草纲目补正》称好

中药学巨著《本草纲目》，是我国明代伟大医药学家李时珍（字东璧，号濒湖，湖北蕲春人，祖孙五代从医）历经30年，参考800种各类书籍，写成了190万字，分63卷，载药1892种，附方1万余条的《本草纲目》。著名学者文人，同时代的王世贞在其书序中高度评价该书，其惠及世民，为不朽的宝典。该书自明代万历二十一年（1593年）刊印以来，在国内外大量出版，深受国内外各界科技人士重视，特别是中医药工作者视其为医中瑰宝、治病之神器。

但是，由于历史条件和科学水平等方面的限制，《本草纲目》很难做到一劳永逸。任何一著，如有讹误，必将对后世产生不良影响。

李时珍在写《本草纲目》时曾经明言：古本草年代已久，注解本多，如今所见，遗漏的、错误的、重复的不少，有志编修。同样《本草纲目》也面临历史重现。如今世界，人所共知，专书大典，经年必修，如《实用儿科学》从1943年第1版至2002年共修订7次，平均10年修1次，通过修编，不断推陈出新，从而永葆作品的先进水平。相比之下，《本草纲目》如果能有修版机会，全书内容必然保持高水平。其他中医古籍也存在此问题，例如《内经》有八八肾气衰之句，九八之后则未列入，可见当时的年龄64岁即算高龄了。如果每百年一修，何至八八，如今十几八也是可能的。话又说回来，对《本草纲目》的补正之士，历来罕有。1993年，中医古籍出版社，刊出梅全喜主编的《本草纲目补正》一书。此书重在补正，补其缺、正其误，恰是李时珍的科学思想所在。该书在细读文献对照、科学论证等诸多环节的考究下，补正药物200余种，例如细辛，乃根细多，味辛大无疑。《本草纲目》言无毒，与《本草纲目补正》所言同感，细辛有毒，小儿用细辛，必须选好证，用好药，关键是剂量，素有细辛不过钱（5克）之说。10岁男孩患鼻炎，方中细辛，一日4克出现胃不适、呕吐，停药则不见吐，可见细辛有毒性，不宜过量，本例患儿所用细辛减半则不见呕吐现象。

《本草纲目补正》考究论证特别细致，科学理论性强，对《本草纲目》的补正作用极大，可惜《本草纲目》问世500年才有人认真学习，细读190万言，找到问题，可见其专业知识水平不高难为，有望《本草纲目》再版，其光必同龙泉升空而光照普天。

12. 举荐《保婴易知录》

《保婴易知录》一书为清代著名儿科著作。其意义据作者的序言所释，此书旨在鞠养保护初生婴儿，而且方法具体、实际，很容易了解并且掌握。

全书分上下两卷。上卷，鞠养类包括拭口法、洗儿法、断脐法、灸脐法、裹脐法、藏衣法、挑口法、剃头法、乳儿法、哺儿法、眠儿法、襁褓法、提抱法、杂护法、慎疾法。上述15法，恰好是初生儿所必须解决的关键问题。最后两项强调对新生儿疾病的预防，具体介绍历代医家的慎疾防病经验。一般家庭能够理解并可依此做到防护，诸如慎避风寒，喂养勿过，保护孩子起居有规律等，时至今日仍有指导育儿意义。下卷，胎疾类，记述67证，如初生不啼、初生无皮、不小便、不大便、大小便不通、肛门内合、噤口、撮口、脐风、脐湿、脐疮、脐突、脐血、天钓、内钓、盘肠气痛、胎惊抽、胎痛、胎寒、胎热、胎黄、胎肥、胎怯、赤游风、夜啼、鹅口、悬痈、重腭、重龈、牙关虫、吐舌、弄舌、木舌、膜舌、含腮、痄腮、螳螂子、鼻塞、鼻干、鼻涕、鼻齆、肤裂血出、肚皮青黑、遍身肿泡、体如水晶、遍体如鳞、肾缩入腹、阴囊重坠、大小便出血、手拳不展及脚拳不展、足趾向后附、胎毒、胎疮、胎癣、红丝疮、猴疳疮、胎瘤、背窬、湮尻疮、不乳、目不开、吐不止、烂眼、赤眼、血眼、血泪。

上述所列15法和67证，均属新生儿领域的实际问题，尤其对新生儿疾病描述周全。其治疗又多取偏方、验方之类，以小方为主，治法又以胎热、胎毒为论，所以方药侧重寒凉。从整体方面审示，《保婴易知录》是新生儿专书，在中医儿科学史上是首创。现代医学的新生儿学专著，始于1980年之后，从该书刊行之日算起，相当于1812年，相比之下，较之要早100多年。人所共知，新生儿学在儿科学中占有重要位置，而且新生儿的死亡率占小儿死亡率的比重又大，尤其在旧时代，新生儿的保健和疾病治疗等缺乏专业性，必然影响小儿的健康成长。清代以前的新生儿方面论述，多于儿科之首加以综合防治，缺少专门。在清代嘉庆年间诞生的《保婴易知录》是我国儿科史上第一部新生儿疾病防治保健专书，无疑书的总目标是降低新生儿死亡率，提高新生儿健康水平。

令人遗憾的是本书作者资料不详，目前所知道的是《保婴易知录》序末所题"嘉庆十七年仲春阳湖吴宁澜溶堂氏述"，考证《中医人名辞典》吴宁澜，字溶堂，清代江苏阳湖（武进）县人，生平未详，所著《保婴易知录》二卷，刊于嘉庆壬申十七年（1812年）。值得珍视的是吴氏在书中强调治疗新生儿疾病，"方不宜大，药不宜珍"，并注重"内外合治"的学术观点。本文期待，在撰写中医儿科学历史时，对吴宁澜首开新河的新生儿专著所做的贡献应该写上浓浓一笔，以彰其历史功业。

13. 重读《本草问答·叙》

本叙与《本草纲目·序》类似，也是两人对话而就。纲目是李时珍携书稿拜求王世贞写序。王世贞听介绍并细阅书稿，从而赞叹并荐刻传世。本文叙为唐容川（字宗海）自作。

其言前一年冬季到广东一游，碰见友人张伯龙，张氏很帅，并很斯文，特别注意时势，但不愿攻考科举，可是他是一位有水平的人，他父亲曾在仕途为官，工作劳累常有疾病。伯龙认为，为人子者，应该了解一些医学知识，这时他日夜苦读医书至今不断。7年前其父患了时行疾病，病情危急，很多医生无良策，但张伯龙尽全力治疗而获愈，其后名声大振，但他仍关注医理的研究。

在一次偶然机会我们又相见，他邀我讲一下学术。他还对我说，您的大作不少（《伤寒论浅注补正》《金匮要略浅注补正》《血证论》《医经精义》《医学见能》《医易通说》等），但本草方面的书写的不多。是的，药书写的虽然少，但在我写过的许多书中均有关于药的论述，况且本草专书不少，讲的也很周全，我何必再劳而重复呢。张伯龙说，我看不是这样，本草诸籍，确实不少，而且非常广泛，但多是千篇一律，一药治百病，没有专门的特色，治病缺乏实效。同时黄帝诸书和仲景之作等古书，传承中常有差诶，很难表达古人之意，特别是近时西药入内，无疑对中医药是一个挑战，中医界如何应对是一个实际问题。我国的本草历史久远，在无西医的时代，中医药的传承发展无可非议，但在今天必须引起重视，况且，您通晓西医，如何处理中医药和西医药之关系，只有您能将此处理得当，以保中医药不失其貌。我认为你讲的很对，我愿意将您所问，写成《本草问答》一书，来弘扬中医药，不至于在西药影响下遭受挫折。时在光绪十九年（1893 年）四川。

从此叙言中可知唐宗海，为进士及第，著名医学家，是我国早期中西医结合的探索者。他在《本草问答》中，一问：两人谓彼用药全凭试验，中国但分气味以配脏腑，未能试验，不如西法试验之为得也，其说然欤？答曰：中国经神农尝药定出形色、气味、主治脏腑，百病丝毫不差，所谓尝药即试验也。历教圣人之审定，盖已详矣，岂待今日始言试验哉。从上述一问便可大知唐氏对中西药之长所述种种，此种承认现时西药进入我国的实际，又对中药之历史发展的成就相比而以定论。《本草问答》通过 70 余问，对中药从生到长、从长到用、从用到效进行综合性阐述，所论备详，临床应用具有重要参考意义。

14.《本草外用》之效仿

外用法治病，是中医治病重要之法。外治法历史悠久，从某种意义上讲，外治法要早于内治法。推想有了人类之初，对于外伤、接生、肿痛等首要而自然地用外法处置了。内服用药风险多，经神农尝百草，始有本草问世。

因此外治之法从简到繁，从手法到药法，经过漫长的历史代谢更新，到了清末同治年间（1864年），始有吴尚先撰《理瀹骈文》，原称《外治医说》，全面总结了历代外治经验，内容丰富，临床实用。2012年，著名学者苗明三新著《本草外用》一书，总结历代本草有关外用部分为一笈。为了推行小儿外治法，全国中医儿科学会于1990年在南京召开第5次会议，会议以小儿外治法为交流主题。有意义的是我国第一家《中医外治杂志》于1992年创刊，我应邀为刊题词"殊病同源"，并于1995年被该刊聘为学术顾问。此前的全国中医儿科外治学术研讨会，大会报告五倍子散敷脐治疗小儿汗证500例，获效者93.6%。相继仿效古今验方而立者，经多年外治实践，取得下列诸验。

（1）五倍子治疗汗证。取五倍子散5g，醋调，敷脐，夜用晨取。连用8天，休药8天，再用8天，止汗效果良好。

（2）郁金治疗久汗。取郁金散10g，醋调，分2份，分别敷涌泉穴，一天1次，连用8天，休药8天，再用8天，同样有效。

（3）吴茱萸粉治疗口疮。吴茱萸粉5g，醋调，敷涌泉穴双侧各5g，一天1次，连用7天，有效。

（4）肉桂1.5g，小茴香1.5g，水调敷脐，一天1次，用3

天，休3天，再用3天，对儿童遗尿为时久者宜用。

（5）花椒泡酒治秃发。花椒50g，白酒250mL，浸泡7天，用浸泡液涂擦局部，一天3次，连用2周，有效。

（6）蛋黄油治湿疹。将鸡蛋煮熟，用其黄放勺内文火加热至出油为止，用棉花涂油于患处，一日3次，有效。

（7）土豆泥治痄腮。土豆适量磨成泥状，外敷患处，一日2次，连用3天，有效。

（8）黄连粉治口腔溃疡。将黄连粉少许直接涂于口腔疮面，一日3次，有效。

（9）胡黄连、吴茱萸各半为粉，醋调敷足心，一天1次，治流涎有效。

（10）薏苡仁治疣。薏苡仁粉适量水调，敷疣上，一天1次（夜用），10天1个疗程。

（11）蝼蛄治水肿。捣碎水调，敷双侧涌泉，一天1次（夜用），治肾病水肿，7天1个疗程。

（12）萹蓄治痔痒。萹蓄50g，煎水，洗肛，一天3次。治肛痔作痒，连用5天。

（13）地肤子治荨麻疹止痒。地肤子50g，水煎取汁，擦局部，一天3次。

（14）茵陈蒿漱口治日久口腔溃疡。茵陈蒿50g，煎液，漱口，一天3次，饮入无碍。

（15）干姜、吴茱萸治顽泻。二药各10g，为面，分3次，水调敷脐，夜敷晨取，3天1个疗程。

（16）肉桂、麻黄、益智仁各3g，共为细末，用其3g，醋调，敷脐，治遗尿，一天1次，连用7天。

（17）吴茱萸治流涎。取粉5g，醋调敷脐，一天1次（夜用），连用 7 天。

（18）小茴香、葱白治腹胀。小茴香 3g，葱白一节，共捣，敷脐，一天 3 次，每次 2 小时，或夜敷晨取，连用 3 天。

（19）花椒蛋醋治神经性皮炎。食醋 500mL，鸡蛋 1 个，花椒 30g，共泡 7 天去汁，搅匀，涂局部，一天 3 次。

（20）分消膏（水蛭、大黄、车前子、商陆共粉），每次 15g，分 3 份，每敷于脐中，双侧涌泉穴，用葱白适量捣烂调药粉为泥状，敷 4～8 小时取去，每天 1～2 次，用于水肿，一般用 3 天。

（21）母丁香治阴囊积液。母丁香 40g 为粉，每次用 2g，水调敷脐，一天 1 次，7 天 1 个疗程。

（22）木香、小茴香、青皮各 10g，共末，5g 醋调，敷脐，一天 1 次（夜），治肠痉挛，7 天 1 个疗程。

（23）山楂 9g，白术、陈皮各 6g，共末，醋调敷脐，夜敷晨取，连用 7 天，治厌食。

（24）斑蝥治喉炎梗阻。用斑蝥 1 个为粉，取少量置于乌梅半个凹内，敷人迎穴，1 小时为限，取下后局部起泡时消毒护肤，一般 1 次即效。

（25）侧柏叶治斑秃。侧柏叶 100g，60% 酒精 500mL 泡 7 天，去渣取液，涂擦患处，一天 3 次，有效。

（27）手足麻木。桑叶 20g，茜草、牛膝各 30g，水煎，洗患处，一日 3 次，有效。

（28）麻黄治脱肛。用麻黄粉 50g，加入猪油适量，涂局部，一天 3 次，有效。

（29）王不留行止喘。将王不留行子压定喘（耳），一天 3 次，对肺炎、哮喘有止喘作用。

（30）白芥子除痰。取白芥子 50g，面粉 50g，炒黄，水调，敷背肺俞穴周围，固定一夜，用于哮喘、肺炎、气管炎痰盛，连用 3 天。

（31）琥珀、远志、菖蒲外用治失眠。琥珀 10g，远志 20g，菖蒲 20g，共为细粉，35% 酒精调、敷脐，夜用晨取，3 天 1 个疗程。

（32）柏子仁 10g，将粉敷脐，包好，或伤湿膏固定，一天 1 换，5 天 1 个疗程，治失眠。

（33）冬虫夏草治圆形斑秃。虫草 5g 浸酒 15 天，擦局部，一天 2 次。

（34）退热膏（大黄、栀子、僵蚕、牛膝、细辛、青蒿、柴胡共为细粉，醋调），每次 10g，分 2 份，分敷涌泉穴，4 小时取下，为一次性退热，敷后肤见青色，洗过即消。

（35）止咳膏（黄芩、百部、罂粟壳、细辛共为细粉），每次 5g，蜜调，敷脐，一天 1 次（夜），4 次 1 个疗程，用于止咳。

（36）治哮膏（麻黄、地龙、椒目、川芎共为细粉），每次 10g，分 2 份，蛋清调，敷双侧涌泉穴，2～4 小时取下，主治哮喘发作，用 3 天。

（37）进食膏（炒神曲、炒麦芽、炒鸡内金、炒山楂、炒莱菔子、槟榔、高良姜、佛手共粉），每次 5g，开水调糊，睡前敷脐，晨取，连用 8 天，不效再用 8 天。

（38）温中膏（醋制延胡索、茴香、吴茱萸、乌药共粉），每次 5g，开水调糊，夜敷脐中，晨取，连用 8 天，主治寒性腹痛。

（39）治汗膏（五倍子、五味子、黄芪共粉），每次 5g，醋调，敷脐，夜敷晨取，连用 8 天，治疗诸汗。

（40）治遗膏（补骨脂、麻黄、韭子、益智仁共粉），每次

5g，低度白酒调糊，睡前敷脐中，晨取，连用8天，治疗遗尿。诸如上品皆习用之方，凡内服之剂均可外用，内服外途有别，归脏入腑则效同。外敷之剂经穴入里随气血而达病所，调理阴阳而求病复。内服外治同用和交叉选方用药，注意药量适中而已。《本草外用》一书，总结历代本草外用经验，并介绍外用出处，疗效可靠，外治与内服途不同但疗效则一。

15. 追宗继祖话《类萃》

追宗继祖，本文之意在继承前医的宝贵经验，重在《类萃》一书，全称《幼科类萃》。旨在类萃，即从诸多门类的书中萃取精华部分为一书，故亦称集子类书。全书集思广益，集明代以前儿科之大成。一览此书，顾及既往，何乐而不为。《幼科类萃》作者王銮，明代浙江乌程人，为世医之家。始医之祖王中立为幼科名医，求治者如市，术传其孙王以勤，勤学医术，继承家学。子王元吉家传医术，精通幼科，所治无不奇验，一代名医，诏留太医院。明代太医院乃皇家医院保健机构，入院皆举国一流，王元吉居太医而近万卷书，医家修养造诣颇深。术传其子王銮，继承祖传幼科，名贯四方，兼授训学，医教双馨，于1534年出版《幼科类萃》，成为医学史册名家。銮之后子孙相继。近阅《幼科类萃》，尤其佚书节条堪为幼科至室。如《脉诀启蒙》，此书已佚散，但其对小儿脉幸有传承。节录："小儿脉促急为虚惊，小儿脉单细为疳劳，小儿脉弦为惊痫。"又如汤氏《婴孩妙诀论》也属佚书。而在小儿脉证总说一节，引汤氏曰："凡看小儿疾病先观形证神色而切脉次之。欲别五脏各有所主，须看禀受盈亏胎气虚实。阴阳冷热之证、补过泻多当究其失，五脏六腑表里各有相应配对。若能明其标本则神圣工巧自然得矣。"此文言简尤精，整体诊视患儿可一目了然。作者取材选类十分严谨，为后人学习前医做出极大贡献。《类萃》一书中按语颇有别意。作者对所集论著之内涵深加探析，后人学而多益。《类萃》一书取类幼科书类有除《内经》《备急千金要方》等明代以前古籍外，属幼科专辑的有《小儿药证直诀》《全幼心鉴》《全幼方论》《幼幼新书》《小儿病源方论》《阎氏小儿方论》《活幼心书》《婴孩妙诀论》《博济婴孩宝书》《脉诀启蒙》等。全书又以病为纲，理法方药为目。书中既讲他家又讲自己，反复周详，治疗针药并重，但忌过量。

16.《药鉴》一书，核心在鉴

《药鉴》乃中医临床必备丛书。作者杜文燮，为明代山东人，万历年间名医。作者在序中说，他写此书名为药鉴。鉴者引以为鉴，光可鉴人。开言："或谓持鉴以索貌者，不能得其膝理，而按方以索病者，亦不能神其变通。甚矣！"所以，作者胆识以此补东垣之缺，佐仲景之偏。

作者对药的深入研究，旨在诚古今之明鉴。是书分两卷，上卷讲理，下卷述药。杜氏大师临床经验丰富，理论殷实，富有新意，尤其医理与药理的有机相合，筑就一体。中医药的枢纽在阴阳，病证有阴阳，必需药物之阴阳方可对应，进而疗疾。药物以依次论述虽有137种，但其所用者尽在其列，值得深究者在药物合伍，药物的独特使用令学者振奋、启发。中医治病，药物的合理使用，在于选好、选对。

仅择柴胡、黄芩二味，视其所鉴。

柴胡，气平，味微苦，气味俱薄，无毒，升也，阴中之阳也。临床治疗胁痛、低热，调经行气，升阳泻火，用药适当不宜过。伍黄芩为之常，伤寒类疾病多取之。伍常山力治温疟。伍白芍制肝火。伍黄连解心火。经脉不调入四物加秦艽、续断、丹皮疗效好。产后血积入四物加三棱、莪术、马鞭草，收破血之功。予逍遥散大散内郁。予补中汤力提元气。黄芩，气寒，味苦平，气厚味薄，无毒，不升不降，阴也。黄芩善治诸经实热。泻肺火，清痰利气，清大肠火，养阴退阳，除寒湿，散肌表，退膀胱热。与柴胡为伍治少阳奇妙。与白术共可安胎。若用猪胆炒之则泻肝胆之火。与麦冬汁合增加润肺之燥。验云：酒炒黄芩清头目。盐制黄芩利肾除邪。俗谓：治热宜寒，泄实宜苦。黄芩之气味苦寒，故对实热证宜放开用。非实热者当伤内气。从用柴胡、黄芩二味药物的经验，令医者敬仰大师之悟性高超，用药如用兵，指挥到位，何惧病魔不去。1980年用《药鉴》所列除柴胡、黄芩外，尚有黄芪、白术、甘草、细辛、当归、白芍、熟地黄、生地黄、川芎、麦冬、天冬、杏仁、麻黄、苏子、茯苓、陈皮、半夏、枳壳、枳实、乌药、益智、葶苈子、贝母、桔梗、牛蒡子、侧柏叶、紫草、五味子、山药、全蝎、蝉蜕等，以《药鉴》为鉴，临床应用，尤其伍用颇为应手，疗效与昔难比，概为一语，获益匪浅。临床诸君，茶余饭后，一览《药鉴》必收开卷有益之功。

17.《婴儿论》护养浅白

《婴儿论》一书作者周士祢，清代乾隆时人，居福建。专于儿科，成书后流传不多，今读本著多有借鉴。其书附录婴儿护养颇有见地、文言意深，今浅白其义。

对于小儿的护养，大多疏忽大意。一般而言，条件优越之家，溺爱有过，影响孩子健康成长。相反，条件差的反而无病少疾。对孩子的护养应该三分冷，七分饱，应掌握这个尺度，以利于孩子健康成长。孩子的前胸要冷点，背和腹部应暖。婴儿哭是表示说话和唱歌，不哭反而不好，容易导致胸背不畅。孩子如果胸高不平，易病从口入。吃奶后不要进食，进食后也不要喂乳。孩子喂养失调最易引起疳积营养不良。护养孩子应重视食补，而不要依靠药补。孩子的头要凉，但足应温。小儿形体易虚易实是特点，因此用药注意不要过寒、过热。孩子过于机敏多动，常是真阳外达之故，应注意保养。孩子体瘦先找乳食因素，注意一碗粥胜过一斤人参，要从调饮食入手。孩子皮肤出现浮肿多属留饮、水积之故，应选渗泄之法。皮肤青暗的多属寒毒，可选温散之法。孩子前额有青筋，颈又细瘦，体倦乏力的属于疳积病，用蛤类调补。古谓风邪为百病之长，食为百治之源，因此凡饮食不进者，治疗极难。孩子喜哭为常，如笑之过则属心虚，少笑属心实。孩子吃乳时肠虫少，但饮食复杂则肠虫多。婴儿患病多因胎毒作怪。孩子营养过剩则体胖，并且多病，如营养不良反而体瘦，病不多。凡病愈之后脾胃大多虚弱，因此进食不可多，多了则腹满。病热，此称重食，凡病孩贪食的必当限之，如有厌食的应劝食，为什么呢？医者认为，贪食乃恶之基础，恶者真元虚弱是也。孩子患病有寒热现象必分真假，真的急治，慢者不限。病状也有真假，真的隐伏多在里，假的见而在表。孩子饮食宜热不宜寒，食软不食硬，食少不食多。

按:《婴儿论》成书于乾隆戊戌年（1778 年），未几传入日本引为重视，评价极高。200 多年前，对婴儿护养，特别是关于饮食营养方面的论述，在今日临床仍有重要意义。当代小儿饮食营养十分复杂，种类细化。但营养的原则，仍然没有超越古人所言。在清代的历史环境条件下，《婴儿论》总结并概括出的当时盛行的饮食营养规则是特别珍贵的医学文献。

18.《本草蒙筌》的名医谱

《本草蒙筌》作者，为明代嘉靖年陈嘉谟。作者释解书称：蒙筌，指意蒙之作及渔具之鉴，为习医知药之人以便捷，示书之意。此书早于《本草纲目》，据《纲目》引评其书，该书图文并茂，颇有发明，便于初学，名曰蒙鉴，诚称其实。本书著者少时攻举，但体弱多病，遂留意轩岐之术，尤对丹溪之书研究颇深，精通医药，晚年 80 岁辑成。书中有按，对药物有所发明。特别在书中列出古代名医之图文。其引唐代甘伯宗所编的伏羲至唐代名医 120 人，可惜此书已佚。所以，蒙筌引用资文十分珍贵。前暇夕阅蒙筌一著，从书中按语足知作者医药年资颇深，尤其名医普选录逼真，今摘译以抛砖引玉。

（1）伏羲氏：上古的皇帝，传说伏羲画八卦，对疾病进行探究，后人奉为医学之祖。

（2）神农氏：走四方，查药尝草，虑及天份，医药兴起。

（3）黄帝：名轩辕。善战争四方，法之天下，安不充老，恤民圣心，与岐伯作《内经》，传承后世，惠养中华。

（4）岐伯：黄帝之师，故称天师岐伯。善医道，知法理，答黄帝曰，铸就《素问》，素者本也，问者以答，始有中医学之源。

（5）雷公：即太乙雷公。相传也是上古时人。善医术，为黄帝臣子，与黄帝也有问答之辞。同时雷公炮制、炙熸等千古无穷。

（6）扁鹊：为秦越人。传为中医之祖，平生为医，善治全科，编集《难经》，古今钦若。

（7）淳于意：公元前205年至前150年，西汉人。曾任齐国的太仓公。精通医术，著有诊籍。

（8）张仲景：汉代，长沙太守。医中之亚圣，著《伤寒论》，垂万世不易之法，遂为众方之祖。

（9）华佗：三国之魏，善医。骨外科创始人，华佗始固古学，附以新说，所治疾病，神效良多。

（10）王叔和：西晋时代人，为太医令。博通经史，穷研方脉，精意诊切。撰写《脉经》《脉诀》《脉赋》。王氏终生向医，普济沉疴。

（11）皇甫谧：西晋时代人，通医家百言，尤留心针经，撰《针灸甲乙经》刊世。

（12）葛洪：字稚川，自号抱朴子，晋代人，世称葛仙翁。唯喜神仙养生之术。居山炼丹，年81岁，著有《肘后备急方》《金匮要方》《玉函煎方》《神仙服食药方》《黑发酒方》《养生论》《抱朴子·内篇》等书。

（13）孙思邈：唐代之初，陕西耀县人。寿101岁，后人建药王庙以祠之。博览医籍，精通医术，用药如神，所活甚众，医法高尚，堪为万世师表。著有《备急千金要方》《千金翼方》《太常分药格》《五脏旁通明鉴图》《芝草图》《养生要录》等书。后人赞曰：唐孙真人，方药绝伦，扶危拯弱，应效如神。

（14）韦讯：唐代道士，精于医术，武后时为侍御医。卒后，世遵之为药王。

按：唐之前名医谱，功在唐医甘伯宗，其著《名医传》。蒙筌作者陈嘉谟为明代医家，其著之前的宋元及明代早期的名医辈出，可惜只引未增，但远古之医资料难得，今再辑可考。

19.《诚书》鼻方今用

《诚书》又名《幼科诚书》，专论儿科。著者谈金章字心撰，清代浙江人，儿科专门，著刊于康熙年间。全书虽有所集，但祖传22世之精华闪烁书中。细览全书以鼻为例再辑一度。书曰：鼻为肺窍，肺系有疾鼻多不利，每因于风寒、热、郁、火等因素均可致病。临床主要表现是喷嚏，可白、可黄、可脓、可血。鼻病有缓有急不可一律而论，鼻病多分鼻鼽、鼻干、鼻渊、鼻痈、鼻齇、鼻疳、鼻痔、衄血、息肉、脑漏、赤鼻等类。此外，在当时的有关文献中，尚有鼻干、鼻风、鼻汗、鼻鸣、鼻肿、鼻茸、鼻须、鼻疮、鼻红、鼻挺、鼻臭、鼻聋等鼻病之称，名称虽多，其中有些描述是相同的，名称不同，但讲的是一种病。上述诸多鼻病的病称，基本上概括了今日临床多见的鼻病，如急性鼻炎、慢性鼻炎、过敏性鼻炎、鼻前庭炎、急性鼻窦炎、慢性鼻窦炎、鼻出血、鼻息肉、鼻孔疮、鼻腺体增殖等鼻科常见病。可见400

年前的鼻病与今日之发生大致相近。古今鼻病虽难对应，但治鼻之法、方、药，结合实际应用必将获益。书中所集之方药，据临床应用多年的经验，许多方药可以借鉴。治鼻之方共集24首。本次应用之方有：①消风散（茯苓、炙甘草、荆芥穗、川芎、羌活、炒僵蚕、蝉蜕、藿香、防风、厚朴、陈皮）水煎服，治外感鼻炎。②苏风汤（紫苏、枳壳、柴胡、陈皮、甘草、葛根、天花粉、麦冬、贝母、桔梗）水煎服，治鼻炎而干。③芎䓖散（川芎、白术、菊花、防风、人参、细辛、茯苓、炙甘草）水煎服，治鼻窦炎。④菊花散（菊花、防风、前胡、细辛、桂心、甘草）水煎服，治鼻炎而塞。⑤丽泽通气散（黄芪、苍术、羌活、独活、防风、升麻、葛根、甘草、麻黄、川椒、白芷）水煎服，治过敏性鼻炎。⑥茜根散（阿胶、茜草、黄芩、甘草、侧柏叶、生地黄）水煎服，治鼻出血。上述诸方为基本方，所治鼻病，皆有良效。当代小儿鼻病日多，且治法虽多，但疗效良莠不一。《诚书》治鼻之方，尤其用于过敏性鼻炎多收良效。鉴于前人对鼻病的不同描述与今日有别，因此，临床应用时留心如药证相同，大可通用，结合病情加减施治亦可生效。

20. 丹溪《慈幼论》育儿为本

元代名医朱丹溪著《格致余论》，为丹溪医话类短文，以论为题共41篇。其中慈幼论居5节。老先生写此文意在格致，格致即格物、格知。古文《大学》记"物格而后知至"，即对事物研究后知其理。所以，古言："致知在格物，物格而后知致。"丹溪在论后讲：以己意附之余后，古人以医为吾儒，格物致知一事，故目其篇曰《格致余论》，明此意，方解《慈幼论》论什么。《慈幼论》之慈，在《素问》《诸病源候论》中均有论慈之句。慈者爱也，如母慈子之情，谓慈幼，在当代北京王伯岳老立慈幼堂于诊所。四川王静安老著《慈幼心书》一卷。本篇《慈幼论》，惜幼之言。论曰：人的年龄分法，16岁之前为小儿。小儿时期，阳气功能旺盛，生长发育快，如同旭日东升、草木方萌和明月将圆，但是形态之阴气往往不足，如肠、胃之状尚弱，因此，其护养不可放松。在衣着方面，注意保暖，最宜布类，不适用毛皮和丝织品。下身用衣尤应注意，免受寒凉以保阴阳勿伤。饮食方面，特别指出小节不谨，大义方亏，所以，强调小儿饮食应注意肠、胃有不足和营养需要多的特点。所以，小儿饮食，注意不能过多，质量也要讲究，如食物性质、品类、性味等均在谨慎之中，如食物宜软不宜硬，宜少不宜多，宜热不宜寒。一般来说，食多者胃满，进而成积，积久成病，影响健康。为了孩子的茁壮成长，要合理喂养，不然影响孩子的一生健康。特别提出，吃奶的孩子营养是饮食中重要来源。对喂乳的要求也很严格，乳母的健康和修养均应优良。喂乳不可无度，如果不按时、不按量地随意喂养，孩子容易发生肠、胃疾病，甚至于导致其他疾病的发生。应做到母安、子亦安为准。进一步讲，孩子的胎教，从孕期就要注意，加强保护，对孩子的生长健康都是必要的。岂不知儿在母体，寒热病安均与母相同，所以，母之饮食、衣着、起居等必加谨节，以保儿康。如若失慎，除儿体不壮外，尚有胎中受毒而影响生后的健康。临床不少疾病与胎毒有关。如2岁子、陈氏女、本人之女等，因胎毒而致生后起病，如疹疾、痫病之类。由此可见，孕时谨节、胎不受毒，生后之病何有。考朱丹溪（1281—1358年），元代人。朱氏生于元卒于元。元代163年，中医药发展受到影响，元代的君王及后代忙于战事，大多时间进行征战，最后也亡于战。在当时环境中，朱丹溪留神医药，并成为四大名家，为中医药学的继承和发展做出巨大贡献。本篇《慈幼论》所述的问题，十分可贵，总结的慈幼从衣着、饮食，尤其喂乳和胎教方面的经验，直至今日仍可参考，其医学价值不减。当然，朱丹溪是全科医家，儿科仅是其中之一，但可见其儿科的专业水平也十分高超。

21.《皇汉医药全书》之儿科

《皇汉医药全书》，原名《汉方医药全书》，为日本粟原广三撰，吴嘉博译。《皇汉医药全书》的皇不同黄，皇是日本之天皇，黄是中国之黄帝，汉即汉代，主要指汉时医学传入日本，又经日本学者整理成书，冠以皇，成为皇汉医学。汉医学（中医学）在日本与西医学同为日本医学，所处地位与中国大致相同。《皇汉医药全书》共为12册，包罗万象是为丛书。载儿科三部，即《中国儿科医鉴》《幼科证治大全》《痘科辨要》三部。三书具有代表性，《痘科》是传染病，《大全》是中医书，《医鉴》是中西医汇通。三部书虽为日本汉医所著，但其理论和经验均出于中医。所不同的是《中国儿科医鉴》，本著由日本大塚敬节撰写，为中译本，著书年代约在明清。全书共12章，每章1病，病名以日本习称之名，如麻疹、猩红热、百日咳、窒扶的里（白喉）、流行性耳下腺炎、哈伊耨梅琴病（神经麻痹症）、小儿赤痢（附疫痢）、佝偻病、夜惊症（附夜啼症）、脑膜炎、夜尿症、腺病（附腺病质、肺病淋巴腺结核）。多数病名为古老的旧称，其年代较远，与西医学东入日本有关。内容为中西医汇通之作，如麻疹，首谈原因、证候，从潜伏期、前驱期、发疹、恢复的描述看，本于西法。疗法一项则全用中药组方治疗，所用方剂比较广泛，《伤寒论》方居多。书中列举病例均为日本儿童，可见本书以中医理论为主导，结合西医对病因、病证的认识为佐，二者结合铸就。除麻疹外，对佝偻病的证治也有特色，其谓病因不明，症状描述与今无异，治疗用小柴胡汤、小陷胸汤、泻心汤、桂枝加龙骨牡蛎汤、柴胡加龙骨牡蛎汤、伯州散之类。书中报告治愈2例，疗程2个月，治验余言，此病为难治之病，并非不治之症。通过上述二病之论述，作者以"中国儿科医鉴"之称，不知何意，考中国除唐容川、张锡纯少数医家有中西医汇通之举外，少有儿科论此。值得注意的是书中谈佝偻病原因不明及别称英吉利病，谨此两点说明本书成于16世纪前后，至少说书成于日本明治维新（1868年）之前。究此经西医之理与中药之治相通为例，堪为史无前例。后人评论不一，先行者有之，存药废医者有之，取长补短者有之。终会如何，在我60多年的医疗实践中，类似本书之举，大有例在。不过其中中西医之长或短，如何互补，只有结合自己的实践取舍而已。

22. 留神《少小婴孺方》

业小儿者，读古人书，往往注重专科名集，如宋代《小儿药证直诀》，元代《活幼心书》，明代《幼科发挥》，清代《幼幼集成》等专著。专业书对口，容易先睹为尚，而对医学丛书中的小儿论述却被忽略。旧时的医学，全科者众，因此，综合著述亦为众多，其中以隋唐时期居早。如隋代巢元方著《诸病源候论》，包括内外妇儿，可惜有证无方，临床难以效仿。较为完备的当推唐代孙思邈著《备急千金要方》，古时谈方，浅说是药方，理解应为学，如少小婴孺学，如同今之儿科学。《备急千金要方》为丛书，其中论及内外妇儿五官诸科。孙思邈为医学大师，精通医药、临床各科，仅就小儿而言，其少小婴孺篇在书中居次，所论者少小婴孺为主，基本概括小儿时期的初生儿、婴儿、幼儿、儿童四个阶段。所以论中要害也在各个阶段，所述小儿文不及五万言，但其在序例中重言："小儿病与大人不殊，唯用药有多少为异。"如此所见，少小婴孺方是在大人证治基础上，突出小儿特点而已。所述有九，如序列第一，此篇为总论，是小儿基础，也是别于成人之处。开篇即曰："夫生民之道，莫不以养小为大。"此篇重点论述小儿生长发育、生理特点及乳哺喂养诸项，皆小儿之特殊至要。初生出腹第二，论述初生儿生理、病理及护养诸法。惊痫第三，此与成人不同，儿时不仅发病多，治疗亦较独特，在成人篇讲了诸风，但小儿者有别。论曰：昔《神农本草经》述儿痫120种，今分三类，即风痫、惊痫、食痫足矣。但，临证辨之极细，方药亦为凡多，有经方，如桂枝汤，有时方，如龙胆汤，尚有灸法。客忤第四，外气所忤致病，忤者逆也，神气失调，俗惊吓为病，为小儿特有多见病。伤寒第五，小儿伤寒，病达四方，所以，小儿伤寒有别于成人。咳嗽第六，小儿肺多不足，咳嗽常见，变化又快，与成人不同。癖结胀满第七，本节强调小儿脾胃失调而致的呕吐、腹泻、胀满、积滞等病。痈疽瘰疬第八，为小儿常见的外肤疾病。小儿杂病第九，比较广泛，如小儿五官、肛肠、遗尿、解颅等多种小儿易发病证。由于少小婴孺方，论述以小儿特点为主，临床有效。日本学者冈了允于日本文政 13 年（1830 年），将少小婴孺方辑出单行出版。

《少小婴孺方》的刊行，进一步提升其认知度，可以与《小儿药证直诀》《活幼心书》等专书相媲美，可惜，不足的是小儿其他类疾病则见空白。《备急千金要方》原著有言，小儿病与成人同者见成人描述。此述以小儿独有，成人无有之疾。此亦丛书之独特然，业医者读古人书必当留神其妙。

23.《老老恒言》引以为奇

2013 年冬月，同堂执教之友，著名语言学家崔仲平教授相赠他和女儿崔为教授合译的《老老恒言白话解》一书。奉读之余，联想多年之前读过的宋代陈直撰写的《寿亲养老新书》，始晓《老老恒言》是一部养老的书，而且又是一位年老的作者所撰，其所言皆实践中的至理，实际上是老年人写给老年人的养生大实话，是一部名副其实的年老之人养生保健全书。不才读余，引以为奇之外又有感叹。

（1）原作者曹庭栋，生活于清代康熙、雍正、乾隆三个朝代。他家庭条件特别殷实，尤其是他祖上两代事君，居朝承文化侍从。如今而言乃大知识分子家庭，而且他自己又特别好学，是一位博学多识、才华横溢之士，如此文化底蕴，在万般皆下品、唯有读书高及以金榜题名、升官发财、功名利禄为诱饵的封建社会，同时又是令天下莘莘学子为之向往的大好时机，他一反常态，不应试、不为聘，居家为士，如同他在《老老恒言》序尾所言：乾隆三十八年岁在昭阳大荒落之涂月上浣慈山居士曹庭栋书于欢妙楼（涂月：语自《尔雅》为农历十二月）。如此之士，不求功名，真是出人意料，世人称奇。

（2）曹庭栋于幼年患有童子痨，即今之肺结核病，进入老年又疾病缠身，他不为生计发愁，平素有姬妾伺候，又喜焚香鼓琴，不求神丹妙药，唯以自然为宗，顺其颐养天和，老享遐寿，九十余终。如此生平且高寿，让读者难测。

（3）著述和藏书。曹庭栋的文化水准很高，一生著述颇丰，如《易准》《婚礼通考》《孝经通释》《逸经》《琴学内外篇》《宋百家诗存》《产鹤亭诗集》及临终前完成的《老老恒言》等8部著作。身为居士，平生为学，并非易事。在《老老恒言》中，曹氏于序言明告后人，人人之养生，尤其老年人实属益寿之本，本之具体又表现在起居寝食方面。实践中曹氏强调顺其自然而已。但是，他在书中除食睡大节之外，几乎日常生活诸多琐碎均括其中，试阅目录，卷一：安寝、晨兴、盥洗、饮食、食物、散步、昼卧、衣坐。卷二：燕居、省心、见客、出门、防疾、慎药、消遣、导引。卷三：书室、书几、坐榻、杖、衣、帽、带、袜、鞋、杂器。卷四：卧房、床、帐、枕、席、被、褥、便器。卷五：粥谱说、择米第一、择水第二、火候第三、食候第四、上品三十六、中品二十七、下品三十七。可见书中各项为养生之大全，尤其老年人用之有余。此书养生巨细尽在其中，也是奇点。写此书曹氏引用文献达307种，可见其家藏书万卷之多。序中有言，曹氏祖上两次鸿博，鸿博是清代科举所设博学鸿词科。家人在朝廷是做文化侍从的，一个接一个，相继一百年间，足资说明其家藏书似同一个图书馆。曹氏参引书目，从周易、周礼经《内经》至明清诸家，其中医药方书大可备全，此外，如《梵书》《禽经》《丹铅录》等一概俱全。曹氏家藏书山文海，学者可信手拈来。曹氏又坦言，为己探求养生诀窍而荟萃诸家之长于一书。

书中引用宋代陈直撰《寿亲养老新书》,此书乃珍本,40年前的1974年,于上海中医学院编写《中医儿科学》之际,有幸阅读,该书四卷,其中第一卷系陈直著,名为《养老奉亲书》,第二卷以后系元代邹铉续编,与陈直之书合而为一。全书从饮食调治到四时养可谓完备之编。曹氏引书富而不瘠,又可堪称一奇。

(4)写得多用时少。曹庭栋是知多识广,秀才不出门,理知天下事的人。他在寻找养生之诀窍时,遇有养生之法便记录下来,日久积多遂分类为籍,录有40余项。他自己所用如同序言所说:"俾老者起居寝食,咸获康宁之福。"其实必用的不外乎食睡二字,其外甥金安清于《老老恒言》序亦谓:"曹庭栋自言其养生之道,慎起居,节饮食。"可见食与睡乃养生之至要二款。但是,曹庭栋亦言,恒言中之琐碎,并非人皆宜之,有些款项与人力、物力、财力等条件相关。所以,要根据个人条件,因需而异,老年人不宜照搬。作为老者,从其中受益点滴,作者之愿遂矣。

卯卷 医 事

按：医事乃医中之事也。医中之事何其多，凡我等为医者，留神医药则疾去病除，心不在焉必病重传变。因曰：经验和智慧应落在笔头上，说出为话，写出成文，此，诚己又济人，先贤立制，后学更应效仿。

1. 国医国宝，传承不息

　　国宝，乃中国之医，从目前来看，中国之医主要以中医和西医为主体，我国法律规定中西医并重。以历史而言，国医主要是指中医。中医也是中华民族之医，其历史久远。历称中华民族五千年，中医则是跟中华民族息息相关的。五千年来，中华民族经历了多次改朝换代，但中医的传承永未停息。在清代以前的历史长河中，朝代不断更迭，而中医学术亦在不断发展。中医为中华民族的存在、繁衍和发展做出了极大贡献。具体一点讲，任何朝代都离不开中医药的卫生、保护、防病、疗疾。由此可见，中医学不仅是国之医，也是国之宝。中华人民共和国成立之后，毛泽东主席说："中国医药学是一个伟大的宝库，应当努力发掘，加以提高。"可见中国医药学是我国的国粹。在历史的进程中，是经得起考验的。战时为军服务，平时为民造福。而且一代传一代，代代相传。据传，南宋嘉定年间（1208 ～ 1224 年），太医局收藏一册名为《小儿卫生总微论方》的书。书中序言，是和安大夫特差判太医局何大任序。他在序中首云："余先君有《小儿卫生总微论方》二十卷，家藏甚久，今六十载余矣……不知作者谓谁。"何氏与此书的关系，姑且不表。何大任在当时至少是著名的中医学家。新中国成立后的 20 世纪 60 年代有报道称，何氏家传 28 代为医。第一代讲的是何大任为始。推算南宋至中华人民共和国，大约 800 年之久，传承 28 代，约可相符。中医过去还有"医不三世，不服其药"之说，可见中医世代相传，是层出不穷的。中医学术所以能传承不息，足可说明中医学术，是人民健康事业不可或缺的。

2. 中医学与时俱进

中医学有五千年历史。到了春秋、战国时代，中医学有了长足发展，其依据主要是《素问》《灵枢》等。不难设想，形成《内经》这样高深理论，需要有多少年的实践。《内经》诞生之后，中医学就不断地开拓前进。例如，汉代的《伤寒论》等书，既继承《内经》理论，又与时俱进创立临证等理论。后来的历代医家，结合时代实际，不断创新，仅方剂一科，代代有新方传世。中医学传承到今天，临床医家仍然不断地推陈出新，不少新药创造奇迹，达到了相当高之水平。中医学传承到今天，今非昔比。科学技术的飞跃发展，为中医学的进步提供了非常好的条件。这些条件和医疗环境，为我们这一代中医人奋发图强，推动中医学发展创造了良好氛围。换个角度讲，如果张仲景活到今天，他的《伤寒论》不知修版多少次了。有人将我们的50年与过去的2000年做比较，这是不公平的。古代医家长期生活在封建社会的科学不发达年代，能够做到著作代代有出版，方药代代有新剂，临床证治水平，一代比一代有提高，所有这些都是与时俱进思想的具体体现。前人给我们留下的医学财富，是我们这一代中医人用不完的法宝。只有在前人的基础上，方可捷登医学新高峰。这就是创新不离宗，与时俱进。

3. 振兴中医儿科十倡议

1983年9月在山东省潍坊市，召开首届中医儿科学术会议。会前1年的时间，我做了一些调查研究，归纳为十条，准备在会上向全国中医儿科同道呼吁。开幕式时我和山东省卫生厅向克厅长同坐在主席台上，他又兼山东省中医学会会长。我将十项倡议让他过目，他说好，表示支持。后来他在大会讲话中，还提出"有的代表，为加速发展中医儿科学术事业提出十条意见，我看很好"。这十条倡议，向会议发出，作为工作的参考。第一条，编写《实用中医儿科学》，此书由全国中医儿科权威专家协力编成。1995年、2005年分别一版、再版。第二条，举办全国中医儿科师资班，建议上海承办。原因是三版、四版《中医儿科学》教材均系上海中医学院主编。如何用好这两部教材，有必要统一认识，由此上海承办较为方便。上海专家连续举办两次全国中医儿科师资班。我院有3名中青年教师参加学习，回校教学都成为骨干。第三条，创建中医儿科医院，知道难度大，但力争。不久在西安，参加会议的午雪峤主任，首先在西安建立了一所中医儿童医院。1984年，我院和朝阳区中医院联合成立中医儿童分院，历时8年。后来河南中医学院附院儿科丁樱教授又创办了儿科医院。第四条开展中医儿科新药研究。会后在山东省成立儿科新药开发中心。不少地方研制了儿科新药，仅我省就研制了小儿清热灵、小儿止咳灵、小儿治哮灵等10余种新药。第五条，力争建立中医儿科系（或专业定向培养），我们据此培养了两期儿科定向医生，各地又通过招收硕士研究生和博士研究生培养了一部分中医儿科专业人才。第六条组建中医儿科研究所。在全国只有南京汪受传教授创办了中医儿科研究所，事业十分兴旺。第七条，中医儿科咨询服务。各地都开展了同形式的工作，本人编撰的《婴童哮喘防治诠论》均属于此类。南京汪受传教授还编写了一册全国中医儿科咨询的书。第八条，创办中医儿科杂志。20 世纪90 年代初，山东张奇文教授首办一期，后来我又承办三期，报批未成，南京接着又办 4 期，申报又未批。甘肃的张士卿教授又办获批。从此由甘肃中医学院主办至今。第九条，统一中医儿科病名及诊断规范。此项工作已由国家牵头在杭州召开会议，我是建议人并代表参会，后来国家中医管理局印发多种有关规定。第十条，各地应建立中医儿科学术组织（学会）以便开展学术活动。会后不久，各地恢复和建立中医儿科学会。至此，2011 年 6 月 1日，回首十条倡议，在 28 年前，"文革"之后不久，这十条倡议的实现困难之大，难以想象。可是在 28 年后来看，不算什么大事。随着中医儿科的发展，诸多倡议的实现定成必然。

4. 采白屈菜一日记

1980 年（庚申）6 月 20 日，星期日，按着约定，早 5 点 40分，在长春站钟下集合。许继增、李宏伟、安笑然、阎淑贞和我共 5 个人按时到站。天有点阴，有小雨。隔道不下雨，走。6 点出发，乘 1 个小时火车，7 点多到了土门岭。下车在站外开了小会，老生常谈。土门岭天气阴，今天不上山，作业地点在铁路两侧的沟旁、路边、地缘一带。采集时注意两条，保护自己安全；第二白屈菜不要采绝，一定留下小棵，主要采成熟的（以开花为准），采时将根土和花种子抖动落地（花籽和土混合 10 天后又可长出新苗，2 个月后成熟，一年可采 2 次）。沿铁路沟边回走 500 米处，白屈菜分布较多，8 点开始采集，大约 1 小时，采有 200 来斤。边采边晾晒，又过去 1 小时多，11 点了，休息用餐。每个人带的午餐都差不多，面包、香肠、水，有的带了黄瓜。午休一阵，又采。下午 2 点收工，将晾晒好的白屈菜装入麻袋，差不多每人背一麻袋，大约 50 斤，扛着要走 500 米多一点的路。到火车站，3 点登车，4 点多一点到医院将药晾晒在院内。然后各自下班回家。这就是采白屈菜的一日叙述。这一天算是最顺利的一次，天气好，路不远，产量多，费时少，很顺利。如从 1967 年算起，至今已上山 13 年，每年的 6～9 月，几乎假日都要采药，大家可轮流，我可一次不能少，原因只有一个，责任。采回来药还要经过煎煮制成糖浆。白屈菜治疗疾病，不仅限于百日咳，因其止咳、化痰、平喘、治泻、镇痛等功用效而全，所以，临床用途很广，大家采，大家用，受益者病儿。此，采白屈菜的一日所记。13 年来，每次大致都是如此，但路远的、天气不好、环境差的，大家采集则付出的要多。

5. 白屈菜之歌的创作背景

白屈菜之歌，是任彦芳同志写的一首歌颂白屈菜为由诗词。其歌词如下：

我要唱支歌，献给白屈菜。

雄心大志多少代，淡淡黄花无人采。

伯乐能识千里马，哪个能知白屈菜？

《救荒本草》一本书，寥寥几笔做记载。

王烈披着霞光来，你含泪珠双臂开。

王烈亲口把你尝，你为孩子除病灾。

精神抖擞进药典，春风得意白屈菜！

多像"老九"又解放，长征路上大步迈。

老师的品格多像你，满腔热血育人才！

（《吉林教育》1978 年第 5 期第 14～20 页）

要说白屈菜之歌的背景么，主要有二，一是我用白屈菜治好了任彦芳女儿的病。一个 4 岁的孩子，因哮喘一年住过 20 次医院，成为顽疾。经服白玉丸，指白屈菜合玉竹，加汤药治好了病。孩子长大了，又从北京大学毕业。任彦芳为了感激白屈菜，赞扬白屈菜，写成诗是发自内心的。二是时值 1978 年吉林省召开优秀教师代表大会，会议安排两名记者采访我。一名是特约记者李杰，他后来成为吉林省文联主席，是著名的文学家。另一位记者，是吉林省文联一级编剧，著名的诗人，任彦芳，他毕业北京大学中文系，后来到河北省任省文联主席。我作为优秀教师代表，成为专访对象。讲了白屈菜的故事，他们听后，受了感动。李杰写了《春天的信——关于王烈》的长篇报告文学，发表在《吉林教育》杂志。任彦芳的诗词也随文见报。有关白屈菜谈了许多，到诗人手里，仅用 100 多字的诗词全部概括了白屈菜为民除病的壮丽诗篇。诗人的女儿，病好了，北大中文系毕业，继承父业，也是一位著名诗人，她写 500 多首诗，不少病人看过她在《知音》杂志写的感恩情节，这样的诗，据说何止于一首。

6. 人味毒，助天为虐

"人味毒"属中医秽气范畴。"人味毒"是人体排出来的一些秽气、怪味等，如打嗝、放屁、出汗、大小便等之气味均属"人味毒"。长期以来，哮喘的发生主要责之于外感六邪和内伤七情等因素，但很少联系到自身和他人体内排放的异味之气，中医概为秽气。"人味毒"引起哮喘发作鲜为人知。那么"人味毒"是怎么回事呢？正常人体从外界吸入空气和进饮食物，以满足人体需要，经过人体的生理活动过程，有用的人体吸收了，没用的必排出体外，此过程是吐故纳新、新陈代谢的正常生理活动。问题就出在吐故上，人体排出的气、汗、大便和小便等都是人体的正常代谢产物。吐故了方可纳新，纳新了必须吐故。一般人对自己排出的秽物、异味，不会有太大的不良反应，但有过敏性体质的人，尤其是哮喘病儿，有的闻着秽气之味就会哮喘发作。据研究得知人体呼出的气，人们只知道是二氧化碳，实际上呼气中的其他废气多达 100 余种。都知道大便臭气难闻，而其中的有毒物质最多可达 800 种。尿中排出的废物，有毒者至少也有 200 多种。人们难以察觉的汗液中也有废物，其通过表皮排出的就有 300 种之多。至于其他的组织炎症、化脓等病变，其散发的气体异味也属于"人味毒"之列。在这么多的"人味毒"中，如二氧化碳、一氧化碳、丙酮、苯、甲烷、醛、硫化氢、醋酸、氮氧化物、胺、甲醇、氧化乙烯、丁烷、丁二烯、甲基乙酮等，又以二氧化碳为多。二氧化碳的浓度变化常是空气好坏的标准。在生活环境中二氧化碳超标对人体的危害很大，甚至致病，更严重时可危及生命。这些生活中难以察觉的因素，有时成为哮喘病儿的发病因素。家庭中有吸烟的，其毒害也是可想而知。对"人味毒"的致病影响，必须引起高度注意，至少不能忽视这种神不知鬼不觉的致喘因素。如何减少，甚或避免，我想不讲大家也能想得周全。还是那些老话，讲卫生、个人清洁、保持环境卫生、远离人多的地方，彻底清理垃圾等。有的为清除环境的异常之味，用香水和焚香之类办法，这也不可取，临证见有用香水而加重哮喘之例。生活中的小事，如刷牙、盖被蒙头等都应注意。从上述之中可以看到，在防治哮喘病时，医生常讲，治疗中尤应保护孩子不受干扰。其中道理很多，此亦其中之不引人注意的一桩"助天为虐"大案。

7. 哮咳的历史成因

哮咳一称，确实是我提出来的。有两个理由。早在 1978 年，因为研究白屈菜治疗百日咳，临床上什么样咳嗽病儿都有，其中有一部分患儿，咳嗽症状确实像百日咳，可是按百日咳治疗效果又不好。此，引起了临床的注意。该检查的都查了，还是找不到咳嗽的线索、证据。这时有兄妹二人均患咳嗽，兄的咳嗽伴有哮喘，所以，兄治哮喘，服抗哮散和汤药很快好转。其妹咳嗽的特别重，以百日咳治之无效。夜间咳嗽重，无奈，其父将兄的治哮喘药给她服了 4 天，果然有效。复诊时又让我开兄的哮喘药。经问方知其妙。后来对难治性咳嗽，均用治喘药物，确收难以置信的效果。明明是咳嗽，服哮喘药有效，莫非是咳型哮喘。这是第一个理由。第二个理由，系统按哮喘病的诱因、病史等进行调查，结果惊人，均有与哮喘相同致病因素。经过分析得知，此类咳嗽病儿，以咳嗽为主，以咳治之不效。同时有哮喘的致病史，以哮论治有效。是什么病，靠向咳嗽，还是靠向哮喘，靠向哪一个都无法分类。灵机一来，取哮喘之哮，与咳嗽之咳，组成哮咳，暂以哮咳之称论治。这时已经是 1980 年了。为了系统研究该病，大致地对其诊断，做了几条规定：①日久咳嗽（超过 15 日）；②咳嗽成顿，有发作性；③一般治疗效果差；④以哮论治取效者；⑤致病史及家族史。具备了这些条件，便以哮咳论治，按哮喘的疗程规范化治疗。直到 1981 年，始将哮咳证的临床观察纳入计划。同年将此称通过学术交流推向全国。数年之后，西医儿科将此类特殊性咳嗽定为过敏性咳嗽与咳嗽变异性哮喘。

8. 哮喘的彻底治愈，有望

能彻底治愈，这是针对小儿哮喘讲的。回顾临床，1964 年所治 1 例哮喘，当时患儿 14 岁。另一例，1970 年治疗的病儿，11 岁。此 2 例经几个疗程系统治疗，历时 2 个月。至 2008 年均年过 50 岁，这么多年哮喘未见复发。可见彻底治愈之例也不是不可能。但哮喘之所以能彻底治愈，前提条件有二。一是积极坚持按疗程，规范化系统治疗，本文倡导分三期治，凡治愈的均属如此治疗而获愈。二是注意个人保护，认真配合治疗，至少在青春期，18 岁之前，大多可获治愈。仅有 10% 不到的儿童成人后仍未治愈。有句话是从实践中总结出来的，"凡能坚持治疗，治不好的没有。而不经过治疗，自己好的也没有"。切记，哮喘一时治好，甚至 1 年未犯，这都不算真好，而是假愈。真好是治疗后日久不犯，一般而言，10 年不犯差不多近于真好。上述两个病儿治疗时有一个优点，就是具有快乐的情绪和坚信自愈的乐观精神。这一点也很重要，对彻底治愈是一条有利因素。经验指出，如果哮喘病儿精神、心理素质好，家长积极配合医疗，医生的规范施治，哮喘病的彻底治愈应当说是大有希望的。话又说回来，哮喘能否彻底治愈的关键还是病家自己。

9. 尊崇的儿科医家

有史以来，中医儿科名家，无不以"博览群书""于书无不窥"为宗。因此，理论造诣深邃并有所建树。在临证上功效卓著，或以精辟的论著流芳后世。儿科医家人才辈出，所论又浩如烟海。存世的儿科医籍之多虽如汗牛，但在一览众书之中，对所有前贤虽有敬重，而备受尊崇者四家而已。

（1）钱乙

钱乙（1032—1113 年），字仲阳。北宋山东人。以儿科名著山东。钱乙虽起草野，但有异能，治愈了许多疑难杂证。宋神宗悦其艺，擢太医丞。钱乙 82 岁病逝。其自撰的《婴孺论》百篇，《小儿方》8 卷，惜！未传后世。今能了解钱氏学术思想和经验者，主要有《小儿药证直诀》，该书系钱乙故人之子阎季忠广收钱氏方论而辑成。书中反映钱乙学术思想的名言有："小儿纯阳，无须益火。"钱乙治病多用寒凉，清剂居多。此为后世的寒凉派、清热派的建立开创了先河。本人研究的小儿清热灵、小儿抗毒灵、小儿抗炎灵、小儿肺热平等，均以清法开路。

（2）曾世荣

曾世荣（1252—1332年），字显德，号育溪。元代湖南人。以幼科知名于时，平生活小儿甚众，人皆感德之。著有《活幼口议》20卷，《活幼心书》3卷。口议一书皆以议字开头。议者，论也，以示个人的言论。曾氏在议喘息证方中有雄朱化痰定喘圆方（雄黄、朱砂、蝉蜕、全蝎、地龙、僵蚕、天南星、白附子、轻粉），此方吾不敢冒用，仅取其中虫类药而已。至今临证所用之地龙、全蝎、僵蚕、蝉蜕诸剂，虽未全仿原方，但虫类药沿用几十年矣。曾氏治哮喘另方为定喘饮子（天麻、防风、羌活、甘草、人参、桔梗、白术、川芎、半夏曲）。曾氏治哮喘祛风之剂居多。本人临证对儿童哮喘强调治风，亦不是无根之由。曾氏一生治小儿病，历时60年，终年80岁。

（3）万全

万全（1499—1582年），字密斋。明代湖北人。万全与父万筐，祖父万杏坡三世均以医著名。万全精于儿科，在世约90年，他是世医三代积累宝贵经验所造就的一代著名学者。其生平著述颇丰。儿科有《片玉心书》《育婴家秘》《幼科发挥》等多部，万全三世儿科号称万氏小儿科，其业绩辉煌贯照今古。喜读万氏儿科三书，论点新颖，所用处方大多家传。万氏著述多以万全为名，但根据儿科三书论述内容，同一问题而提法各有所别，显然是有年代的差异，《幼科发挥》似为晚著。在《片玉心书·哮喘门》一章中，述有："轻者用五虎汤一帖，重则葶苈丸治之。此皆一时急解之法，若要断根，常服五圣丹，外用灸法。"此为本文研究哮喘分三期论治，从理论上提供了隐隐证据。

（4）陈复正

陈复正（1736—1795年），字飞霞。清代广东人。陈氏自少好学，网罗百氏，淹贯群言，尤专于幼科。素借医济世，愈儿甚众。著有《幼幼集成》传世。陈氏临证40年，经验独到、医理简明、方治详备，为后世儿科所喜读。本人述有读《幼幼集成·哮喘证治》有感，专题细云。

应该说，要尊崇的古代儿科医家何止四位，每一位医家，每一册书，均有其长，开卷有益，但从本人的学术成长过程来说，许多思路和研究方法，受益于尊崇的医家。古代医家和当代医家一样，虽然能力和水平均有限度，但是，我们通过孜孜不倦地熟读前人的书，了解前人的学术风格，从中寻求启迪，甚至继承其未竟的学术事业，就能不断推动儿科学术的前进。

10. 王姓医祖信奉王熙

提起王熙，知道的人并不多，但一说王叔和，则医者无人不晓。王熙是名，字是叔和。王熙是北方人，居于山西、山东说法不一。王叔和生活于魏晋之间，但在晋时担任太医令。太医令是古代国家医疗卫生最高权人。王氏精通医学，是著名学者，他对中医学的贡献，主要是脉学，其著《脉经》一书，共10卷，97篇，大约8万字。对脉学研究造诣颇深。卷一主要介绍24种病脉；卷二论述寸关尺诸脉象；卷三论五脏六腑的脉型；卷四论遍诊法与各部脉象；卷五述扁鹊、张仲景、华佗的脉诊、色诊、声诊；卷六论脏腑病机、病证；卷七论治法诸项；卷八讲杂病之脉；卷九论述妇人、小儿脉证；卷十记脉手检图31部。《脉经》一书为中医脉象之始，今之脉象，浮沉迟数等无一不出自《脉经》，脉是中医的诊病灵魂，至今所用之脉，皆源于《脉经》。其为中医必读十大经典之一，可见王叔和脉学对中医学的贡献极大。晋之后的唐代王冰、王焘，宋代的王怀隐，元代王好古及明、清时数不清的著名王姓医家，对中医学的传承发展做出了重大贡献。据《中医人名辞典》收藏王姓医家732位，每一位医家在历史的各个不同时期，都有其独特贡献，如果将近代、当代的王姓医家统计在内，则其功绩，诚难估量。当然，作为王姓子孙，中医学的后继人，不仅有责任继承前人医学经验，更有必要仔细研究先祖们的学术成就。讲到这里，不妨回顾一下，学习王叔和《脉经》；王冰《医学全书》；王焘《外台秘要》；王怀隐《太平圣惠方》及元、明、清的王姓医著，凡能收录的，都虔心一读。综合历代王姓医家，共同特点是经典理论水平高超、临床经验丰富、创作能力强悍、学术水平垂范后世。作为王姓后人，有责任继承医技。让中医学源远流长，继承创新，发扬光大，为人民服务，造福后世。

11. 陆以湉释医不事医

其识：早在1965年，余读《冷庐医话》和《冷庐医话补编》之书，始知撰者为陆以湉。初步印象，老先生医理过人，所论极是，通晓古今，不愧为一代名医。事过30年之1995年，又读陆氏医话，方知撰者释医而不事医。如其在医话序中断言："医理至深，岂易言哉？"又说："于是涉猎之余，陋笔载言，聊以自娱。意浅而辞琐，殆所谓言之无文者欤"。由此可见，陆氏言医，姑且用来自我安慰，属业余之好。另在《冷庐医话补编》的弁言中编者还说："陆定圃桐乡积学士，兼擅医术，识见超人，凡研核学识，和究理索奥，务达其旨。"以新所识，陆氏业余研习岐黄，博览方书，集诸家之言于一体，以释医为托，亦不愧为医学理论大师。

其人：鉴于其著刊行问世，早已脍炙人口，为医者所重。《中医人名辞典》凭依医话之品，将作者收录成传。传曰："陆以湉（1802—1865年），字敬安，号定圃。"清末浙江桐乡人，1836年中进士，弃知县而从教，任杭州紫阳书院主讲，寿64岁。陆氏平生好学，乃文中奇才，于书无不窥，尤留神医药，通晓中医古今之人之书。其所释诸题，多以古人古书为证，综合论述，令阅者耳目一新，破解心疑。

其著：陆氏在勤业的29年，著述颇多，与医相关的有《冷庐医话》4卷，《冷庐医话补编》，《续名医类案》16卷，《冷庐杂识》等。现存的医话和补编，收载话题108条，内容广泛，涉及基础和临床领域各个方面。其中幼科所辑医书有《幼科发挥》《温证朗照》《活幼心法》《医学入门》及曾世荣、万密斋、喻嘉言、聂久吾等医学家的书论明言。一般医话，大多短文，但陆氏医话文短极处，仅数十言，如馋饥饿解一节，"谷不熟为馋，腹不实为饥，饥之甚为饿。馋饥古异义，后人通用误也"。总之，陆氏之作，文笔流利，论理顺畅，古典谙熟，才华横溢。对医人而言，陆氏为门外汉，但凭文力，触类旁通，心领神会之举，铸就医中话语，言必穷乎理之奥，则诚不能以几及。此撰者之愿，所谋已遂。

其教：古来之书必教于世，陆氏医话教于人者有：①自学成长，以爱好中医药之心和知三坟五典八索九丘的优势，涉猎方书、药谱，而据成书。②集百家之长，先成儒而后通医。可见学习中医必有高深文化莫属。③余者之意当慎，读其每可遇"余"，如余曰、余按、余谓,如"余尤爱其论","余曰,附子古名霹雳散","余按:成无己曰:凡厥,若始得之,手足便厥而不温者,是阴经受邪,阳气不足,可用四逆汤","余谓此方药峻,藜藿之体,乃疟初起者宜之"。在诸多节中见其己见,表示不同认识。故读者知其高见时有新奇。④不寐一节,有"余尝治一人患不睡,心肾兼补之药,遍尝不效。诊其脉,知为阴阳违和,二气不交,以半夏三钱,夏枯草三钱,浓煎服之,即得安睡。仍投补心等药而愈。盖半夏得阴而生,夏枯草得至阳而长,是阴阳配合之妙也"。此治非专医所为,而是"偶从杭城沈雨薄书坊,购得《医学秘旨》一册,有治不睡方案云"。此方非作者自立处方,而是从"书中尝试一做获效。所用之书系抄本,题曰两溪居士著,不知何许人,识以俟考"。照本宣科与辨证施治不同。至此话书之教,受益匪浅。

12. 保赤堂之寻绎

在本人的诸多作品之始,每有保赤堂为号。保赤堂的原始仅是保赤,后边的堂是追加的。保赤堂和保赤、堂三者意义大不相同。

保赤二字,是从"佑我赤子"演绎而成。20世纪60年代,为多家刊物撰文所用的笔名之一。作为儿科医生,保护赤子,古谓:赤子,婴儿也。所以儿科医生保护小儿是天职,而幼小婴儿又是小儿之重。至于"堂",乃指旧时官吏办公之地所。后来保赤与堂相合成为保赤堂,这是80年代的事了。保赤堂的拟定并应用,其意义又是一个不寻常的演变。提起堂,在市面上经常见有卖药的商铺挂有堂字牌匾，如北京的同仁堂。在药店中坐诊的医生又称坐堂的。如北京的王伯岳教授在医院的诊室挂有慈幼堂，山东的张奇文教授也在诊室挂有百寿堂的牌匾以激励自己的学业。我从2001年，由张奇文教授题，河南赵学礼教授书的保赤堂牌匾悬挂自己出诊的诊室以自勉之。在言谈中人们对某某堂很熟悉，但求原由则知者不多。据古传言，堂在医药界的影响，与汉代张仲景有关。这又是怎么回事呢，学习《伤寒论》听到有关张仲景从政习医的故事。张仲景，名为张机，今河南省南阳人。他生在后汉，当时处在乱世之秋，尤其建安年间（196～219年），疫疾流行，死者枕藉，张氏家庭二百余口，不及10年，死者过半，其中多因伤寒所致。他从政为长沙太守，并兼医学，他不仅治政而且治医。他以高超的技术为民医病，初以业余治病，后来名声大振，病者求医日众，业余时间应接不暇，后来他干脆将家庭诊所搬到了长沙大堂，公开坐在大堂上为民众治病问苦。张仲景坐大堂为民问苦，创造了医生坐堂行医的先例。从汉至今，两千年时间，在我国沿袭着医生诊病的诊所和卖药的店所均称之为堂。由此可见我的保赤堂之称也是有历史来源的。

13. 21 只蛙放生的故事

蛙，正名称中国林蛙，《饮片新参》称哈士蟆，俗称青蛙，或蛤蟆。蛙是简称，蛙不仅是食品，又是药品。作为药品必须分为哈士蟆、哈士蟆油两部分，去内脏的称哈士蟆，哈士蟆油则是雌性蛙的内脏中油脂即输卵管部分。药用不同，整体部分又称田鸡，雌雄不分，仅雌性内脏之输卵管则称蛤蟆油。临床处方用哈不用蛤，蛤概括蛙类，哈指林蛙而言，哈士蟆养肺滋肾为补剂。哈士蟆油为优，有补肾益精，润肺养阴功用。但对小儿来说不宜服用，更不宜久用，曾见一女5岁童，用哈士蟆油一个冬天，出现性早熟症状。话又说回来，林蛙是药食两用之品，但国家对林蛙有保护措施，除药用外，禁止捕食，问题就在此，2008年11月中旬，某日晚，家人带回青蛙一小兜，说是晚餐用。我随便打开兜一看，群蛙跃起，求生心切，当即放下屠刀。大约18点时分，天将要黑，但室外还算亮，将蛙带到朝阳公园的湖边，四周没有人。遂将蛙一个一个地放生入湖，蛙见水一跃便无影无踪，当数到第21只时，我刚站起身来，望见离岸边4米远的水面，一只蛙头露出水面一动不动用两只圆眼望着我，不知是怒还是喜，很快就潜入水中不见了。恰在我转身归途时，一位老人站在我身后说，"放了多少只？"我愕然，您啥时来的，其曰，从桥上刚下来，你边数边放没有注意到我，好啊，放生积德啊。我说，积德有啥。他问放了多少，我答21只，他说何止21只，来年不知道会繁殖多少只了，放1只加寿1年。我没回应便回家了。在归途中对刚才发生的两件事心有余悸，一是青蛙入水又昂首，二是老者突然出现。这二者是真是假，是偶然还是幻然，莫非是老年人的一种妄然。如果有人陪我，可能又是不一样的结果。不多细想，权作虚构，旧事一桩罢了。值得一思的是积德之举，放蛙没想到积德，仅出于怜悯之心而已。如果这是一种善举，恰如《格言联璧》所说"作德日休，为善最乐"及"善为至宝，一生用之尽，心作良田，百世耕之有余"。又说："终日说善言，不如做一件。"21只蛙（其中雄性6只，雌性腹部红黄色15只）欲死而复生，引起一些闲言碎语，全皆属实但觉蹊跷。

14. "西变中"的来龙去脉

西变中的来龙去脉，用两个字说，来是实，去是践，主要从实践所成。如果从头说起，那是在我从事西医工作的1955年。当时我已经是个省级西医院儿科负责人，科室拥有80张病床，单位儿科日门诊量600人次。常用的药物是青霉素，人们经常滥用青霉素，因此中毒反应常有发生。1956年在长春市儿科学术活动中，我报告了5例青霉素过敏反应报告，经抢救2例获救，3例死亡。西药的疗效与毒性均是一个字"快"。不安全的烙印牢牢地印在我脑中。学习中医后，临床诊治同类疾病，用中医的方法同样有效，而且风险很低，随着中医实践经验的不断积累，对常见病、疑难病等证治逐渐应手。经过不断地理论修养，实践积累，专业创新等励炼，中年入名医行列。在国内同行的交际中，如编写教材、学术讨论、会诊讲学等诸多活动中，言行不离宗，成果在五行。业内名老王伯岳研究员为全国中医儿科学会主任委员，1983年9月在山东潍坊开会时，他的学生朱锦善先生，向他介绍王烈是西学中时，王老说知道，什么西学中，他是"西变中"。

这是第一次听人这么说，但在此前的1974年，在上海参加编写《中医儿科学》，与上海中医药大学儿科主任王玉润，住在一个房间长达3个月，结束时他在编写组称我是"中医帮"。1996年，召开南京中医药大学儿科江育仁主任80岁学术研讨会，会后江老在家设宴招待我们，他高兴地说："王烈是中医信徒。"光阴过去13年，在长春召开全国第26届中医儿科学术会暨王烈教授学术思想研讨会，大会论文集中收集了中国中医科学院医学博士王志国的祝贺词："杏林屹立一棵松，王烈教授西变中，保赤堂外人传颂，钱乙转世显神功，传道授业情隆盛，桃李芬芳迎金风，婴童九部智无穷，八秩志壮夕阳红。"在集中全国中医儿科学会常务副会长朱锦善教授在贺词中写道："西学中，西变中，成中医砥柱。婴童论，肺哮篇，泽锦绣中华。"2013 年 11 月，国家启动第二届国医大师推荐工作，有幸被吉林省属单位推荐候选人之一。半个多世纪的实践，在杏林园中，承继前人衣钵，又以全国名老中医之任，传授 1～5 批，共 10 名高徒。书到此处，"西变中"的来龙去脉明矣。当然，"西变中"不是国家原来初衷。据我所思，西学中走中西医结合之路，志向杏林圆予之梦。

话进一步讲，西变中毕竟是西医先入，俗言"先入为主"，不错，此言是客观存在，依余之见，热心话题是中西医之交错如何题解。50 多年临床实践中所用措施有二，一是西为中用，二是不为西缚。依此所为，长足进取，虎身添翼，何乐而不为。

15.《中医外治杂志》创刊之前

20 世纪 90 年代之前，我国中医药杂志一类各省均有刊行，各刊所载多以内治为主，外治虽有，寥若晨星。1990 年 5 月 4 日，在南京召开全国中医儿科第 5 次学术交流大会，首先报告的内容是我撰写的五倍子外治汗证。会后有位与会代表见我，对方向我介绍系山西代表朱连学。名册记：男，40 岁，主治医师，山西，晋城市中医外治研究所副所长。其云五倍子外用治汗证 500 例，很有说服力。问我是否搞外治，余言：否，内治为主，外治佐之。学问吾对外治之看法。余言：中医内治与外治同级，从历史看，外治早于内治。我们的祖先最早接触的用药法是外治，如外伤、疼痛的原始处理，往往是自然的，日久则走向常规外治。学进而介绍其从事中医外治研究多年，外治与内治同样有效。余插言：五倍子治汗，初用内服无效，而用外治速效。学言说，外治范围日渐广泛，尤其小儿服药难，外治方便得多。余言：同意此说，对服药难可用，服药不难亦可用。谈了一会，话归正题，学言：本意创办一外治杂志。余喜称赞，中医杂志虽有多家，但中医外治杂志不仅今日空缺，古代也少专论，从清末吴尚先撰成《外治医说》（《理瀹骈文》）起，如今条件成熟，创办外治刊物吾双手赞成。学言：有大家支持尽力早成。1992 年，《中医外治杂志》正式问世，创刊号成熟，吾为其题"殊病同源"的辞，表达祝贺。1995 年正式应聘为该刊顾问至今已 20 年。20 年来有幸连读刊物，其所刊外治文章，具有新、广、全、高、精等特色。杂志新颖、全面、广泛、高质、精品等不在话下，杂志承前启后引导中医外治大展宏图。20 年来，在国内外发挥了巨大作用，有力地推动着中医外治水平不断提升，成为广大中医工作者的良师益友。

16. 编医书话阴阳

编医书话阴阳，讲的是编写医书和阴阳的关系问题，在平时讲中医论阴阳本是天经地义的事。但是在非凡年代，则不是平俗小节。

权作故事，从 21 世纪 70 年代说起。具体时间在 1974 年，

"文化大革命"后期，在上海中医学院主持下，全国有北京、贵州、云南、吉林、陕西、河北、河南、安徽、江西、福建、浙江、广西13所中医院校的儿科代表参加编写第三版《中医儿科学》教材。代表们经过"文化大革命"的洗礼，编写教材的思路是不言而喻的。但在论儿科的生理特点，关系到稚阴稚阳及纯阳之体方面的内容时，有的提出阴阳问题，是旧是新，当然属旧，法当立新。此说难住了主编。会下主编问我怎么看。余脱口而言，中医没有阴阳，则不称中医，因此，自古以来，没有什么能取代阴阳。主编见此态度，即表示：下次您讲一下儿科的阴阳问题。经过一夜地思考。次日的会讲了题为"编医书、话阴阳"的医话。记录如下：

阴阳二字，最先不在医学，而是《易经》系列，早在伏羲氏始作八卦，创《易经》于世，阴阳便在其中，周文王作卦辞，阐明卦象之意，如《系辞》说："一阴一阳之谓道。"最早提出阴阳对立，在相当长的春秋战国时期，阴阳逐渐成为重要的指导思想，在许多学术艺苑领域，将阴阳学说用到专科用以统领学科。中医药学的阴阳和五行学说也是在当时引入中医学，用以阐述人体生理、病理、辨证、方药等方面的重要规则。如《素问》曰："阴阳者，天地之道也，万物之纲纪，变化之父母，生杀之本始，神明之府也，治病必求于本。"此说奠定了中医之魂，后来对上述经文的注解、通释、发挥等历代皆有能人著述，对阴阳在中医药学中的主宰意义。述文多如汗牛。在临床实践中离开阴阳学说，则中医理论难以成行，治病选药必是盲人骑瞎马，一事无成。如阴阳失调则病，病于阴，病于阳，在脾阴，在脾阳，属阴证，属阳证。养阴药，助阳剂等人体无处不阴阳。不妨重温《素问》，从开篇即讲"法于阴阳，和于术数"，几乎全篇不离阴阳之旨。在今时的临床实践中，阴阳之说成为医中之魂。从整体到局部阴阳之说无法取代，在科学高度发展的今天，能够取代阴阳之说的技艺亦无法实现，从实际出发，我们的先祖，用当时的阴阳观点来认识人体、创立中医学体系，并且通过实践是可行而有效的系统医学理论，今时之人虽有先进的科学头脑，但对中医理论与实践，离经可以，但叛道不行，道者何，阴阳也。

17. 花甲立诊为哪般

花甲者60年也。立诊乃站立诊病，与一般坐诊有别。言下之意，从60岁起诊病不坐，改为站立，此为哪般？且听下言，当年诊病，一个上午百名左右，几乎坐诊5个小时不动，如此既往，经年累月，何伤不降，如低首目眩、胸气不畅、腰腹劳伤、久坐成瘀、肢足酸麻等诸多异状，随踵而至。医者明知，此职业病哉。时至庚午（1990年），国家规定，公务人员男60岁、女55岁为退休界限，恰为退休之年，幸哉，吉林省政府准予终身教授。如此，离职勿伤之日远矣。为脱困境，必改善医疗姿势，坐诊必改，考医者除坐诊外，尚有其他不同诊式，细考疗区医者诊式以走为主，手术科室多以坐诊和立诊居多。权衡之下，立诊可取。从1990年夏起，取立诊以应之。至今20余载，2012年春，某日，长春中医药大学语文学家崔君来访，余立诊无暇，君立视良久，歇之君曰，吾兄站之诊病，早有所闻，但，不知其妙。望乞一教，噫！此无奈之举，逼上梁山，事出有因，且听娓娓道来。回首23年，坐诊一个上午4～5小时，堪为久坐，久坐伤筋、伤肉、伤气、伤血、伤骨等众说纷纭，归本还原责于肾，可想肾伤诸病纷至而来。愿吾兄，再示真诠。脱口答曰：一防颈椎病，低头时久，颈椎少动之业者易病，当年初感其候，立改而避。二防心病，心者主血藏神，动静结合利于心，久坐胸气失畅，久坐胸闷，对冠心病不利。三防前列腺病，前列归前阴，气血通畅为常，久坐气血失和为病，老年人每可雪上加霜，所以，久坐之男必当慎。四防肛病，痔疮常见男女多发，凡久坐之人，肛肠气血不畅，反而成瘀致病。五防癌病，人所共知，癌病见于人体各部，病由毒结气血，因此，久坐气血伤，对癌病发生必推波助澜。

总之，人生在气血。俗谓：人生一口气，命系一腔血。所以，气血通病不生，气血不通诸病生。久坐碍于气血循经，故而引起诸病。多年实践，效果赢然。值得一提的，久坐伤身，而久站亦有其害，如下肢气血循行有碍，青筋显露为之易见，此弊以立而勿止，少加活动便解，此行有效故勿虑。至此，崔君笑曰，妙哉，立诊之谜，顿开茅塞，所谓何般亦即五防罢了。时隔不久，崔君携弟子再访，书赠一幅，其书："七律，赠王烈。儿科巨擘葆童真，直立疏芳健此身，炯炯双眸勘竖子，频频两脚踏凡尘，胸襟似海欣前列，步履如飞愧后昆，书屋落成今忆昔，怀揣古典欲惊魂。闻王烈兄言：立式诊病有五益，益颈椎、益心脏、益肛门、益前列腺、益预防肿瘤也。七十八叟，崔仲平书于杏林苑，二〇一二年六月二十二日。"

崔君吾友，同堂共教五十春，君出东师，中文专业，其用字称康，舞文弄墨，拔萃一方，随幅新著《老老恒言·白话解》，此养生宝典，读者便通，为君善举，其功无量。祝君同为太平安乐之寿民，岂非大幸欤！

18. 丛书中的儿科，有金言

中医学历史悠久，从有文字始，医药知识便有记述。俗谓，宋之后别门户，所以，专门书籍不断出现，如儿科的《颅囟经》《小儿药证直诀》《幼幼新书》等不断问世。但在中医药界，由于从医者大多全科执业，所学技术必须全备。因此，著书立说多是全科经验汇聚，撰成丛书，或称全书、套书。如隋代的《诸病源候论·小儿杂病诸候》，其中养小儿候一章，曰：年龄分期以6岁为小儿，18岁为少年，20岁为壮年，50岁为老年。又曰：衣不可过暖，要时见风日，常晒太阳，加强户外活动等保健措施。特别是提出饮乳食哺宜谨节等言论给后世以极大启迪。唐代的《外台秘要》，本书汇集初唐及唐以前的医学著作，凡40卷，其卷三十五、三十六为小儿病。其中小儿疟癖发腹痛，不食、黄瘦。用鳖甲丸方（鳖甲、郁李仁、防葵、人参、诃子仁、大黄、桑菌）为蜜丸。后人认为两胁下，左侧为疟，右侧为癖，与今时的肝脾肿大相似。宋代的医学丛书明显增多，《圣济总录》是国家组织编写的巨著，其中小儿门有小儿多涕一节，论其病于肺，风冷致病。与今过敏性鼻炎类同，用人参汤方治疗，药物有人参、前胡、细辛、杏仁、桂枝、甘草。在宋代的雍熙元年，日本丹波康赖撰写的《医心方》，主要是整理唐代以前的文献。其中设小儿病，有治小儿白秃方第二十四，因头部先起白点斑剥如癣，渐有白屑、生痂、生疮，遂之发落，谓之白秃。用桃树青皮捣烂，敷之有效。金元时代，张子和在《儒门事亲》之九，以过爱小儿反害小儿说为题，现摘其语。"婴儿之病，伤于饱也。今人养稚子，不察肠胃所容几何，但闻一声哭，将谓饥号，急以潼乳纳之儿口，岂复知量，不吐不已。"又说："儿哭即儿歌，不哭不偻。此言虽鄙，切中其病。世俗岂知号哭者，乃小儿所以泄气之热也。"明代丛书尤众，如《景岳全书·小儿则》列内热证。其云："内热与外热不同，内热以五内之火，热由内生，病在阴分，故内热者，宜清凉不宜升散，升散者则内火愈炽，火空则发也。外热以肤腠之邪，风寒外袭，病在阳分，故外热者，宜解散。"清代，丛书之众达到高峰，几乎是书就有真实良言，随意选《急救广生集》一书，为程鹏程所著。1831年，道光十一年刊行。书中幼科一栏，讲到"妒乳"一候。论曰：妒乳即妒乳。"小儿有痰火者，吃乳数日，必有一二日，颐肿厌食，名曰妒乳。用薄荷、朴硝为末，搽一二次即愈。"又有："老鸦惊"之称，"大叫一声就死者，名老鸦惊。用老鸦蒜晒干，车前子各等分为末，水调敷手心。"从历史发展的视角看，西汉的纸，隋至宋的印刷等条件为中医药学的传播、发展提供了保障，所以，中医药书籍多如汗牛。新中国成立后各科分工明确，专科书大发展，丛书之类大多限汇编范围，类同古时之丛书极为罕见。本文列举各代丛书海隅，获取其中金言，权凭开卷有益，但其益时而成为至宝。如小儿感冒一称，早在1974年，编写全国中医儿科教材时，关于感冒之称，姓中姓西的争论中，初定上呼吸道感染。1979年再修儿科教材，易为感冒。感冒之感触冒犯之言唐宋有之，明代称感冒已不成时髦了，而感冒一称，于儿科专论中尚难寻及。故读专业书益之，切不可忘，丛书之中儿科卷亦有金言哉。

19. 重话"祝由"

早在20世纪的60年代，在学《内经》时，《素问·移精变气论篇十三》言"古之治病，惟其移精变气，可祝由而已"，《灵枢·贼风五十八》还说"先巫者，因知百病之胜，先知其病之所从生者，可祝而已也"。经文讲的"祝"和"祝由"，在后世的理解中，虽有不同，但总的理解相似，本文所识"祝者贺，由者因"是上古时代缺医少药时的一种治病方法，《内经》时期将其归为巫医所用的一种治病方法。具体措施以祈祷神灵、画符、念咒等为主，偶尔也用药物。可见"祝由"是殷商时期之前的有神社会所出现的一种治病方法。史至《内经》阶段，则断言指出，"祝由"乃先巫所为，与当今之世不同轨。与此同时又指出，"今世治病，毒药治其内，针石治其外"，依病而言，《内经》还说："祝由治病，不药不针，故小病必甚，大病必死。"由此提出："信巫不信医者不治。"而史实"祝由"并未因医而废。据史书所记，宋代、元代、明代医学分为十三科，"祝由"居十三科之末。所忆当年览阅的《祝由十三科》和《祝由十三科补遗》两书所记：祝由之术，相传轩辕黄帝授意左史仓颉所创，分祝由秘学和五雷符章，通过画符、念咒、祈祷等方术治疗各科诸种疾病。

时至清代，"祝由"力减，现代则以迷信而弃，但其影响在人间仍有流传，有的地方还很盛行。

有关"祝由"一术，在中医学领域，于《内经》时代则分道扬镳，两者冰炭不同器，一般医者视"祝由"为异类，乃旁门左道，可以说不屑一顾。但是回顾历史，尤其宋、元、明三代，中医药大发展之期，尚将祝由列为医学十三科之中。《内经》之前的远古，医药尚未问世，人们崇神敬鬼，所以，巫医以祈神驱鬼为术应运而生。可见"祝由"成为原始文化流传经久，影响极大。回顾童年，在缺医少药之乡，尤其民间巫医邪术随处可见。如某童男因惊吓而病，与某女因外感而热，同样用烧纸一张，从头到脚绕三圈并口念真言，大意是头上来，脚上去，烧张纸，病即去。由此推论，"祝由"的历史如此悠久，而且在民间影响力大，其中有的病人收到效果。今时审视，"祝由"一术无长可取，但其问病之由，依由而告的措施，在某种疾病，尤其精神、神志、心理等方面的失调疾病，可收一定疗效。今日临床所设的精神、心理等科，也是强调语言疏导、精神安慰等保护性措施，有的暗示疗法，医疗保护等畅行诸法，与古代"祝由"术之祈告，至少言之类似。

撰写上文，旨在回复2014年所治两例病儿所佩带之符及秘字说起。例一，男，2岁。因易感体质差，求人画符一道，装入布三角小袋内，带于胸前，以增强体力防病。例二，男，5岁。患荨麻疹数日不愈，求人用墨笔在前胸后背、左右两臂分别写青龙、白虎、朱雀、玄武八个字。结果全然无效，终以药治而愈。事毕，随诊读博士的弟子问曰，当代科学发展，年岁不大的人，为什么还用迷信方法治病，老师有道理么？为回答弟子所问，又重话"祝由"，引起上文。

赘言：有关"祝由"一节，在当年破旧立新的浪潮中，理所当然地遭到了历史性批判，以封建迷信之罪加以淘汰。此次是重话，时代进入科学发展的新时期，对古代文化，包括"祝由"在内，要用历史观、辩证的论点，特别是发展的眼光来观察事物，不能以现代科学标准来衡量古代历史文化。三皇五帝时代，缺医少药，"祝由"兴起，至少说是一种创新，因治疗有限，被医药取代，黄帝《内经》诞生，中医药承担民族健康重担。《内经》明确指出：外感内伤诸疾必针药治之，"祝由"仅可对精神心理方面异常起作用，此言与今日的精神保护、心理疏导、暗示等疗法不无相关，至于方法措施的不同，应归因于时代条件和人民的觉醒、认知程度有别，因此，对古代文化应去伪存真，伪的不用，真的继承，说三道四，所谓批判，古人无法听到，也无条件完成今日医治疾病之大业。

20. 脾胃同源，与胰何干

近时临床，学生问曰："愿师以示脾胃同源其理何在？"与之同时，学生又曰："《现代人看中医》一书，是中国医药科技出版社出版的类似科普的一种中医启蒙读物，据介绍该书对中医的一些基础理论如将肝、心、脾、肺、肾"五脏的传统说法改为肝、心、脾胰、肺、肾。并认为利于中西医对照，方便教课，尤其解剖相互比较，据说还受到第一、二届的部分国医大师的鼎力推荐。其他的不用多言，学生所问，一是脾胃同源，尚应有胰。本文仅此对曰：一，脾胃同源讲的是脾胃虽然是脏腑关系，显然是两者，追其根由，还要从中医的《素问》论起，书中《五脏生成》《五脏别论》对人体的脏腑器官分别归为脏腑或藏象，如五脏、六腑、奇恒之腑等，其中脾胃成为脏腑主体，为后天之本，后世医家对脾胃的认识理解虽有不同，但脾胃一体、脾胃一家，或脾胃同源之说是公认的。早在《内经》诞生的时代，医学家从阴阳、五行、经学、玄学等大环境中总结出来的医学经典，可谓古代科学之巅峰。几千年来形成的天人合一、阴阳、五行、脏腑、经络、四诊、八纲等系列理论被奉为经典。历史上理解之文多如汗毛，改变之文尤为罕见。从脾胃同源说起，切记不可与现代医学之胃相比，现代医学的胃仅有受食、磨食之功而已，脾又是另外一种器官。中医从内脏外象方面的形态与功能方面归类为脾胃，并责之一脏一腑，其实仅胃一家，不过将纳食与消化分而论之，形成五脏之脾与六腑之胃的一体两用关系。史上对脾胃深入研究者数不胜数。以脾胃为论指导临床治病效果十分显然。特别是胃主降脾主升之说及胃主纳食、脾主运化等说法均可说明脾胃一体的不可分割关系。临床治病调理脾胃、脾胃合治等习以为常。其次是有论将五脏之脾后面加上"胰"，其理为便于中西医授课对照。对此，师曰一句话——"别类"。其实作者既不真正了解中医也不了解西医。中医的脾与西医的脾不同，与胰又有何干？从解剖角度如何相对？尤其重要的是，对中医学这门古老的医学，本来难于理解，进一步阐述是理所当然，但不能添乱。五脏之脾加上西医的"胰"，此"胰"在中医的五脏之中与脾是相等还是相附。其生成、生理，尤其是临床如何应用？比如说补脾运脾，在治法方面、方药方面，如何给"胰"安排位置？在古书中脾的论述与应用如何看？今后的应用中又如何顾胰？近来有人问及，中医的四诊可否加上西医的化验变五诊，反问西医 B 超、X 线等是否也要加上共成几诊？诸如此类，本意想结合，但是中医的四诊合参岂不被铲除？在当代的临床中中西医合参并用、结合等是难免的，但从理论上统一又是另一码事。要记住中医、西医的诞生年代不同，理论体系有别，当前不急于合为一体。中西医各自按自己的规律发展，在科技发展到一定阶段，二者结合可能成为必然。当代医者不宜用现代科学标准来衡量中医药学。爱好中医的学者，从科学之想角度，对中医理论说三道四不足为怪，但真正地将五脏之脾后加上"胰"至少要经过临床多年实践，甚至几代人的努力大量实践证实后方可。若业外人士，或者说现代人如何看待中医，或可做些科学设想。以上个人观点，权作对学生疑问的解释。

21. 小儿哮喘宜科学治疗

小儿哮喘，本身即为病程较久而且难以速愈的一种疾病。家长求愈心切，所以到处求医救治。试看下例。

戊辰深冬，适值学校放假之日，某男，10岁，随父母来诊。直言治哮喘，然后从口袋拿出3个省18家医院22个医疗手册。诊病意见皆为哮喘，治疗则五花八门，其中西药以抗炎、脱敏、扩张支气管、对症为主，多数为中医药治疗，大部分用古方以麻黄、前胡、杏仁诸品为主，所服成药不计其数。几经奔跑多家医院，其中的重复检查化验还未计入。这可以说是乱投医的一个实例，为什么乱投医？俗话有"有病乱投医"之说，听说哪好就到哪去，目的明确，是为了治愈哮喘。难怪家长急于求成。孩子10岁，哮喘已经5年之久，5年之间看了这么多地方，说起来不算多，就哮喘一病来说够得上乱投医了。一个哮喘5年未治好，家长能不急么？不乱投医行吗？这些无所非议，因为选择医生是病家的权利，这次来诊听别人介绍而来。乱投医是为了治病，暂且不说。孩子哮喘为时5年，征得病家意愿，按疗程计划治疗，其治疗方面还是老办法，吃药、看书各占一半，以活血化瘀，佐用益气之法，合用小儿治哮散。病家按《小儿哮喘家庭防治》的要求，极力消除诱因，规范生活，停用小食品及含碳酸的饮料，日用1次豆汁少许、白梨1个。如此，治疗两个月，病情稳定，解决了治疗前的夜夜咳嗽、气喘等症状。先后治疗8个月遂告愈。

哮喘乱投医好不好？若说不好，为什么乱投到此而取效；如果说好，在此治疗不效岂不又要他处择医？其实，乱投医好不好，要具体情况具体分析，假如诊断不明，就有必要逐级求诊。一旦诊断清楚后乱投医就是治疗取效了。至于治疗从本例多医用药情况分析，一般都是开头处方全，而少有下文，如此治疗，医生连规律都摸不清，又怎能系统治疗呢？以本例而言，药物方面诸家用方大体相似，但在家庭防护方面的确增加了非药物处方，通过医患的协力治疗而取得疗效。实践提示，哮喘病宜科学治疗。

辰卷 病 证

按：病证，既包括疾病又包括证候，疾病是人体的一个异常的生命状态的全过程，而证候是这个全部生命异常过程中的某个阶段。中医诊断学强调的是辨病与辨证并重，所以中医学中探讨某病时，既要说"病"又要说"证"，故以"病证"并称。辨证命名、求病因、论机理、分证型等及有关方面均涵盖于此。

1. 中医病名和西医病名焉能苟同

中医病名和西医病名能不能一样，很多人要求统一。这个不行，在学习中医时，老师讲脏腑，比如讲心，这一点没异议，能理解。一提到功能，如心藏神就不行了，心怎么和神经联系起来。讲临床，遇到病名时，也存在这样的问题。如讲到麻疹，西医也称麻疹，中医和西医叫法相同。这对于一个初学中医者来说情有可原。但对一位临证多年的中医来说，就不应该了。从医学史角度讲，中医从《内经》时就认识了心脏。麻疹最早也是中医提出来的。如麻疹流行很早，宋代之前与麻痘并论，到了明代《秘传片玉痘疹》则直称麻疹。西医于1847年才正式认识麻疹全程。明代龚信指出疹斑为麻疹的特征。如果从记述麻疹开始算，公元4世纪的晋代，支法存最先做出临床判断。如从明代14世纪算起，比西医早400多年。由此可见，就麻疹问题，中医早于西医一目了然。西医也了解中医之病名，合适的他们也要学习。所以说，中医历史久远，积累的经验特别丰富。所立病名，也十分在理。近几十年来，大家编书中经常遇到病名问题，尤其是有中医病名日趋与西医病名接轨的趋势。本文认为中西医病名焉能苟同。病名是一病之首，下面的问题均为系统论述。病名没了，理论还有何用。国家主管部门已逐步完善此类问题。在医疗手册中上写中医诊断、下写西医诊断。这样处理，中医有优势。因为，中医懂西医，而西医则不懂中医的多。当然，有的病名相似，有的根本对不上号。西医诊断不明，治疗有难点。中医是辨证论治，不管何病，有证就可施展自己的理论和实践本领。走向现代化，中医也不例外，怎样走，只能从各自本身的实际出发。谁也不能违背自身固有的规律。此事不要急于求成。当前，我们的工作就是要提高自身的治病水平。水平落后了，不统一也失去了自己的立足之地。天花是中医传统经验极为丰富的疾病，如今在地球上接近消灭。现在不少医生根本看不到的疾病也在不断出现。中医用自己的模式，结合现代科学先进的手段，参照现代医学的研究成果，自己终究会走出一条适合自己发展的新路。因此，用不着急于病名的接轨，导致中医病名的西化。

2. 新旧四大证相比

四大证，是指一个历史时期，所存在的危害小儿健康的主要疾病。明确地提出来，可为防治指出重点。新中国成立后由政府卫生部门提出来的作为小儿四病防治重点的有佝偻病、肺炎、营养不良、贫血。但，旧时四大证，即四大病，在古代文献中，仅明代万全《育婴秘诀》即《育婴家秘》有4岁以后的惊疳痘疹四证，当别论之。他最早提到痘疹惊疳四证，即16～17世纪间。后来直到民国时代，四大证仍然以痘、疹、惊、疳四证为多、为重、为害。因此，有人指出这四大证是旧时代的儿科要证，新中国成立后在讲儿科病时仍认为是儿科要证就不对了。今非昔比，当代痘（天花）在我国已基本不见。麻疹发病率亦极大降低。虽惊风病时有发生，但严重脑性恶疾发病率也在下降。疳与营养不良相近，实际上本证也大为减少。这些成果和社会进步、卫生事业发展、人民生活水平提高有关。为了给我们的儿科工作制定一下重点，我进行了一番调查。1970～1972年在门诊所治的18万病例，其疾病种类分布是：天花为 0%，麻疹为 0.5%，惊（诸类抽风）为 1.5%。疳（营养不良一、二度）为 4%。此四大证仅占中医儿科门诊的 6%。可见旧时四大证，对当代的重点病提示已相对失去意义。在讲堂上、书上再出现旧四大证之说，至少说无现实意义，只能作为历史陈述了。通过调查分析，在我科门诊的病例中，热（感冒发热）占 26%。咳（包括支气管炎、百日咳等以咳为主者）占 34%。喘（其中肺炎喘为 5%，哮证喘为 9%）占 14%。泻（其中较重者为泻证的 5%）为 7%。归结起来，热、咳、喘、泻四大证共为 81%。与旧大证的 6% 比之其差显著。尚有 13%，包括有初生儿疾病、时行疾病，以及小儿杂病。全国各地尤其北方地区的文献资料同样显示，新的四大证较旧四大证有明显的不同。我们根据这个调查资料研究我们的重点应是新的四大证，即热咳喘泻。其后的年代，我们先后研制成功针对四大证的用药新品种。如 1982 ～ 1985 年间。先后研究治小儿感冒新药"小儿清热灵"。治小儿咳嗽的新药"小儿止咳灵"。治小儿喘嗽的新药"小儿肺热平"，用于肺炎。"小儿治哮灵"用于哮喘。"小儿止泻灵"用于小儿泻证的治疗。上述诸药经过多家医院共同观察，又经过动物实验，最后通过国内同行专家鉴定，获得政府批准，由五家药厂投产用于社会，分别用于新的四大证（热咳喘泻）治疗。

3. 婴儿哮、幼儿哮、儿童哮治当别论

哮喘病历来大人、小儿有别。但在唐代之前，从文献中见有幼年、成年、老年哮喘之别。其理论是幼年哮喘，初发，多发，

在肺，易治。成年哮喘，突发，反复，在脾，难治。老年哮喘，
久发，迁延，在肾，不治。宋代以后，儿科独立，对小儿哮喘，
虽未明确分类，但有婴幼和稚子的不同，即大孩与小孩患哮喘有
所不同。小儿哮喘多而重，大孩哮喘少而轻。诸如此类，虽未明
确区分，但说明前人对小儿哮喘证治确有所别。本人认为哮喘的
年龄分类对防治有利。根据临床治疗不同年龄的哮喘，有必要认
清各年龄组的哮喘不同，防治也有区别。本组分类，婴儿哮喘，
1岁内起病多急、症状重、过程短、以毒为主，治疗合理，大多
可愈，仅有50%迁延至幼儿不愈。幼儿哮喘，1～3岁，哮喘
起病较急，症状缓和，过程较长，以痰为主，治疗合理，多可获
愈，但有30%迁延至儿童不愈。儿童哮喘，4岁以上，起病不定，
症状不定，过程长，以风为主，治疗合理，也可获愈，尚有10%
迁延至成人不愈。从年龄分类来看，对哮喘的防治，应从婴儿入
手。儿童哮喘治疗失当，则迁延至成人之可能性增大。一旦转为
成人哮喘，则治疗难度更大。如清代喻嘉言所说，"难症有百端，
哮喘为最"，此指成人哮喘而言。年龄不同，其治有别。本人所
拟的解毒止哮汤、化痰止哮汤、祛风止哮汤。三个方中治毒用黄
芩；治痰用葶苈子；治风用全蝎。分别伍用成药，婴儿加服小儿
肺热平；幼儿加服小儿哮咳喘；儿童加服小儿治哮灵。三个处
方，均可随证加减用药。疗效大都看佳。

4. 哮喘夜作奈何缘故

　　哮喘随时都可发作，但以夜间为多已为公认的事实，实际上
这是发病的特点之一。据临床所知，许多病儿家长陈述："孩子总

在夜间犯病，是何缘故？"这方面的缘故不少，归结起来有两个方面。一是个体因素，有的病儿个体存在差异。中医认为，夜间入静属阴，若阳不守舍，阴阳失衡容易，导致哮喘发病。调查提示，夜间人静，门关户闭，温度降低，秽气、异常气味等增多。尤其是意想不到的因素，如白天活动过多，脑力过于紧张，情绪不稳定，甚至睡前进食，喝碳酸饮料，看兴奋性书和电视之类，大人过于唠叨，还有床上的因素，衣被不洁，皮肤瘙痒，日久不浴等数之不尽的缘故，如果用两句话概括之，即是气温和气味有了异常。所有诸多的因素均可引起人的阴阳、气血、脏腑等发生失调，终可于夜间作喘，为了减少和防止夜间发作，必须根据诸多因素采取相应措施。比如温度不能过低，气味一定要清除，室内空气要保持新鲜，床上用品与身体贴近物品要清洁无染，睡前不饱食，不加用小食品，不饮用饮料，更不能太兴奋和过于疲劳。成人绝对不可于睡前和孩子唠叨学习、生活等琐事。上边说的诸多因素仅为常见的而已，但是还有意想不到的原因仍可作怪。近些年来又有一种鲜为人知的原因，是胃食管的反流现象，常是诱发夜间哮喘的一种祸源。如果哮喘每于夜间突然发作，就应细查一下病儿是否有服用茶碱类药和喜饮碳酸性饮料等习惯。因为有此类历史的病儿，这些常是导致夜间发作的一种难测之因。一旦原因查明，便可迎刃而解。

5. 迁延性肺炎主要矛盾在痰不在炎

迁延性肺炎是急性肺炎治疗不利，或素体不佳等因素，导致病情迁延日久不愈。1973年，治疗迁延性肺炎，观察70例，其中21例以痰论治，取得成效。兹举一例，金某，男，1岁半。1973年4月4日诊，患儿素体虚弱，常有腹泻，佝偻病明显。此次起病19天。病后3天确诊为肺炎，经用抗生素治疗4天，不热，但咳嗽、有痰。又用另种抗生素治疗5天，症状不减，大便又稀。三次换抗生素治疗7天，痰壅喉间，大便仍稀，一天3～5次。停药3天，症不减。来诊，患儿除痰多、大便稀、苔少、唇淡、脉弱外，全身一片虚象。患儿家长诉，打了半个月的针，炎就是消不下，中医有啥消炎药吗？对病儿检查后，迁延性肺炎的诊断已成。但形体虚弱之状，提示患儿肺、脾、肾三脏皆虚，痰壅是主要矛盾，目前，无炎可消，消了半个月，一般细菌杀得差不多了，再抗就要抗人了。

中医讲："有是病用是药，则病受之。无是病用是药，则元气受伤。小儿元气几何？"分析，该儿病前见虚，病后仍虚。期间反复经三家医院轮流用抗生素治疗半个多月。可想而知，一般细菌杀的差不多已绝。其中包括有益细菌，这时家长要求中医继续用消炎法治疗。但，家人也明知针打的太多了，孩子真的受不了。这时，我告诉病家，孩子病，主要矛盾在痰，不在炎。中医用治痰之法，佐用益气的原则。处方：党参5g，茯苓5g，山药5g，太子参3g，沙参5g，芡实5g，白术5g，橘红5g，清半夏2g，贝母2g。水煎服，连服4日，症状大减，大便1日1次，不咳，少痰。前方又服8日，诸症悉除，病愈。此例之治，乃标本兼顾。治本之剂，用芡实治痰之源固肾益气，茯苓、山药、太子参均为气剂。治标之剂当属清半夏、橘红、茯苓、二陈方。综观本方，未见清热抗炎等品，治痰为宗，健脾、固肾皆治其本。依此所治之例均效。用方虽原于二陈，但，所加之药，如芡实、山药皆为治肾杜痰之源。古人谓："夫，疾病为人所时有，医药为命所悠关。"又有："差之毫厘，损其寿命。"医者治病当治人为先，人之元气伤而又伤，不治气邪何时可去。本例病史已明，气已虚当急扶，治痰不可攻，气充痰自消。可见痰与炎即气与火，差之毫厘，损其寿命，还有何疑。

6. 痰生脾动，其源在肾

提起痰生脾动，医者每与二陈汤联系起来。痰生脾动，脾动生痰。这是脾主运化，湿不得化而成的痰。与痰之所生是由于脾虚运化不利所致，意思都一样。此种认识历传千年，没有人能够突破。对此种理论，所拟之方甚多，其中以二陈汤为代表。二陈汤见于《太平惠民和剂局方》一书中。由陈皮、半夏、茯苓、炙甘草组成。应说明原方中尚有生姜、乌梅。不知何时将此二味删掉了。二陈汤治脾疗痰，方证相调，疗效非凡。因此，二陈汤成为治痰之专方。但在临床上曾有病儿因痰用二陈，疗效不显著的病例。1981 年，小儿呼吸道疾病增多，其中痰证多。部分病例用二陈汤无效。主证是痰壅喉间。用我科研制的祛痰散（陈皮、半夏、桔梗、莱菔子）治之也无效。复审病儿之痰，细辨痰之证情，理顺之病理。难治之痰，多有佝偻病、病后体虚等症情，即肾、脾、肺三虚之候。痰与此三脏关系密切。痰虽然生于脾，贮于肺。细究起来，"痰者水也，其主为肾。"可见治痰疗脾，其实是除标，临床用之取效一时，终不得愈。治疗中加入治肾之剂一味芡实而获全效。研究用含有芡实的理痰汤对痰证治疗观察 80 例，有效率 92.5%。用芡实治痰，尚为少见，但治痰治肾文献早有所论。如明代《景岳全书》提出："治痰者必当温脾强肾，以治痰之本，使根本渐充，则痰将不治而自去。"二陈之理易明。芡实之剂治痰为例少闻。芡实者，一般药物学列为收剂。据《本草纲目》载：药入肾、脾。乃固肾之良剂，与山药、白术为伍，治久泻有效。痰与泻皆脾伤为先，其主皆肾，所以，芡实治久泻，脾肾兼顾。用于治痰，将芡实与陈皮、半夏为伍而治顽痰确收良效。因此，初痰治脾，久痰疗肾，脾肾兼收，标本同治，疗效确有提高。

7. 脾胃名句盘诘

脾与胃相关，为指导临床证治重要理论之一。对脾胃有独到见解的医家，是层出不穷的。下边浅识几家精辟论述。

（1）四季脾旺不受邪

见于《金匮要略》第一篇，述有"四季脾旺不受邪"。脾为后天之本，脾在人体是重要器官。如果平时能保持脾的功能正常，阴阳调和。可增加人体抵抗能力，这时可不受邪侵扰。所以"脾胃壮全身安，脾胃动全身摇"，此谚有理。

（2）五脏不足调于胃

此为唐代孙思邈所论。他认为五脏虚弱调于胃。人体各处的活动，均依赖于胃气。所以，古人说："五脏皆得胃气，乃能通利。"因而胃气一虚，耳、目、口鼻俱为之病。因此，胃论者认为，平时宜养胃气，病时宜调胃气。

（3）养胃气

张元素主张养胃气。他说，胃主纳食，食乃人体气血精微之源。所有人体器官活动皆赖胃气之正常供应保障。因此，养胃气、保持胃的功能活动是主要的。

（4）内伤脾胃，百病由生

此为李东垣的学术主张。他撰《脾胃论》，强调脾胃乃后天之本。如有内伤脾胃，则许多病会油然而生。因此，提倡脾胃和全身安，不生病。一旦脾胃失调则各种疾病均可发生。可见保护脾胃，做好脾胃的保健，是维护健康的重要举措。

（5）饱则伤胃，饥则伤脾

朱丹溪首创"小儿脾常不足"论。他说，小儿脾胃薄弱，不担饥饱，因此，过食则伤胃，不饱还要伤脾。胃主降，脾主升，脾胃和营养足，机体健壮。然而小儿的脾胃处在发育中，不耐饥饱。所以，胃纳勿过，脾化勿少。保证脾胃调和则一身安。

（6）脾为后天之本论

明代李中梓在《医宗必读》中论有"脾为后天之本论"。并强调说："胃气一败，百药难施"。人之生靠两天，一是先天在肾，主生长。二是后天依赖脾胃。所以，肾为先天之主，脾为后天之本。先天形成人，生后靠脾胃提供营养，平时用养而长，病后用养而复。可见脾胃在后天的活动中起核心作用，其为本理足到位。

（7）胃宜降而和

清代叶天士提倡"胃宜降而和"之说，他认为"脾宜升则健，胃宜降则和"。胃和脾的活动，主要通过升降的矛盾统一，来完成胃纳、脾化的完整消化过程。只有脾胃的生理活动正常，才能确保人体营养的调节正常运行。胃如失常不降反而为逆则病至，若吐而不得食，其养何在？

（8）补脾健脾照今古，调胃养胃贯古今

不论阴阳诸病证，调和此脏值千金。此诗为冉敬简著之《医诗必读》所记。强调了治病要注重调理脾胃。特别提到要重视脾胃的调养，这是古今一贯的认识。治病也是一样，将调理脾胃放在重要的位置，对治疗任何病都是有益的。

（9）脾胃壮实，四肢安宁，脾胃虚弱，百病峰起

此论见于明代万全的《幼科发挥》。其谓：脾胃调和对健康与疾病的关系极为重要。他说：脾胃活动正常，人体平衡无病。如果脾胃失调，阴阳不和，则各种疾病均有发生。因此，防病治病，重在护脾健胃。

（10）酸气入鼻，最能开胃

明代王肯堂在《医学津梁》书中，于论述"胃弱不知味，饮食厌倦者，宜鼓动其胃气"之后讲"酸气入鼻，最能开胃"。其做法是在枕边常置乌梅2～3个，使酸味入鼻达胃以开胃气。用以提高食欲，此与当今食用酸味水果，增强胃口相同。

（11）甘养脾，甘伤脾（胃）

《素问·宣明五气》曰：五味所入……甘入脾，以及《素问·五脏生成》曰："多食甘，则骨痛而发落。"此五味之所伤。甘者甜也，五味之一。五味入胃成为人体之营养成分，少了不中，多了也不可。多了伤，少了亏也是伤。伤于脾胃则疾病乃生。因此，甘味入脾胃为生理之需，甘味之过、不及皆可导致脾胃疾病。

（12）脾胃和全身安，脾胃动全身摇

本人在学古习今过程中，对脾胃的理解，尤其在应用中，认为前人的经验总结非常经典，学习运用体会尤深，并以脾胃和全身安，脾胃动全身摇的经验为鉴。由此而知临床治病特别要重视脾胃，治任何病都要顾及脾胃，一不要伤，二要保护。此治病用药之要焉。

8. 食积内热，引人注目

食积为证名，内热为病理改变。食积日久化热，则称食积内热。食积为常见病，伴有内热居多。一般而言食积初病以食为害，以积为主。此时可见食积症状，临床以伤食为特点。治用消积化食之法速愈。问题出在内热，食积治疗不及时，而且积之多而久，必有化热的后果。古人说"积久化热"即是此意。食积一旦形成内热，可见两种现象，一是表现于外，病儿见有食少、不化的食象，又可见有腹满、时痛等积象。更为突出的是内热症象，病儿出现颊赤、口唇干红、手足心热、大便干、小便黄等内热及热伤阴等症象。这个时候，家人多可察觉孩子有病了。有经验的家长常说"孩子食火太大"，应吃点败火药。在广大群众中，此时对孩子这种食积内热改变，多应加以重视。到医院医者多给滋阴清热和消积导滞等药物治疗，临床可以收到效果。但"引人注目"的不止这些简单的应证治疗。而是食积内热不仅是一种疾病和病理的综合表现，还可成为引致其他疾病的内因。古人说"有胃气则安"，"胃气一动，百病峰起"。临床所见食积内热的病儿，虽经治疗，症状有所改善，但内热煎津、伤阴、化痰，形成了新的致病因素。遇有外感和内伤诸因又可引发新的疾病。如相关类的食积咳嗽、食积哮喘、食积呕吐、食积腹泻、食积腹痛等，以及一些时令疾病。所以食积内热，医者治疗，食要消，积要化，内热必除。为根除内热余患，尚要养阴益气等善后处理，才有利于疾病康复。只有内热消退，方可确保孩子胃气功能正常。此乃食积内热的根本所在。临床尚有家长苦诉，孩子的食火，几天一起，真没办法。医者告诫，食不饱，蔬菜不可少，勤揉肚，常洗澡，这些又为良剂。

9．甘养脾，甘伤脾谁之过

甘为五味之一，人的生长、生存离不开食物，食物之甘，乃食物中重要成分之性，处于生长发育期的小儿，需要更多的营养。营养又要经过脾胃的受纳、运化等消化吸收活动，从而保证了人体的生理需求。这就是甘养脾，脾为后天之本的缘故，实际上也是甘养人的一种正常活动。夫小儿者，素喜甘。实际上甘在食物中起到养脾作用；在另一方面它又是五味中的甜味。甜味是小儿中最为喜欢的味。正由于小儿喜欢，所以，成人便迎合了这种喜好而肆意无度地给孩子用甜味食品，其中以糖果、小食品等零食居多。1990 年曾对 300 例小儿厌食的病者病因进行调查，其中 60% 以上，有过食甘甜食物的历史，其次是少进蔬菜。可见甘甜过多和日久食用，不仅起不到养脾之功，而且有害于脾。古代文献论述小儿疳积时也说"肥甘所致疳积病"，可见甘甜用得不适易致脾胃失宜。一般而论，甘甜之味属阳为气，甘之实质又为甜之物，物者属阴为质。故可知甘甜之品伤脾有气与质之别。味甜则气盛，质多则量多。味多可伤，量大易损，伤损者脾胃。临床此类小儿，因脾伤及胃，脾胃失和从而引起脾胃病变，如小儿厌食和食积诸病为多。当代研究还证实，小儿过食甘甜，甜味可降低食欲中枢的兴奋性，故而小儿出现厌食等疾病。由此而知"甘养脾"之要及"甘伤脾"之害。进而理顺食甘之度，勿伤为上。

10. 大人为痨，小儿疳不可混淆

古有"大人为痨，小儿疳。大人痨者，肾虚损，小儿疳者脾脏伤"之说。在大人、孩子未分科的古代，大人痨、小儿疳，混为一谈，仅伤脏不同。而大人痨、小儿疳，二者均瘦，所以表现差不多。但病因、病理、病症与治疗均有不同。大人痨病在肾在肺，小儿疳病在脾胃。古有"无积不成疳"之说。如果小儿素有胃病，胃病成积，积不得治，久积成疳，疳成脾伤，疳之久则气血亏，所以，又有疳久成痨之说。痨者肺肾两伤。由此可见对小儿疳证应立足于早治，防止他变。夫，小儿疳证，是小儿食积病的严重阶段。小儿疳证按病情经过可见疳积、疳干、疳气等不同阶段。疳积之初，由积而来，此时应治胃疗脾，不使病情发展。临床治胃用消，治脾用健。病进到疳干时，症以干为主，干者干枯，营养不良，形体瘦弱，脾胃两伤，功能减弱，临证不仅见食少体瘦，而且小儿全身机能受损，症见乏力。治用补益脾胃之剂以壮肌。如疳积到后期，形成疳气，则见气血虚的症象。此时营养极度不良，见气虚无力，血虚苍白等虚弱羸瘦症象，此时宜用益气养血、消疳理脾等法治疗。疳证在古代是相当严重的疾病。古有四大证，疳其一也。疳证，脾胃衰惫，机体状态不佳，御邪之力大减。此时，并发病也多。其中痨症最为多见，此病见于疳病过程，则见有低热、汗多、颊赤、干咳等阴虚内热等症象。疳证续发痨者多，而痨者又必多疳。可见痨与疳有关联，但不等同。

11. 小儿白血病证治思考

1977年至1978年，我治疗了3例急性淋巴细胞性白血病。其中3岁1例，4岁1例，5岁1例，均为男性。1例已于西医院治疗10天，出院来诊。2例现于西医院治疗，因欲加中药而诊。1977年之际，我科研究百日咳的治疗，患者大增，有些不是百日咳的也来诊，其中就有几例白血病患者。我们当时治这种疾病一无经验，二不知如何证治。为此翻阅了许多中医文献，拟定了一个治疗方案。根据辨证论治的原则，采取有病治病，有证治证，病证结合的模式进行治疗。3例病儿均有发热，出血，肝脾淋巴结肿大，骨髓象改变明显，舌苔白厚，舌质红，脉数。西医诊断明确，按白血病常规治疗。和中医某种病证无法相合，仅辨其属血证范畴。中医辨证以毒、热、血、癖四证进行辨证论治。采取合成处方为主，随证加减，即解毒方、清热方、理血方、消癖方四方化裁。又根据成方在你、选药在我的规则拟定治疗用方。其中药物有柴胡、黄芩、白花蛇舌草、半枝莲、夏枯草、重楼、生地黄、大青叶、白茅根、紫珠草、紫草、山慈菇、甘草。病儿经治两周，有一定效果，主要是高热变低热，出血症状好转。第3周后对病儿采取间断治疗。为提高对白血病的治疗效果，我到辽宁省朝阳地区中国医科大学二院血液疗区参观学习。韩主任说科内白血病住院病儿20多位，家长要求配合应用中药。一个上午我会诊20多个白血病患儿，大部分是急性淋巴性白血病。主要是西医治法，没有用中药。疗区医生集中在办公室，一定让我讲一下中医对白血病的治疗。我缺乏这方面经验。将不久前治疗3

例的思考意见及 3 例用方情况做了简要介绍。他们正在组织西学中活动，所以讲的问题能够理解。他们认为对白血病中医不好对号，但依病、依证均可辨治。根据中医理论，白血病是急重症。其证发热，热因毒而起。因此以清热解毒为主。病有血证候，此血热所致，故凉血必取效。病者肝脾及淋巴结肿大为毒热伤血，血瘀气结引发。除去舌苔、脉象，仅此数证足可应变立法、依法选方用药。讲到这里，大家认为，不勉强对号是对的。但病儿有症象变化，此为辨证论治提供了重要依据。大方确立，其他问题可随证加减，所有问题均可迎刃而解。一旦病情有了缓解，治气疗血等扶正措施均为必备的治疗。白血病虽经治疗症状缓解，但预后极差。中医辨证论治，逐渐调整方药，我想对白血病之治会有所作为。

12. 痰分内外

痰为医家所重，重在何，内痰也。历代医生关于痰的论述既早又多，如"痰生脾动""痰贮于肺""百病生于痰""怪病痰致""病有百端皆因痰作祟""痰为诸病之源""外痰是病，内痰为根""外痰易除，内痰难祛""外痰为标，内痰是本""外痰走阳，内痰行阴""痰质居肺，痰气窜走""痰之本水也，其源在肾""痰伤肺，肺伤痰""痰去病愈""治病，痰不可留""留痰成弊""痰易化火""痰阻窍道""痰壅气阻""除痰为尚""痰除病去""治外痰易，除内痰难""治怪病勿忘治痰""火热耗津，津亏为痰""乳食不当，积痰化热""内而痰""气而痰"等，临床各家治疗痰疾又多有自论，但所重者外痰，而内痰则少有问津，以哮喘病为例，外痰为证显而易见，病家急，医家治，多可获愈。岂不知，此为标去，病安为假，而其内痰之气深伏，俗之谓根。根不祛除则病可起伏，如此循转，难能安耶，可见痰是医家应重视的问题。现代医学认为痰即是肺气道发炎所生的一种分泌物，外观可见白痰、黄痰、黑痰、红痰等，经抗炎治疗而消。中医对痰的认识则有自己的规律，凡痰能见者皆属外痰，外痰之生，内有肾、脾、肺三脏，外有诸邪，邪伤肺，动脾及肾，水津受挫，聚而成痰，痰之本为湿、为水。无形之痰内走全身，转为内痰。其痰之质有形上贮于肺，存积于肺，又随咳而出，祛之有物，此为外痰，病家知之，医家治之，此为常理。中医治痰经验丰富，通过辨证，论其治法凡多，如清痰、温痰、除痰、祛痰、化痰、消痰、泻痰、涤痰，甚之，与清热、治肺、治脾等结合为治。

治法之多，丰富多彩。治疗外痰，一般多能起效。令人关注的是治疗内痰，据所见，外痰已除，病人安然，此时病人不治，医者不药。留下内痰，伏而为弊。在生痰过程中所成之痰气，游走全身，寻机为病，此理易知，但致病难测。依哮喘为例，内痰必治，治内痰之法，必以除伏痰为标，益气为本。只有通过益气的治疗来提高或增强病人的恢复能力才能达到治病除根的目的。本人研制的益气固本胶囊，主要是使患者恢复体力，力壮而能除伏痰之气，以达到彻底治愈的目的。

13. 火与热解惑

火与热，在儿科临床不仅常用，而且经常听到病家说，孩子有火了，手脚都热，可见医生、病家对火与热最熟了，但什么是火与热，火与热到底是怎么回事，不仅病家不知情，就连医家也不一定道出来龙去脉。

在下不妨对火与热略加解惑。有关火与热的问题，说起来不难，但要弄明白，还不是易事。因为，火与热一时是一回事，一会儿又是两回事。二者之间，一时生理，一时病理；一时为因，一时成果；一时初起，一时后生。如此变化，每在生理、病理的转变之中，此难以弄清之所在。临床上有人讲火与热是一个意思，火为热，热为火无可非议。其实火与热是不同的，从生理方面讲，火与热是人体生理活动的重要因素之一，人的生命存在没有火不行，在中医文献中有"少火"之说，少火是正常脏腑所有的生理之气，为阳所主，所以阳气与少火是相关联的一种正气功能。人体有了火气，必然产热生温，人体的温度由此而成，并终身维持。所谓人体有了火气或火力，升华热能，则能保障机体的功能活动。若是人体失去火，没有热，可想而知寒极则生命活动待毙。在病理条件下，生理之火，生理之热，一是受内，二是受外，两个方面影响而出现火与热的异常，进而导致病证。多见的是火从内生，热由外入。一般所谓生理之内火失常、过亢。任何一脏一腑及其他器官发生失衡，正常之火则变生病理之火，火性炎上，如心火起，上炎则见病象。甚有五志过极亦可致火。其他脏腑之火，过亢失常均可引起相关部位发生病变。

此乃火由内生之故，火者致病多见其形，如心火上炎、舌生疮之类。临床见有舌疮病治疗时多从心治。由此可见，生理之火与病理之火之界限难分又难合，其相互变化每可于瞬间。至于热，与火不同，旨在从外而入，外邪夹热，多见的是风热，当然还有火热，风热与火热乃不同邪、不同毒而已。邪入鼻咽，下达于肺而引起病变，如感冒、咳嗽之类。古谓"热之极变化火"，如果此火是实火的话，前者脏腑之火多属虚火。实火宜治毒泻火，清热；内火宜滋阴化火。发病不同，治疗也异。从临床实践获知，内火缓，外热急，火中夹热，热极化火，火热每可在多种疾病中出现。

临床见有体温高、口舌生疮的病例，大多是火热交炽病证。治疗必兼内外，要注意病从火化，除了风火之邪，寒、暑、燥、湿、疫邪等均可化火。所以对火与热的认识及运用，要从病人实际出发，审证求因，以使火与热的活动为医者所掌握，便于指导治疗和护理。对火热之变，成为邪则引起的疾病凡多。火热伤阴、化毒、气虚、血瘀等多有发生，临床医家证治尤应权衡变通，辨明火与热的变异。

14. 辨证论忌

忌口是中医防治过程中要特别注意的一个问题，尤其服药期间更应特别注意。在儿科临床实践过程中，每次出诊都有一些患者家属询问病儿的有关忌口问题。可见忌口问题不仅在治病过程患者方面常有咨询，而且在广大群众中也是一个十分关注的话题。忌口不仅在当今临床是一个有意义的问题，早在汉代之前便有忌口或禁忌的习俗，尤其病人的忌口特别繁多。

有关忌口的理论叙述，早在《灵枢经》中即从理论上加以论述，如《灵枢经·五味》曰："五禁：肝病禁辛，心病禁咸，脾病禁酸，肾病禁甘，肝病禁苦。"经传后世，禁忌多多。本文讲的是辨证论忌，主要是病者忌口，忌口对疾病恢复或病情转变甚有影响，临床所用忌口，主要有病忌和药忌两种为之常用。病忌最多的是膳食。有些病要忌口，何病忌何物应通过辨证而定。常见的病，如肝病应忌油腻食物和辛辣之品；哮喘病当忌咸；肾病忌香蕉；贫血忌菠菜；湿疹忌海鲜等。服药忌口也有讲究，服感冒药忌辛辣；服止泻药忌油腻；服化痰药忌肉类；服治胃病药忌食酸等。此外，在服中药的同时，应注意忌口之物尚有西药。如服中药石膏、瓦楞子、寒水石时忌用四环素、土霉素等；用中药五倍子、石榴皮、地榆等不用维生素 B_1；服麦芽、谷芽、神曲等不用抗生素类；用中药乌梅、蒲公英、五味子、山楂、山茱萸等忌用磺胺类药物等。可见病忌、药忌尚有许多，临床辨证所见的寒证、热证、实证、虚证等也有忌口的要求。一般规律是寒证忌冷，热证忌热，实证忌腻，虚证忌下等，要注意相关食物和药物。忌口及时对疾病恢复、减少发病和加快恢复，大有裨益。

15. 证与症之我见

证与症在中医学中为之常用，对证与症的认识，一般问题不大，但应用上则大不相同。如何用证与症，不仅是医疗水平问题，更多的是医疗经验多与少的大事情。关于证与症，均是疾病的综合表现，表现虽有不同，归结起来仅一个"苦"字，清代名医徐灵胎说："凡人之所苦，谓之病。"病有证、症之别。证是病之总称，而症则是病之名称。如肺证、脾证、咳嗽证、呕吐证、发热证，用证称病的同时，尚有以心病、肺病为病名之称。临床之病名，自《内经》以来，多有演变，所以，疾病之称较为复杂，杂归杂，细归细，证是疾病之总汇，症是证之中的表现，或称症状，或称症象。比如，病证中的呕吐，可谓证，亦可为症。凡以呕吐或其病为主的可以称证，不为主的谓之症。例呕吐为主，同时有微热，大便干，小便黄时，呕吐即为证，称呕吐证，简称呕吐。微热则是症状，若同时见有面红，苔白厚则属症象。由此可知疾病时不同表现归为证，不同证中又有不同症状和症象。如果讲症状是主观感觉，症象多是客观表现。尽管在中医学尚有许多不同病称，但归纳起来离不开病证之总括。本文讲的是证与症的关系，因为其涉及的关键是治疗，所谓辨证施治，讲的也是证，证成为病的代表，证是由诸症而集成，证的表现及属象，尚有许多辨属，属性最为常用，所以古人说，"明脉识证难"。明析证与症，治疗必然斯从。

当代中医临床经常讲到证，而西医则论病。因此，中医讲的证本身即是病，有病方有证，无病如何谈证。早在《素问·奇病论》中，多次讲到病或病名方面理论。医学是人类财富，任何科学均可借鉴。中医讲病，也讲诊病，以及对病的认识与应用，于是便有了对证与症的阐述。所以中医关于病证的论述，其演变及运用非常灵活，但其基本出发点是实践。据本人临床多年的体会，中医对病的处理形式以辨证为主，再结合辨症，这是完整的论治模式。以治疗哮喘病为例，止哮方可治哮喘病，此辨病亦辨证。病情、病状是动态变化的，其中出现的症状、症象有变，临床尚应细辨，在原方基础上进行加减，最终是药与证合而病去。治疗中的高手，每以此环节为重，临床上疗效差异亦多见于此。

16. 五脏与脏器不相合

这里讲的藏象是中医学的重要理论，具体一点说，藏在内，象于外。中医的藏象理论涉及心、肺、脾、肝、肾和胃、胆、小肠、大肠、膀胱、三焦，以及脑、髓、骨、脉、胆、女子胞等五脏、六腑、奇恒之府。中医谈五脏，即指心、肺、脾、肝、肾。脏器，是西医所讲的胸腹之内的器官。具体的也是心、肺、肝、脾、肾五个重要脏器。如果按此对应相论，中西医结合大有共同之处。其实不然，西医讲的脏器从解剖、生理、病理等方面至少一目了然。但中医的五脏则是从人体内在生理活动及病理变化反映于机体外部的象征，而这种象征客观地反映了脏腑机能变化，从而可以作为推论或判断脏腑机能变化趋向的依据。此种藏于体内的五脏，其生理、病理变化，就是要通过观察人体的外部征象来研究脏腑的生理功能、病理变化及相互关系。进一步比较，心，西医明确心脏是心血管系统的核心，起泵的功能，推动血液循环代谢。中医的心脏，主要是藏神，主血主脉，调汗，开窍于舌，其华在面。肺在西医学中是呼吸系统大本营，主管人体呼吸功能。中医的肺，则是主气，司呼吸，在体为皮，开窍于鼻，其华在毛，通调水道，又主声。西医的脾，位于左胁下，有造血、贮血、破血及免疫等功能。中医的脾非同一般，无形而有用，其主运化，统血，又司四肢、肌肉，开窍于口，其华在唇，从面诊看，鼻居中州而属土，故与脾有关。西医认为肝有生胆汁、排胆汁及调节糖、脂肪、蛋白质、维生素、激素、微量元素、生物转化等复杂功能。中医对肝的功能论述十分重视，其有疏泄功能，喜条达，藏血而调，主筋，其华在爪，开窍于目。西医的肾有泌尿功能，即排出体内废物，并回收精华之品。中医视肾如命，肾者藏精，包括先天之精和后天之精。主水、主纳气、主脑、主髓、主骨、主五脏、主生长，与脾共为先后天，其华在发，开窍于耳及二阴。

对比之余，五脏的中西医观有何异同，不言而喻。观此二者有几相合，如何相合，合之后果，此种不同视野，其诞生、发展、运用均有各自规律。对各不相同的模式，进行化一，其难点尚应对人体非解剖结构系统进行探究，具体应该要开辟人体结构研究的非解剖时代。例如中医的脾脏，解剖无定位，功能上有神效。如结其缘，结合不行，只有化合方可两全。此日之行，非高科技莫属，十年，百年，千年，万年。只争朝夕，梦想成真。

17. 感冒源流

1981 年，在黑龙江中医儿科班讲学时，课余某学生提出中医儿科教材讲感冒，西医儿科讲的流行性感冒，二者都讲感冒，关系如何？当时讲了大概。时过 30 多年，对此一向颇有深思之亟。趁出诊之闲暇，翻积案，阅感冒，当尽其善。在当代医界，感冒一称，为中医西医惯用，民间亦为通俗，考其源流，仍须以史为鉴。西医学讲感冒，主要指流行性感冒，其感冒是病，流行性指流行传染而言，中医称疫，据美国尼尔逊的《儿科学》，日本中村政司的《小儿科学》，前苏联费拉托夫的《乳幼儿疾病学》及我国的《实用儿科学》所谈的感冒，主要是流行性感冒和上呼吸道感染，以区别流行传染及普通两类，又将流行性感冒分甲乙丙三型。从历史看，先后于1892年、1889年、1918年发生过大流行，并找到了病源，即滤过性微生物，有关症状描述大体一致。我国对感冒的记载，始于《内经》，成于《伤寒论》，晋隋及唐多沿承古论，与感冒二字有关的在宋代，据王萍芬主编的《中医儿科学》感冒一节述：杨仁斋在《仁斋直指小儿附遗方论》中描写本病的临床证候，"感冒风邪，发热头痛，咳嗽声重，涕唾稠黏"。原文讲感冒风邪，是指感触风邪于外，冒犯肌腠于内，描述证候亦相应。南宋医家杨仁斋所撰《仁斋小儿方论》已失。现存《仁斋直指小儿附遗方论》为明代医家朱崇正重校本，其中引用元明医家之言。如此说来，时至明代对感冒不仅是证候描述而且已明确病名为感冒，成为独立疾病。如明代万历十五年（1587年），龚廷贤所著《万病回春·小儿科》谓："感冒者宜发散也。"又说："用惺惺散（人参、白术、白茯苓、桔梗、瓜蒌根、细辛、甘草、薄荷）治外感风寒、鼻塞、痰嗽、发热。"到了清代，感冒之称比较普遍，如沈金鳌于乾隆年间著《幼科释谜》论小儿感冒，"感冒触也，冒者罩乎，触者必犯，犯则内趋，罩则必蒙，蒙则里瘀，当其感冒，浅则肌肤。表之则散，发之则祛，病斯痊矣"。同时代人尚有叶桂，其所著《医效秘传》谓："伤寒之病……定其名者，是定其正伤寒，或感冒与风温，温毒之类也。"厄言及此，感冒本末，随物而语，非执一守，中借西、西借中，在科学世界当属大同。昔日生徒之疑，如睹斯文，可释否？

18. 伤寒的中西观

在临床上人所共知，中医所说的伤寒，以《伤寒论》所论为代表，是医学必修之课。在西医学传染病中所载伤寒一病是重点病。从伤寒二字来看两者无异，从中西医结合角度审视，此两者尚需从历史源头谈起。汉代张仲景著有《伤寒论》，其在序中讲到家族里人口多达200余人，从建安之后，即公元196年起，差不多10年间，先后死去133例，约占三分之二，"伤寒十居其七"，相当于93%的病死率，可见伤寒的死亡率相当高。据《二十五史·后汉书》记载，张仲景居湖南长沙郡，地域偏热，有255854户，1059372口人。如按张仲景家族的病死率推算，长沙郡每年死于伤寒者，多达49437人。张仲景为长沙郡首，族内生活条件远比平民百姓为好。如此推测广大人民群众的伤寒病死率每年将超过5万名。当时的张仲景感叹说，悉知秦越人治病救人的技艺，可惜今时之人很少留神医药，致病而死者众。因此，张仲景虽居高官，但对医药研究颇深，他不忍病人惨死，破例在大堂上开诊，边办公边为民诊病，并最终著成《伤寒论》一书。此书系作者"勤求古训，博采众方"，结合实践而成，其伤寒论一称亦源于《素问·热论》之"今夫热病者，皆伤寒之类也。或愈或死，其死皆似六七日之间，其愈皆以十日以上者"。所以，《伤寒论》将热论发展到了又一个崭新阶段。《伤寒论》明确指出，伤寒为病，多因时气不和，风寒得之，在表为浅而轻，入里则深为重。由此而知《伤寒论》为外感热病的专著。从《伤寒论》书中描述的有关症状，如初起发热、畏寒、头痛、无汗、肢体酸疼、呕吐、舌苔、厌食、饱闷及伤寒若吐若泻后，热仍不退，便秘五六日以上至十余日。日中则发潮热，不恶寒，口不渴，独语如见鬼状。若剧者，发则不识人，捻衣摸床，怵惕不安，微喘直视。尚有阳明病脉迟、潮热等症状描述，与余行医之初，于传染病区所见大量肠伤寒病人除皮疹、肝脾肿大、肥达反应阳性等不同外，症状几乎一致。

综上所见，据张仲景在《伤寒论》中的有关描述，所谓伤寒病至少包括了今日西医所称的伤寒病在内。如今学者回避两种伤寒的病证关系，承认名同实异。此说无大错，其易与湿温相连而论。且看《难经·五十八难》曰："伤寒有五，中风、伤寒、湿温、热病、温病。"足见湿温亦伤寒之属。小儿伤寒与成人有别，但发热是相同的，正因为伤寒病主要指真正伤于风寒而言，在我国的周代就可能有了，不然与《素问·热论》所言何以如此相似。

历史提示今日之伤寒流行历史久远，病死率居热病类中之首，中华人民共和国成立后，发病率和死亡率均大为减少。由于伤寒病是全球性的疾病，世界各地均有发生，伤寒之称几乎世人皆知，西医亦效仿，不过真正确定其名，始于18世纪末，从病人大便、血液中找出伤寒杆菌并且肥达反应阳性，根据病人以发热为主，病在肠而称肠伤寒、肠热病，后立伤寒，归为法定传染病，其症状表现与中医描述极为相似。

因此，伤寒及副伤寒，皆以微观所见为据，不过流行期，宏观亦可论治。如此说来，从《素问·热论》开头，黄帝问后，岐伯所答伤寒热之状，亦可明晰，外感寒而热之病，有感冒系列表现在内，但肺系疾病之热者，一不流行，二病死者不多。张仲景族人和社会流行之伤寒而热病之笃者皆真伤寒莫属。张仲景六经论治伤寒亦真伤寒。由此可见《伤寒论》由真伤寒而起，涉及因外感寒气而致的一切热病，均可于论中找到答案。世称《伤寒论》为高不可及的伟大经典。其所以流传千古不朽，在于其六经辨证对所有热病证治均有指导意义。忆昔我汉唐盛世，四夷列邦，求学传经，我国医药流传影响极大。《伤寒论》即为代表，如东夷诸国至今仍沿袭应用，其中伤寒之称亦然。

至之伤寒一证找到伤寒杆菌，方悟伤寒一病之致病之源，从而引来伤寒的一次重大变革，所以，伤寒、肠伤寒、肠热病及副伤寒等病，彻底独立为流行性细菌类传染病，西医学凡找到病源，其治疗和预防均可遵章求策。例如抗伤寒之剂和预防之疫苗亦应运而生，其防治水平远较旧法明显提高，此青出于蓝而胜于蓝，但在特殊情况下，中医的治毒、治热、治湿等法同样可以除疾。

总之，中医从《素问》始立伤寒一词，并定为热病类之因，其义广也。西医初仿伤寒至病原菌确认，而独称病为疫，其义狭矣。据此推测张仲景族人所病似同传染性伤寒一病。传染之快，死亡之多为证。

19. 惜儿惜食，知胃为先

在半个多世纪的儿科临床医疗中，所治疾病数不胜数，但是我最关注的是胃府。何以言之？据观察而言，儿病虽多而杂，其胃病之变，或独有，或并入他病，却为常见之病之症。

与此同时，病儿家长亦经常地提出孩子的胃不和，要求给予关照。医者所诊，病家所愿，其缘皆胃。可见胃在生活与病理过程中是十分重要之官。有关胃的论述，如早在《素问》中的"脾胃者，仓廪之官，五味出焉"，"五味入口，藏于肠胃"，"脾、胃、大肠、小肠、三焦、膀胱者，仓廪之本，营之居也，名曰器，能化糟粕、转味而入出者也"，"夫胃、大肠、小肠、三焦、膀胱，此五者，天气之所生也，其气象天，故泻而不藏，此受五藏浊气，名曰传化之府，此不能久留，输泻者也"，"水谷入口，则胃实而肠虚"，"胃者水谷之海，六府之大源也"。

古经论胃早已明了。但小儿之胃尤其特殊，胃的受纳与消化同步，所以胃主受纳，其化归脾，胃脾虽异但同论。胃纳水谷、脾主消化从而使脾胃可相提并论。本文所述胃者，与古论无异，但在运用中必知惜儿知胃之理。谈此理者从宋代钱乙的"脾主困"，元代曾世荣的"饥和胃"，明代万全的"脾常不足"，清代吴谦的"乳食谨节"等论述大体相同，但在运用上尚难可及。当代研究将小儿胃量化，可供参考。如儿之胃纳水谷之容积，初生之婴仅 7mL，生后 4 天可达 60mL 左右，10 天能容 80mL，以后每月约增之 25mL，1 岁末可达 250～300mL，3 岁的容量为 400～600mL，4 岁之后则增加缓慢，10～12 岁又加快增长至 1300～1500mL。小儿胃的容量随年龄而增长。由此可见，中医儿科医家的原始论述与当代量化仅是说法不同而已。但是，中医儿科对小儿胃的认识，不仅强调生理方面，更重要的是病理方面。临床上尤其注重疾病防治。惜儿者人皆为之。但惜食者人皆违之。其缘，不知胃也。俗有"小节不谨，大义方亏"之说。在育儿过程食而过者多、食而不及者少。食而过伤于胃，小儿胃之功能几何？所以古人又说："脾胃健时元气盛，自然无病可相食。"由此而知至亲者当先知儿之胃。幼小婴儿之胃尤其稚嫩，如有不慎，可因多吃一口胃受其害。所以古人有言"胃气有关判生死，补胃养胃贯古今"。综合古今，知小儿胃调食有方，故可胃气和全身安。回过头来再看《素问》所说"五味入口于胃以养五脏气"，及"五脏六腑之气味皆出于胃"。因此，为小儿医者当先知胃。

20. 顽咳久嗽，哮喘何疑

所谓咳嗽，前医指出，咳者有声，嗽者有物。临证所见，有咳，有嗽，但更多的是咳嗽。一般而论，初见咳，次伴嗽，而咳嗽成。传统之治，则按外感内伤的规范处置。本文所述之顽咳久嗽，至少经常规治疗两周不效，甚至加重。此类咳嗽，习称顽固性咳嗽，或日久性咳嗽，归属临证棘手难医之课题。有关本证之治，各地积累了许多经验，诸如以哮论治、肺脾兼治、解毒祛风、活血化瘀、益气化痰、补肾健脾、平肝理气、镇咳化痰等，各有其效，其佳者当以哮治为首。早在明清时代，即有久咳痰瘀终成哮及日久咳嗽发为喘息之说，足证以哮论治是为至理。众所周知，哮喘是顽固性疾病，其发病、病因、证治等均为独特。本文提出，经常治疗不效反重之例，应立足早治，治之以哮；不宜发为哮而治，失其时而误矣。依此治亦当审其因、观其变、辨其证、论其治、选其药、防其病。具体而论，凡患此类咳嗽者，起病即与众不同。其因与气味有关，如四时不正之气及生活中各种味，触闻之下病起加重者当慎。此与一般咳嗽不同，常见的有咸、甜、寒、冷等气味触发而病。本病之变，常理应是咳伤肺、肺伤咳及嗽伤脾、脾伤嗽。而本证的病变不明显，似属病情重、病变轻。如有的不发作如常，阵发性发病，发过后又平复，类同顿咳。辨证则以证为据。本证之咳嗽具有发作、持久、诱发、时间等方面因素，似与哮喘有类同之处，有人称此为哮喘性咳嗽。辨证时应结合实际，拓宽认识，以利于治疗。论治难以规范，良策则是与辨因、辨证相结合。本文认为，综合与计划结合治疗为宜，以哮论治用治哮之法，选治哮之方药，如麻黄、紫苏子、地龙、前胡、射干等；以风论治用白鲜皮、僵蚕、蝉蜕、全蝎、苍耳子等；治肺用桑白皮、地骨皮等；治脾用茯苓、白术等；止咳用苦杏仁、川贝母等；化痰用胆南星、半夏等；解毒、化瘀等均有相关方药。

用综合性治疗，也要从证，有症必祛邪，无症则扶正。本证与哮喘一样亦有复发之根。因此，祛邪为治标，不再复发当治本。因此，计划治疗应纳入治疗日程。有关此方面经验，亦多有报道，如益气、固肾、培土等，所用方药，如黄芪、太子参、五味子、龙骨、牡蛎、白术、熟地黄、何首乌等。为提高本病之疗效，防护亦当细慎，如应避免某种诱发因素，特别是气味。气与味有别，但为病多合而为弊。异常之气味不仅可致病，而且还干扰治疗，凡治者不可不防，至少于治疗中要求力避，而治疗之后亦应注意，逐渐放开，以求日久为安。临证依此所治之例，大多取效。由于本病不仅南北为之常见，东西之地亦多有发生，各地治此亦各有其验，今综合分析，以供治疗参考。

据本人观察，临证对发病超过2周的咳嗽患儿，或者因气味之类加重咳嗽的病例，均应考虑以哮论治，至少用方药治，以测其证。但治疗同时，尚须注意对疾病进行调理。临证所治李某，男，7岁。患咳嗽2个月之久，止咳剂越用越咳，尤其是糖浆剂服后必发咳嗽。另有宋某，男，6岁。咳嗽3个月左右，久治不效，其病作因由饮料的一种及睡前靠近枕头而咳嗽不停。类似此种病例，尽管致病因素不同，但均与气味异常有关，在予治哮方药治疗时取效亦微。于治疗期间嘱其避开气味之伤，如不用甜剂、枕巾一天一换、控制饮料等，避其诱因，结果疗效特别明显，很快获愈。

21. 小儿呷咳，调治气血

呷咳，指咳嗽呀呷有声，似同鸭叫。隋代巢元方谓之"呷嗽"，其在《诸病源候论·咳嗽病诸候》中曰："呷嗽者，犹是咳嗽也。其胸膈痰饮多者，嗽则气动于痰，上搏喉咽之间，痰气相击，随嗽动息，呼呷有声，谓之呷嗽。"症见咳嗽上气，胸膈烦满，项背拘急，声重鼻塞，头昏目眩，痰气不利，呀呷有声。本文所见的病例，其咳之声与前者相同，但咳嗽发作及咳嗽性质与支气管哮喘、哮喘性支气管炎、咳嗽变异性哮喘等其他肺部疾患有所不同，

病案：呷咳（气滞血瘀）

刘某，男，16 岁。2007 年 12 月 28 日就诊。

病史：该患儿平素易感，此次发病缘于诊前 10 天食冰糕后出现发热，最高体温 38.7℃，咳嗽，咳后呀呷有声，似同鸭叫，呈阵发性，时有清嗓子，无鼻塞、流涕、呕吐，亦不影响其他活动，食纳可，夜寐安，大、小便未见异常。诊前曾服过退热药及止咳药，并用抗生素治疗，患儿虽热退，仍咳嗽，故来诊。

查体：一般状态尚可，唇色暗，舌质暗红，有少量瘀点，心、肺、腹部未见异常，脉涩。

检验：血、尿、便常规无异常。心电图、脑电图正常。微量元素钙、锌含量略偏低。X 线示肺无改变，声带正常。

诊治：诊为小儿抽动症。辨证：呷咳，以气滞血瘀为论。处方：桃仁 6g，红花 15g，当归 20g，生地黄 25g，川芎 30g，赤芍 25g，柴胡 25g，桔梗 25g，牛膝 25g，枳壳 25g，甘草 5g，徐长

卿 25g。水煎服，2 日 1 剂。经治 8 天后，患儿咳嗽消失，复诊时于原方的基础上加黄芪 25g，继服 8 天，三诊时患儿症状稳定，给予调神汤加减治疗。处方：当归 25g，远志 25g，郁金 25g，徐长卿 25g，丹参 25g，黄芪 25g，五味子 6g，夜交藤 25g，紫贝齿25g，柴胡 20g，白芍 20g。继服 8 天，四诊时患儿偶有清嗓子，于三诊方的基础上加木蝴蝶 25g，继服 8 天，五诊时患儿症状稳定，于四诊方的基础上加守宫 2 条（10g），继服 8 天，患儿诸症消失，临床痊愈。

议病：本病乃疑难证，古谓：怪病多瘀，所以用血府逐瘀汤加减治愈。古人又有以方测证之说，本例之治以活血化瘀、理气化滞取效，由此可见虽病呷咳，但有清嗓子发吭声的症象，最后诊为呷咳（抽动综合征）。

22. 过敏性紫癜论证钩玄

过敏性紫癜之称，是当前中西医通用的病名。其疾病名称，归属系统，病因证治众说纷纭。本文结合临床实际探讨如下几个问题以钩其玄。

（1）疾病之称，一波三折

过敏性紫癜，是中文译名。讲的是紫癜具有过敏性，应该说此称科学而准确。但在医学史上本病之称，有一波三折的经历。如果细说应从"癜"字说起，在《辞海》中，癜乃皮肤病的一种，指皮肤上出现白色或紫色的斑点而言，如紫癜、白癜风。有关过敏性紫癜的最早描述是欧洲人华氏，后来又有人观察有关节痛、腹痛、肾改变等。1829 年经谢、黑二氏综合研究将初用的红斑病改为谢黑二氏紫癜，并向世人公开。不久，有人提出不以人姓氏命病名，故又改称过敏性紫癜而流传至今。此后，世界各地对本病也相继有报告。如日本中村政司《儿科学》1931年版，称之紫斑病；俄国的都里茨基《乳幼儿疾病学》则称血管神经性紫斑；世界权威性《儿科学》（美国尼克逊著），称本病为血管炎综合征。在我国《实用儿科学》也讲本病，其称血管性紫癜。总之，病名不少，其实仅紫癜和紫斑两种而已。本文依据此二称来探讨一下古代文献的有关线索。为了诠释此病，1974年《中医儿科学》三版教材，增设过敏性紫癜一病，之后到2003年《中医儿科学》七版，凡论本病者无一不对其历史渊源进行了细致的文献梳理，但少有相合者。迨至2009年，全国研究规划教材，《中医儿科临床研究》一书，在历代文献提要钩玄一栏中述有一条有意义的线索，其谓：《医林改错·通窍活血汤所治之症目》说："紫癜风，血瘀于皮里。"《医林改错》成于1830年。本人检索在明代《景岳全书·外科钤古方》中述有："紫癜白癜一般风，附子硫黄最有功，姜汁调匀茄蒂擦，若经三度永无踪。"还有："紫癜白癜两般风，水银轻粉最成功，捣取生姜自然汁，只需一擦便无踪。"文中提到的紫癜或紫癜风，时间在1624年，较《医林改错》早206年。仅以紫癜而言，与今时的过敏性紫癜中之紫癜一致。过敏性紫癜的原作和译者对紫癜一词的选用，与《景岳全书》相比要晚200余年。医学史上中西医之间，病名互参是屡见不鲜的。至于"斑"，在中医文献中红斑、紫斑的应用较广。在张景岳的书中也有关于紫斑的论述。其在痘疹夹斑一节中指出："斑色紫赤而大便秘结者宜四顺清凉饮利之。斑既已退，即宜用四君子之类。"在述充血疹和出血疹之别时还说："此与彼相类而实有小异也，多有外感风热致。"此外，宋代成无己曾述："大伤只伤血，热而不散里实表虚，热邪乘虚，出于皮肤而发为斑也，用犀角地黄汤治之。"此论之"斑"与犀角地黄汤的应用有似与紫癜相近。进而言之，古人治疫病之斑多用解毒之剂，而此斑之治则用凉血方药，如与紫癜病从证治角度对比，二者极为相似。此种相似，主要以皮肤改变为主。西医对过敏性紫癜的理论认识除皮肤改变外尚有肠胃、泌尿、关节等方面变化，综合称之为过敏性紫癜。古代中医证治方面以治疗皮肤变化为主，对于其他改变则分别辨证。所以，中医对过敏性紫癜的最早描述，仅限于皮肤紫癜而已。从病名出发，单纯性紫癜则与中医的紫癜大体一致。但与过敏性紫癜尚不能等同。因此，在《中医儿科学》中称紫斑病或紫癜病均不能与过敏性紫癜等同并论，只能概括所有出现紫斑症象的疾病。因此说，过敏性紫癜之称，合理的讲，过敏性是西医的，紫癜则始于中医。此种结合在清代后期比较多见。唐容川是《血证论》的作者，他倡导"损益乎古今"，"参酌乎中外"，"以求尽美尽善之医学"，力主"不存疆域异同之见，但求折衷归于一是"。由此可见，西医学命名采用了中医的紫癜，加了过敏性三个字，这样中医便不认同了，这是误解。所以，紫癜病或紫斑病均不能与过敏性紫癜苟同。从实际出发，过敏性紫癜应用历史较久，但对其理论和应用则中西医各异。所以疾病名称不可轻易改动，目前所用，中西医均能认可。

（2）疾病归类，五花八门

随着医学的发展，临床分科和疾病分类越来越细。过敏性紫癜的归类，从其诞生开始至今已有100多年的历史，其归类也是五花八门。中医、西医都存在这方面的问题。西医方面尤为突出，本病很长时间归为血液系统，民国之后属过敏范畴。新中国成立以后时而归血液，时而属过敏性疾病，后来又入结缔组织病范围，接之风湿病科突起，过敏性紫癜首先纳入。近些年又有人将其纳入心血管病之内。中医最早的理论是《素问》中的"血溢"，随着络脉理论的复兴，对过敏性紫癜产生了影响，络脉伤而血溢于外，瘀于肌肤，此理又与过敏性紫癜乃毛细血管的变态性炎症而产生渗出所致不谋而合。早在宋代有"痘疹夹斑"之说，与痘疹相论。明代的《景岳全书》将其归为外科。当代的皮肤科、变态反应科、血液病科和小儿内科，都将本病纳入自己领域，著书立说也不例外。可见对过敏性紫癜的诊治、研究等归属问题，同样五花八门。深究归属并不重要，而是应努力加强对本病的认识，提高诊治水平。

（3）发病新诠，风毒伤络

过敏性紫癜的发病，莫不以《灵枢·百病始生》的"阳络伤则血外溢，阴络伤则血内溢"为理论依据，并不断演绎出新认识，如热乘于血气，血得热则流溢，血从经络虚处而溢，血热妄行，血不归经，血溢脉外，血得热则沸等，均可用以指导临证。《中医儿科临床研究·过敏性紫癜》一书，在病名溯源、病因病机新论、历史文献提要钩玄等篇中所述备详而且尚有新意。丁樱教授研究此病颇长，其所选药五品中的徐长卿、紫草二味亦为本人所推崇。本人认为"风毒伤络"为要。早在《备急千金要方》中便述有"风毒之气，入于体中"导致发斑的记载。风毒之气泛指邪气，其中风乃外邪之长，致病迅速，过敏性疾病发病亦速，所以在变化迅速方面二者无异。毒在痘、疹、斑的论述中历来是关键，素有无毒不发痘、无毒不起疹、无毒不成斑之说。有人强调热的因素，血不热难溢，岂不知热从何来，"热因毒而起"乃古之定论。《灵枢·百病始生》还说："风雨寒热，不得虚，邪不能独伤人。"《小儿卫生总微论方·诸血溢》还说："血随经络虚处而溢。"所以说，一是因人体之络虚，络之虚处为内因，二是由外受风毒之邪所犯，犯于络，络伤而血溢，包括外溢和内溢，外溢为斑，内溢出血，如便血、尿血等。值得重视的另一论理是《景岳全书·伤寒发斑》所言："邪毒入阴，郁而成热。及致血伤致斑见于肌表。毒之轻重不同致斑有别，轻者见红，重者色紫，若见黑斑则危。"古人所说的入阴，乃指人体上络为阳，下络为阴。过敏性紫癜主要分布于双侧下肢。此论所述与过敏性紫癜极为吻合。此与入阴即入血之说无二，络布全身，络乃血络。全身之血络均可受毒而热，仅视其虚处不同而已。

（4）证治钩玄，一方两辨

过敏性紫癜之治是当代竞争最为激烈的疾病。西医诊治，自始而终，常规无二。中医证治空间很大，尤其是风湿病科等的崛起，其治疗疾病范围远较小儿内科为窄，所以研究亦相对集中，占有一定优势。儿科治疗本病专门者不多。教材的证治分型过细，各型之治差异甚小。所治用方，大多宗《备急千金要方·吐血第六》所立的犀角地黄汤（犀角、生地黄、赤芍、牡丹皮）。其治："伤寒及温病应发汗而不汗之内蓄血者，及鼻衄，吐血不尽，内余瘀血、面黄、大便黑，消瘀血方。"唐代以后，凡治血瘀者多崇此方。但当代用者多有加减。尤其犀角为国家禁用品，医者以水牛角代之，其性味、主治虽然相差不大，但用量不同，一般以十倍量方可，即犀角 1～3g 相当于水牛角 10～30g。本方功在清热凉血，活血散瘀。查考各地治疗经验钩玄其要，大多沿用原法。本文以风毒伤络、血溢为斑立论。所拟解毒祛风汤为治疗主方，原方同样出于犀角地黄汤，组成有主药紫草、白鲜皮、徐长卿，协同药物为生地黄、赤芍、牡丹皮、甘草。此证治之基本方。结合临证用两辨法，其一辨常证，即单纯性紫癜，限于皮肤改变，此血外溢之证，重在辨其斑色。若斑色为红，加黄芩；斑色紫青，加丹参：斑色紫黑，加大黄。其二辨异证，即混合性紫癜，除皮肤紫癜外，合有肠胃、肾、关节等血内溢之证。若见吐血，加仙鹤草；便血，加槐花；尿血加白茅根；关节肿加茜草。此外，人体络脉分布极广，凡有络脉处皆可伤，有较为少见者合并为重者脑络伤，紫癜病见于脑者多有神昏，临证应紧急治疗，宜选通窍活血汤（《医林改错》），组成：桃仁、红花、麝香、赤芍、川芎，葱、枣、姜为引。其他尚可见鼻、龈等血溢，可随证加减。

（5）难证对策，益气固络

过敏性紫癜见有反复发作和迁延日久，以及异证久治不愈者均属难证。其因乃气虚络不固，因此，证治应重于益气固络。药选黄芪、当归、甘草、大枣、鱼鳔、黑豆、黑芝麻、金樱子。难证中较为棘手的是尿之变化，其中尿血居先，尿浊随后。因此方中加旱莲草、紫珠草、仙鹤草治尿血；尿浊选加党参、萆薢、土茯苓。过敏性紫癜的难证领域，不仅是研究的重点而且是防治过程中必须顾及的问题，应极力于紫癜的常证、变证阶段争取治愈。若遗有难证范围任何一证，均将导致迁延难愈。如过敏性紫癜的肾炎、肾病等均能影响预后。由于病证进入到难证阶段，有关解毒、化瘀等治法为时已过。此时的治疗重点应以益气固络为主。宋代的《小儿卫生总微论方》指出："血随经络虚处而溢"。可见脉络失固其气必虚，随之血亏，所以难证难愈。临证用黄芪、当归益气血，佐用金樱子、黑芝麻、鱼鳔等固络之剂，结合病情，随证用药，坚持日久，多可改善。

（6）纲领既理，毛举自张

①病名：中医 16 世纪创立紫癜之称，18 世纪西医仿称过敏

性紫癜，20世纪中医又引而称之过敏性紫癜，但以中医理论细述之颇全。

②跨科：从古时的外科起至今儿科止，先后有内科、皮肤科、血液科、变态反应科，以及结缔组织病、风湿病、心血管等科研究本病，竞争激烈。

③过敏性紫癜发病，多以风毒伤络立论。

④拟解毒祛风汤为主方。结合临床，治常以辨斑之色为依据，治异则视兼证而增减药物。

⑤过敏性紫癜若见反复、迁延及异证久治不愈者，应重益气固络之治则。

巳卷 治 则

　　按：治则即治法原则。凡为大师必重治则。治则大法古代虽然有八种，今日临床又多加以细化。以治肺之法为例，旧时用温肺、清肺、补肺、泻肺用来治疗肺的寒热实虚之证。例如《小儿药证直诀》的泻肺散、补肺散之类。如今治肺所用之剂显示治法多变，如宣肺、利肺、养肺、润肺、和肺、清肺、凉肺、温肺、降肺等治法，有其法必配其方其药，可见治则指导下的拟方选药为临床重要措施。

1. 小儿治则，留心五性

治则是治疗小儿病的原则，此原则的应用，对于组方选药甚有意义。

（1）重要性：治疗小儿病的原则具有重要性。古人讲："夫用药，差之毫厘，损其寿命。"孩子越小，元气越稚弱，对病、对药的耐力有限，故治疗要注意原则，至少应知其药对人体的利与弊。

（2）准确性：古人讲，治小儿病，必须准确，确者易效。所以，古人告诫："方不合病，无的放矢。"更有人提出："治病补泻得宜，须臾病愈。寒温失度，顷刻人亡。"可见治小儿病一定要注意准确勿误。

（3）艺术性：这一点很重要，也是医者之间重要差别所在。治病讲艺术，疗效不一般。古人指出："病无常形，医无常方，药无常品，在人之善学善用。"为了提高技术水平，增强艺术修养亦在此理之中。

（4）科学性：对小儿病的诊治，古人早有明训。如古人曰："病宜医而药，病不医而药，则不死于病，而死于药。"因此，用药之前，应认真辨证，诊断明确，再依法组方用药。在组方用药方面更应注意科学性。如古人又讲："药有数千，何能尽用。"识其性而用者，十中不过一二。古人告诫："药贵中病，医不执方。"所有这些都是治疗原则中的重要环节。

（5）严肃性：治小儿病并非戏言，尤其治疗原则有严格的要求，而且在组方选药方面，又必须有严肃性。为了正视治疗小儿病的严肃性又提出："苦寒辛热，各司其属，中病为度。适可而止，勿使太过，过则伤正。"在治小儿病方面，也有的人缺乏严肃性，不注意治疗小节问题而导致医疗过失。为此，古人还告诫说："小节不谨，大义方亏。"

2. 治常和治奇，并不蹊跷

医生以治病救人为己任，但其同样是在治病救人过程中成长起来的，医者治病有个并不寻常的过程。从我的就医历程说起，有着治病有常、有奇的不同阶段。一般而言，初入临床，面对病人多以常为主。常者何？常见为多发、普通、一般而已，但其广，范围大，几乎什么病都有。这就是当前医师、主治医师、副主任医师所面临并承担的繁重任务。通过大量的临床实践历练出一身硬功夫，这就是常说的基本功过硬，基础牢实。这个过程大约 10 年时间，而后理论充实，经验丰富，治疗效果在握，此时则是一般说的翅膀硬了。一般所说的治病治常阶段告成。医无止境，病无常形。治奇、少见疑难病，甚至是罕见怪病，解决此类病，即治疗奇病。不仅是医者的目标，也是广大病人的祈求。医者这时常针对疑难大症开展思考，进行专题研究。如有突破，则治奇成功。经验名望可不胫而走，古代靠人相告，如今媒体速传，不时则名闻天下。此，进入名医行列。名医，著名之医，何以著名，著书而名，医病而名，研究而名，授艺而名。但普及者以治病而名者居多。医者冠以名医则年已长，随之而至的疑难大症逐渐增多，慕名而诊者接踵叩门。压力随之而大。这种状态持续久短，则因人而异。依余而言则如上所述，治常而治奇，由壮而老，乃医之历程而已。

3. 气血痰积，证治挈领

元代朱丹溪治病不出气血痰，故用药之要有三：气用四君子汤，血用四物汤，痰用二陈汤。古人又有"气行血调，其病立止"之说。俱往矣，今人之病，还要今人论。今日小儿之病，不离乎外感、内伤。风寒暑湿燥火毒，外感也；气血痰积，内伤也。小儿脏腑娇嫩，气血未充，易为内外两伤。外感之邪，治之易愈。内伤之病难疗。今辟内伤之疾，施以新律，以求良效。恰如古人所说："用方灵活，化裁出巧，效应再握。"今以证治提纲挈领以从善。

（1）气

气者，生命之本。人体机能之总括。古谓："百病皆生于气，气盛则实，气衰则虚，气顺则平，气逆则病。"小儿之气稚弱，易为内外两伤。所以古人又说："气有余便是火，气不足则为寒。"因此，古人治气主张："平其逆，散其结，降其浮，疏其郁，收其散，镇其乱。"据古之言，依我所见，气之治，新律有四足矣。

①气虚

症象：神乏、多汗、懒言、少力、喜卧、面㿠白、苔少、质淡、脉无力。

治用：补气。

首选：人参、黄芪。

次选：党参、太子参、白术。

②气实

症象：胸闷、腹胀、满痛。

治用：泻气。

首选：青皮、枳壳、砂仁、山楂、陈皮、佛手、川芎、三棱、木香。

次选：白前、丁香、款冬花、白丑、姜黄、延胡索、郁李仁、香附、乌药。

③气陷

症象：脱肛、肌弛、下垂。

治用：升提。

首选：升麻、党参、苍术、柴胡、锁阳、淫羊藿。

次选：白附子、薄荷、荷叶、葛根、桔梗。

④气升

症象：呃逆、呕哕、喘满。

治用：降逆。

首选：苏子、旋覆花、马兜铃、沉香、枇杷叶、代赭石。

次选：葶苈子、瓜蒌、莱菔子、杏仁、补骨脂。

（2）血

血者，养体之本，为人体之营养总括，与气相关。古谓："血无气助则凝，气无血滋必散。"所以，古人又说："气行则血行，气滞则血凝。"小儿者血稚，易为内外所伤。故火动则血热妄行，气损则血无所附。于是血妄行于上则见上窍出血，如鼻衄、吐血等。流注于下则下窍出血，如尿血、便血。壅滞于经络则发为痈疽。瘀结脏腑则留为癥块。或乘风热病毒而发为斑疹，以及血伤不足成虚为寒等病变。

①血寒

症象：面白、肢冷。

治用：温血。

首选：肉桂、香附、阳起石、王不留行、续断、川芎。

次选：海螵蛸、韭菜子、赤石脂、荆芥、延胡索。

②血热

症象：出血、斑疹。

治用：清血。

首选：生地黄、犀角、侧柏、紫草、白茅根、茜草、大蓟、小蓟。

次选：槐花、无名异、卷柏、蒲公英、三七、仙鹤草、蒲黄、白芍、银柴胡、地榆、牛膝、琥珀。

③血虚

症象：苍白、体枯、无力、心悸。

治用：补血。

首选：当归、熟地黄、党参、鸡血藤、鱼鳔。

次选：桑椹子、阿胶。

④血实

症象：体热、面赤、疼痛、胀满。

治用：泻血。

首选：桃仁、红花、丹参、莪术、藕节、郁金、赤芍。

次选：刘寄奴、急性子、五灵脂、地龙、苏木、益母草、鳖甲、花蕊石。

（3）痰

古谓："痰之本水也。"为体液所化。脾虚湿盛生痰。所以，古人说："脾为生痰之源，肺为贮痰之器。"又说："痰为百病之源，随气升降，其有形之质咯出于外；无形之气，流注全身，引起诸种病证。"故古人还说："百病皆因痰作怪，怪证亦皆生于痰。"因此，古代治痰之法甚多。如热痰清之，湿痰燥之，风痰散之，郁痰开之，顽痰软之，食痰消之，以及痰在胸膈吐之，痰在肠胃下之，肺虚补肺，脾虚健脾等。小儿之痰归结起来仍然有四。

①寒痰

症象：痰清色白，味咸量多。

治用：温痰。

首选：半夏、白芥子、陈皮、草果。

次选：菖蒲、杏仁、款冬花、薤白。

②热痰

症象：痰黏色黄，量少味苦。

首选：瓜蒌、沙参、葶苈子、竹茹。

次选：柴胡、前胡、天冬、射干。

③虚痰

症象：痰稀色淡，味腥量多。

首选：茯苓、白术、党参、玉竹、橘红。

次选：菖蒲、甘草、麦芽、僵蚕、车前草。

④实痰

症象：痰稠色褐，味臭量少。

治用：泻痰。

首选：枳实、白前、云母石、青礞石。

次选：天花粉、桔梗、冬瓜子、枳壳、天竺黄。

（4）积

古谓："诸积属脾，脾失健运则成积。"其因甚多，如食滞、寒冷、热感、气郁、虫秽、痰涎、血瘀、水结等均可成积。积者堆积、蓄积也。积者积聚不行，故积可化热、伤气等。治积之法，古人经验亦多。如积在上宜吐，在中宜消，在下宜攻。寒积用热，热积用寒。小儿所见大致有五。

①寒积

症象：腹满，肢冷。

治用：祛寒去积。

首选：干姜、肉桂、吴茱萸。

次选：乌药、木香、香附。

②热积

症象：痰壅喉间，呕吐痰涎。

治用：祛痰去积。

首选：白芥子、茯苓、半夏、陈皮、远志、青皮。

次选：胆南星、瓦楞子、海浮石。

③血积

症象：肿胀、疼痛。

治用：活血去积。

首选：桃仁、红花、丹参、姜黄、郁金、续断、赤芍。

次选：苏木、益母草、延胡索、牛膝、血竭、五灵脂。

④水积

症象：水肿、尿少。

治用：利水去积。

首选：商陆、大戟、芫花、甘遂。

次选：车前子、竹叶、半枝莲。

⑤食积

症象：食少、脘满、腹痛、不化。

治用：消食去积。

首选：山楂、麦芽、神曲、莱菔子。

次选：鸡内金、乌药、枳壳、佛手、五谷虫。

4. 温热病的伤阴与治阴

本人在门诊和住院查房时，对小儿温热病，所开处方除清热解毒剂外，养阴药几乎不离手。学生问得多，于是细究其理。

（1）夫，小儿者，"体属纯阳"，所患热病最多。温热病不论何属，其核心是"热"，热为阳邪，属"火"，火热伤阴。人体之阴，概括指津、液、血之类，其本皆水，水者何，阴也。说到底又是火与水的问题。从生理方面讲，火与水是相济地彼此对抗并且协调；但在病理情况下，火与水则要互伤和互抗。临证所见发热患儿多阳盛火旺，导致伤阴脱水。水乃人体生存活动之本，俗谓：水养人，人靠水，夫小儿一日不谷可活，一日不水则危。

可见人体之水阴不可伤，而小儿之阴又为稚弱，所以，火热伤阴易失阴。因此，古人有"存一分津液，便有一分生机"之说。《温病条辨》还特别强调"本调始终，以救阴精为主"，此方治疗温热病，必须遵循保护阴液使其不受损害的重要原则。

（2）所谓热病，是统说，概括了以发热为主的各种病证，导致热病的原因也很多，其形成热病种类更多。但临床所见发热者，常是醒目的症象，最为引人注意。热有轻有重，有长有短，所以，对阴液的损伤也不同。凡热病伤阴，一旦形成，大都是热高而久，或者说火热之邪炽盛，方可导致伤阴。值得注意的是，小儿年龄越小，阴液平衡能力越差，其易伤的机会就越多，后果也越严重。一般而言热病伤阴，但临床所见未必，一般性热对阴的损害力度不大，自身的调节也不至于失去平衡。临床所说热病伤阴，具体指热之极化火，火热之邪炽盛，必然耗阴。阴之所在，全身无处不有，阴伤又表现在津耗、液少、血燥等改变上。阴伤则阳无所依，因而阳气受挫，又可引起脱证，全身机能失调，造成危害。当然，阴伤除全身而发生改变外，局部的阴伤也很多见。小儿时期脏腑娇嫩，所以，胃阴、肺阴、脾阴、肝阴、肾阴、心阴等受伤之例亦是屡见不鲜。

（3）症象。临床症象的主候是发热。热势高和久为多见，伤阴的表现有轻、有重，还有早和迟。据我的经验：有发热者，均应注意伤阴症象，其中伤阴最早出现的是渴、口干，所以，口唇和舌见有干而少津现象，便是伤阴改变。此外，肤燥、便干、尿黄，以及精神烦躁等虽属伤阴症象，但其意义不及口舌。

（4）其证治原则有二，一是去因，二是增液。去因则是对热而言，热又是因何而起，临床归为邪，邪者致热必为毒。所以，解毒清热为先，增液在后，但治疗应立足于早。一般在解毒清热的方药中佐加增液之剂。增液旨在滋阴，所以，增液滋阴之剂的选用非同小可。本文经验是整体治血，局部治胃，胃为毒热入血之先，所以，血伤最早，渐及于胃，胃伤则口舌失滋而见口渴、口干等早期改变。临床所见的不一定都是早期，在中期、晚期亦有所见。因此，本文用药规律是早期用祛邪除热，佐用养阴；中期用除热养阴并重；晚期则重在养阴。

（5）证例。①传统用法：《伤寒论》的白虎汤中石膏清热，知母养阴，甘草和胃，这是治热护阴的代表方。黄连阿胶汤中黄连、黄芩清热解毒，芍药、鸡子黄、阿胶滋阴血。可见早在汉代，中医治病就重视热病治阴。至于热病之后阴伤的治疗经验则不胜枚举，如一贯煎（沙参、麦冬、当归、生地黄等），尤其生地黄、沙参、麦冬最为多用。②古医方药如今用之，有的难于扣准，但前人辨证用药的原则，至今不变。据临床治疗温热病的伤阴问题，应立足于早，如起病热高，虽未见伤阴症象，仍应于清热解毒剂中加青蒿和白薇之类；伤阴症象明显者，则选生地黄、天花粉；热之后阴不足，宜用石斛、麦冬、沙参、白芍。③验例：热证（新），高热、口干、唇红、舌燥、肤糙案例。在清热解毒剂中，加生地黄、白薇。如清温解毒汤（黄芩、柴胡、重楼、山慈菇、生地黄、白薇）。在古方中白虎汤的知母也是护阴；犀角地黄汤的生地黄同样出于养阴。

又如党参，在许多温热病方中起养阴作用。像清瘟败毒散（饮），为《疫疹一得》方，组成：石膏、生地黄、犀角、黄连、赤芍、栀子、桔梗、黄芩、知母、党参、连翘、竹叶、甘草、牡丹皮。为救阴之方。热证（久），解毒清热不为主，而养阴居先。症见低热、颊赤、唇干、舌质红。养阴剂首选地骨皮、青蒿、知母、生地黄、党参、沙参、玉竹、石斛、麦冬、芦根、天花粉，辅加清热解毒药物，如黄芩、柴胡之类。

5．诚说哮喘分三期

这里讲的哮喘，病时分三期论治。在古代论治哮喘即一期，治，好了不治。到宋元时期，对小儿哮喘治疗以辨证为主，明清时期对小儿哮喘的研究逐渐完善。著书列哮喘为专病，论述为详。其中明代万全的《片玉心书》提出哮喘有轻、重和根治的经验。新中国成立以后的《中医儿科学》教材则将哮喘分发作和缓解两期辨证论治。本文提出三期论治，在两期之后加了一期即稳定期，或无症状期。这一期的任务，如万全所讲，为"断根"治疗。如讲论治，发作期是哮喘的激期，症状明显而重，古今各地治疗，大同小异。同者攻邪，不同者用清、用泻、解毒、化瘀、止哮、平喘、化痰、降气等。治法多，哮喘发作期的治疗，一般均可取效。不效者变换治法亦可成功。如发作期久治不解，临床不多见。若有久治不解的例证当进一步审证更方。对发作期之治，本人采用药方由人，用药在我的方法。病情缓和进入缓解期。此期的表现为哮吼已经消失，但咳嗽和痰成为主要证候。治疗意见各地医家差不多，重在调理肺、脾，解决咳嗽与痰。止咳化痰比较多用。但应注意，吼虽止，但吼药不可速减，或减味，不宜大起大落。经过一段时间调整，缓解期症状逐渐消退而进入平常状态。这时的医生认为治疗已成，病人也感觉到病告一段落。此时容易形成医者不治，病者不医的局面。医者可能说，这次病好了，犯了再来。这是发作和缓解二期的治疗现状。本文强调的是缓解之后继续治疗的第三期。这一期应该说属于治未病范畴。古人说的"断根"治疗也是指的这一期。此期之治，本人实践多年，主要用扶肾气、除伏痰的治法。方药主要用黄芪、冬虫夏草、玉竹、五味子、女贞子、补骨脂、太子参、大枣、佛手等治疗 1 个月左右。通过临床观察对此等系列研究。哮喘的复发率大为减少，有的多年不犯。可见此法有研究必要。

6. 日咳三顿，治之以哮

1978 年，在研究白屈菜治疗百日咳过程中，因为白屈菜有效，所以，什么咳嗽病人都来。此时发现部分患儿治疗效果不好。而当以哮治，本册另文有述。本篇讲的咳嗽发作一日三顿，定时不误。家长说：怪了，邪了。下面试看病例。某女，5 岁。诊前 25 天起病，症见咳嗽，自服止咳中药无效，又注射抗生素多日也无效，但咳嗽由日作 10 余次变成日咳三顿，而且定点。一般是早起必咳，这是一顿；白天没事，晚上入睡前又是一顿咳嗽，这是二顿；到了夜半时间，又突然咳嗽一大阵。天天如此，到了几家医院都查遍了，说是顽固性气管炎，还要打针，无奈挂哮喘号。经查，病儿为儿童，以咳嗽为主，并且成顿发作，定时定点，咳嗽 1～15 分钟不等，少则十声八声，多则十几声，咳嗽无痰，咳嗽之后如同常儿。对此种发作性咳嗽之治，中医有句话是"顽咳顿作，治当以哮"。意思是说此类咳嗽不要当咳嗽治了，应当以哮论治。结果如何，且看此例之治疗用方施药。首诊处方：①小儿治哮散（苏子、马兜铃、地龙、白前、石韦），每次 5g，1 日 3 次。②汤药处方：苏子 10g，地龙 10g，前胡 10g，桃仁 3g，杏仁 3g，全蝎 1g，川芎 10g，白屈菜 10g，挂金灯 10g。4 剂，水煎服，1 日 3 次。服药当天夜间未咳，晨起未作。第二天晚发作，但咳嗽次数大减，连服 4 天不咳。经治疗 8 天未见反复。病儿获愈，家长说这回对症了。岂不知医者治哮未治咳。仅是顽咳顿作，治当以哮而已。至于为何要咳三顿，定时定点发作，又是何因作祟？若是谈其说法，本文亦能臆测一番。但真的扣准其机，必有能人释其谜。

7. 治顽哮用化瘀

中医素有"久病多瘀"之说。哮喘病之重者、之顽者、之难者、之久者何不为瘀所困？临证所治一男，6岁，患哮喘3年。久治不愈，一年约犯4次，历次经治哮可缓解，但咳嗽、有痰确常年不断。西药不讲，仅中医便治了无数。

对本例经过分析，符合哮喘之久、之难、之顽、之重等特点。以活血化瘀之法，佐用治风之剂。处方：桃仁3g，红花3g，当归10g，生地黄10g，川芎10g，赤芍10g，柴胡10g，牛膝10g，桔梗10g，枳壳10g，甘草3g，地龙10g，全蝎1.5g。水煎连服16日，哮止，咳减，有少量痰。处方同上减地龙、全蝎，加清半夏6g，茯苓10g，连服8日，症状消失。为根治本病，家人同意继续治疗。此方仍以化瘀为主，佐用益气之剂。处方：川芎10g，当归10g，生地黄10g，熟地黄10g，丹参10g，黄芪10g，玉竹10g，五味子5g，大枣10g。连服3次（24日）。一般状态好，休药3个月。此例用血府逐瘀汤加治哮之剂，系统治疗而效。此与往时之治不同者，以活血化瘀为主，而且是血府逐瘀汤原方不动，仅加两味治哮之要剂。病儿治疗经过顺利，其功仍以化瘀获解。该患儿之病程、病状及治疗史等，属于顽哮无疑。重复治疗枉费心机，莫如活血化瘀治难顽，而且一治到底。血府逐瘀汤在诸多活血化瘀方中算是比较温和的一种，其活血化瘀同时，还可调气。哮喘之顽者，不仅血瘀，气也不顺。因此，血府逐瘀汤是活血化瘀兼以调气之剂。用此剂不能动摇，朝令夕改不行，而是一用到底。随证用药不宜太多。本例之血方加哮药不过一二，故对原方的组合不会有太大影响。

8. 哮不治，长大好，岂有此驳

世界卫生组织哮喘协作组指出：人类哮喘病多发于小儿，因此，小儿哮喘一旦发现要一治到底，并且要持久治疗，不留后患。在我研究哮喘的几十年实践中，多数病家相信科学，坚持给哮喘病儿彻底治愈。但也有一部分人，意识不到这一点，有的认为孩子哮喘不用担心，长大就好了，这种想法，实在是没有科学道理，说得重一些，真是岂有此驳。哮喘研究人员一致认为，孩子长大对哮喘治疗有利。据我们的研究经验，哮喘病儿长大就好的均经过了一定时间治疗。反过来说，不经过治疗自己自然好的一个都没有。因此，对哮喘的治疗一定把好小儿时期这一关，千万不要错过儿时哮喘治疗黄金时光。又根据实践提示，小儿时期的哮喘治疗越早越好，越迟越糟。尽管用规范的治疗，婴儿期的哮喘，尚有 50% 迁延至幼儿，幼儿哮喘虽经治疗，也有 30% 的哮喘病儿迁延至儿童，儿童过了 9 岁，治疗难度就有些加大。研究又提示，儿童哮喘仍然有 10% 迁延至成人，人所共知，成人哮喘，几乎是痼疾，很多人终身为病，对健康影响极大。因为这个缘故，有关部门、组织特别强调，防治哮喘，要把住小儿哮喘这一关。在 18 岁之前，能将儿时哮喘治疗彻底，那么成人哮喘，不言而喻，会有大幅度减少，甚至极少发生。如此说来，对小儿时期哮喘的治疗必须引起医生和社会，尤其哮喘病儿的家长极大关注。问题的解决，只有一条，有病就治，而且要一治到底。那种犯了治，治好了停，停了又犯，此种犯而治，治而停的循环治疗，很难将其彻底治愈。对于这种医者不治，病者不医的误区，必须及时纠正。朝着哮喘根治的大目标，医患共同协力，哮喘治愈的希望很大。如果认为小时不治，长大就好，必将误了孩子一生的健康。

9. 朝方夕改，法随证转一席谈

朝方夕改，法随证转，指临证医者，上午治的病人，下午便要更改用方，所用治法也要随证情改变而变更。这是中医辨证论治的必然要求，也是医者治病普遍启用的一项治病原则。特别是急证、重证病儿的病情变化大，所以，治疗法则和治疗用方必须随病情变化而随时更改。临证医者知之多，而实际用之少。类似此案，比比皆是。例如，风寒病儿，症见流涕、鼻塞、怕冷的风寒型感冒，治疗用解表散寒法，方选辛温解表剂。此治，合情合理。但到晚间，病儿发热、咽红肿、脉数等风热症象明显。此时继服散寒之剂，则药不对证。理所当然，朝方散寒，夕必清热，方宜选清热之剂。病过1天，全身发疹，状如猩红热样皮疹。证又有新的变化，皮疹出现，提示毒已外达，热在营血，身热炽烈。此时病情加重，证又由热入营犯血，治法当以解毒凉血，方选解毒凉血之剂。因此，一日三变，风寒、风热、血热，一波三折。其治法不随证转，朝方不改，药不对症，疗效将会如何？此案，在儿科临床实是屡见不鲜。在实践中，尤其门诊病儿就诊时所开之方，对症。回家后病情好转，病情变重，或无变化。医者当嘱，做好预测。如发热病儿，服解热之剂，服药1日热解，继服解热药，还是减量、停服、改剂等，理应在预测之内。临证多见的便秘病儿，治之润肠、导滞均属常规。一旦用药之后，大便转软变稀，医者虽不便改方，但也要嘱其减量，维持大便不干为原则。可见医者对朝方夕改、法随证转之理易明，而实践难度很大。夫医者临证治病，心中有辨证论治还不够完整，治疗之后的病情变化，或轻，或重，均应有方，应有随病情变化治之的概念。其对策，是有言在先，嘱病家细心观察，随病情变化调整服用量，或再诊。至于慢性病日久服药者，虽无须朝方夕改，法随证转，但经过中难免有某种干扰，亦应嘱病家有所应变措施。

10. 按检验单论治不宜迟

检验单是西医临床诊疗疾病的一种常用手段。在中医领域的应用也很普遍，其结果可为诊断疾病可提示依据，对中医的证治每可起到保驾护航的作用。如果有条件的话，中医的四诊合参，加上检验单提供的数据，对中医的诊疗不见得是坏事。但是，临床上许多病人就诊都带着检验单，尤其是疾病的后期，临床症状消失，仅检验单尚有改变，如常见疾病，有心肌炎、肺炎、肾炎、肝炎等，临床似同常人，仅检验单仍有改变。例如，急性肾炎之后，遗有检验尿中有蛋白或潜血等改变，此种状态在今日临床不仅常见，而且病人也急于求诊中医予以治疗。这就为中医临床证治提出一个新问题，即检验单的论治问题。

如果说，四诊合参为宏观检查，那么检验单的报告则是微观检查结果，临床若能将这两者结合起来，岂不是虎身添翼。但是，在实践中对此无法回避的问题，应立题探讨。中药学的研究中，曾有五味子降转氨酶；党参消尿中蛋白等经验，但对检验单的论治，尚应从辨证论治方面入手，寻找规律。中医素有"有其病，必有其变，有其变必有其症象"之理。临床实践中可从疾病的四诊中找出迹象，结合检验单结果进行论治，不是不可行的。例如 2012 年夏，某病儿，男，10 岁，因反复发热 15 天，用头孢类药治疗，症状消失，复查血液，发现血小板和白细胞大幅度下降至 $2×10^9/\,L$ 以下，降到令医者也担忧的程度，是病伤，还是药伤，一时难定，观察几时，病儿如常，检验单提示血小板和白细胞减少。经过四诊检查八纲分析，病儿还是有证可寻，综合所见，病儿病在血，为毒所伤。检验单所示血少，血少为虚，血多为实，本例为虚，疑为血虚证，结合血虚气不足的理论，对本例用养血、益气的治则选方用药。仅服当归、党参、黄芪、枸杞子、丹参、山茱萸、何首乌、鸡血藤、甘草、大枣。水煎剂合用益气固本胶囊（院内制剂），二者功用相似，互为增强气血调节功用。仅服药 16 天，血象复查恢复正常。病人所求，基本达到。此例之治，以检验单改变为主。在分析疗效机理时，曾有药伤之说，药止病愈。但在治疗之前何人敢言不药可愈。为忧者莫如病人，血中如此两项大幅度减少，焉能视之待毙。实践说明，检验单改变，尤其是日久不转阴的病例，大有所在，其望于中医之治。因此，中医临床难以避此诸例，所以按检验单的辨证论治不宜迟，要在宏观辨证论治的基础上，将微观辨证论治纳入日程，以期创新有日，疗效渐增。

11. 鼻性哮喘，治必两全

鼻性哮喘，顾名思义，是鼻病与哮喘病的合病，或者说是相关病。鼻性哮喘系本文作者于 1997 年所用，2002 年在《河北中医》杂志正式发表。

在古代，鼻病与哮喘病，虽然述理皆责于肺，但治则不同尔。临床所见之鼻性哮喘，哮喘与古时论治同出一辙，鼻病则难苟同，至少鼻鼽（qíu，以流清涕为主）、鼻齆（wèng，症见鼻塞）有别，鼻不利，则以鼻涕和塞为特点，因此，鼻不利与今天过敏性鼻炎最为相似。鼻不利的日久不愈与过敏性鼻炎的反复发作十分一致。

今之临床，鼻病治鼻，哮喘病治哮喘各归其科，如此分科求治，各司共属，不利于疾病的彻底治愈。从 1980 年起，本人根据鼻病与哮喘病合而为病的实际，以鼻性哮喘为题，其治以两全为计，所用药物如下：麻黄、细辛、苍耳子、辛夷、鹅不食草、防风、乌梅、熟地黄、黄芩、白芷、黄芪、鱼腥草、大枣、甘草、桂枝、白芍、赤芍、藿香、徐长卿、蝉蜕、地龙、白术、山药、诃子、荆芥、蔓荆子、丹皮、川芎、牛蒡子、紫草、葛根、苦参、党参、杏仁、菟丝子、巴戟天、生姜、全蝎、苏子、前胡、射干、木通、通草、白鲜皮、白屈菜、五味子、石菖蒲、丝瓜络、僵蚕、百合、马兜铃。上述诸药何能尽用，但所用未出其范围，临证选药组方，视病证所定。举例为范，例一，哮喘发作，用止哮方。组成：苏子、前胡、地龙、全蝎、杏仁、黄芩、射干、白鲜皮、川芎、白屈菜。水煎服，疗程为 7 天，疗效稳定。例二，鼻不利久治不愈，近又发作，用利鼻方。组成：黄芩、黄芪、细辛、防风、乌梅、甘草、白芷、川芎、苍耳子、辛夷、白术。水煎服，疗程为 7 天，3 个疗程而解。例三，鼻性哮喘发作，用鼻哮汤。组成：细辛、全蝎、苏子、地龙、麻黄、黄芩、射干、苍耳子、辛夷、白鲜皮、徐长卿、白屈菜。水煎服，疗程为 7 天，服药 2 天，鼻哮均见好转，治疗 7 天，临床症状消失，用药 3 个疗程。以扶正之剂疗其本。在诸多的药物中选出三组方药，经过 20 多年的应用，虽然取得成效，但是鼻性哮喘的临床表现多变性，仅用三组方剂尚显不足，所以文中所列诸品，几乎凡诊必选，无一不用。如何选用，随诊弟子大多心领神会。此环节乃随证用药，系对鼻性哮喘的辨证施治。除三组方外，余药的应用，必随证而施，可见鼻性哮喘所治之难，据病家陈诉，"孩子的病变幻莫测，鼻塞、流涕、哮喘随时可作"。据临床所知，此因有二，一是寒，二是热，寒者外袭，热者内起。外寒动肺，内热蕴脾，一语道破鼻哮病之天机。方药中黄芪、黄芩、白术、党参、山药诸品的选用，不言自明。有关诸品同样备用以标本兼顾。本人深思，鼻哮一证，寒与热的因素事关大局，医者如何从内外入手，采取防治措施，成为鼻性哮喘获愈的真谛。

午卷　成　方

按： 所谓成方，即成功之方，经过实践证实其效，方可进入成方行列。著者对成方的研究近百种，成方的研究目标是必须有效，尤其是应超过同类方药的有效水平。如此看来，对成方的认识、应用及评价，必以疗效为核心。

1. 五液改变有妙法

五脏化五液，心之液为汗；肺之液为涕；肝之液为泪；脾之液为涎；肾之液为唾。液者，津液也。津为阳，液之清者；液为阴，津之浊者。津液在人体内，主要司滋润肌肤、百骸、脏腑组织，使之润养活动，津液源于水谷，各走其经，以利其使。五脏各有所液，发于外者，不息。五液各司其用，过者、不及皆属病态。

（1）汗：为心之液，其藏于心。在内为血，发于外者方为汗。汗有自、盗两种。素有"阴虚盗汗营血亏，阳虚自汗卫气弱"之说。凡盗汗者，实用清心，药选黄芩、生地黄、黄柏、黄连、当归、黄芪。虚用补心，药选酸枣仁、五味子、白芍、茯苓、黄芪。自汗者，实用清里，药选石膏、知母、人参、甘草。虚用固表，药选黄芪、防风、白术。诸汗皆治药物：龙骨、牡蛎、太子参、五味子、浮小麦、黄芪、玉竹、白术、山药、金樱子、冬虫夏草、石斛、紫河车、青蒿、韭菜子、麻黄根。

（2）涎：涎为脾之液，为脾所藏，所主。涎分脾寒用益脾，药用厚朴、丁香、山楂。脾热用泻脾，药用黄芩、枳实、藿香。寒热兼顾用白术、茯苓、扁豆、石斛。

（3）涕：涕为肺之液，为肺所藏，所主。肺寒、肺热均可致涕外流。寒者用防风、荆芥、菊花、甘草。热者用桑白皮、枳壳、葶苈子、黄芩。

（4）泪为肝之液，为肝所藏，所主。肝寒用熟地黄、枸杞子、山药、山茱萸、菟丝子。肝热用龙胆草、山栀子、黄芩、胡黄连、车前子、赤芍。

（5）唾：唾为肾之液，阴阳失调均可致唾，唾液稀者脾，浓者肾。阴不足用六味地黄丸，阳不足用八味肾气丸。

2. 抗毒灵和抗炎灵各有所长

2011 年 4 月 1 日（周五），出诊日。诊疗结束时，有位病儿家长提出咨询。其问：这两种药怎样用，同时还讲了买药经过。原来是候诊时听某女讲："我孩子总感冒，自从用了抗毒灵后，很少打针了。"在旁边的某男也说："我孩子也是经常发热，一感冒扁桃体就发炎，一用抗炎灵就好。"听了后正适合自己孩子的实际，动不动就感冒，不多久便发热，这两种情况都存在。所以，这两种药各买 4 盒。因此，想咨询一下如何用。对这两种药，几乎每次出诊都有人询问，归结起来，是两种药的治疗和应用有何异同。为了回答此问，还要从两药的历史说起。抗毒灵和抗炎灵均系换代制剂，在原来抗毒散和抗炎散的基础上经过小儿清热灵和牛黄清解散的过渡而成的新一代制剂。两种制剂共同点为，均可制热，热有内外，或者表里。在两个方中均有牛黄、珍珠和黄芩、柴胡，其中柴胡清外，黄芩清里。在两个方中对内外之热均可兼顾。方中的石膏与黄芩、柴胡共伍，主要清外热，是抗毒灵方中的重要组成部分。抗炎灵中的寒水石则重在清里热。不同点，在抗毒灵方中有大青叶、紫草、栀子等剂。在抗炎灵方中则含许多泻火之剂，如紫荆皮、板蓝根、射干、重楼、黄连、菊花、金银花等。经现代药理研究证实泻火剂大多具有抗炎作用。综上所述，抗毒灵适应于小儿感冒，以病毒之类感染为主，如伤风、感冒、鼻塞、流涕等外感之初用之为善。抗炎灵对感冒有热、咽扁桃体红肿之症最为恰当。一般来说,外感初起在表,先用抗毒灵。有热,或热高时用抗炎灵。有的病家将两种药一块用,这没有必要。因为,其中有的药物在两个方中均有其量,避免药味重复,不宜合用。如果先用抗毒灵无效改服抗炎灵,或者先服抗炎灵无效改服抗毒灵,这是可以的。有人问到,早服抗毒灵,晚服抗炎灵,或饭前服1种,饭后服1种。但在一般情况下,此两种做法均没有必要。临床此二剂,均可各与汤剂合服,以增强药物的治病效力。抗毒灵和抗炎灵是小儿外感病和呼吸道炎症的有效药物。该制剂从1987年应用以来,深受广大病儿家长的欢迎。不少病儿常备用此药,一旦用时,极为方便。实验还证明,二药毒性很低,药效很强,为小儿外感病首选之药。二药在无法区别时,亦可随意选用,二者对小儿外感类病均有良效。至少是退热、解毒、消炎等功能兼备。应用中未见有不良反应,是临床治疗小儿外感病的最佳良药。

3. 宝肺方,功在保肺

提起宝肺方,不妨先谈一下"肺宝",肺宝是程绍思教授研究的一种儿科新药,程氏系长春中医药大学内经教研室主任又是全科医生,我是儿科教研室主任同期共事。有日他开列一方(22味药,其中人参、白术、茯苓、甘草、桑白皮、地骨皮、枸杞子、瓜蒌、款冬花、紫菀、干姜、附子、麦冬、桂枝、胆南星、鳖甲、青蒿、沙参、酒大黄、黄芪、鸡内金等,代为保留一味)。此方主治咳嗽。如此大方,效用范围很广,对小儿咳嗽诸候均可涉及。参与临床验证，通过百例应用，一般服药4天，大多取效。从方中各类药物的功能看，各司其所，总体上止咳化痰明显，新药肺宝通过评审，上市入列。30年后，重提肺宝疗疾案，通过遐想，拟方更新，始于2012年入手，临证摸索，1年后定方，并称"宝肺方"纳入哮喘的用方系列。宝肺方由6对药组成，其中有的历史悠久，有的新组成方，权作新剂老药，多对联合，攻治难顽。方中天冬、麦冬是一对古老的对药，临床医生大多喜欢用，二冬膏是清代张璐在《张氏医通》中所创，为肺经清热养阴之剂，尤其针对肺肾之阴不足的咳嗽，有痰病人常用二冬入方。沙参、太子参为方中的二参，这二者互不相连，沙参有南北之分，处方用南沙参，治咳在润，用于肺胃两伤；太子参助沙参疗虚，改善肺胃不足。贝母、知母，这对药在方中，共同作用是相互促进，增强治咳效力。方源有二母汤、二母散等，其中《急救仙方》有贝母、知母各等份的处方，主治肺热燥咳，或咳嗽痰多。桑白皮、地骨皮，此对药来源于钱乙的泻白散，二药治咳各司肺经之明火与伏热。款冬花、旋覆花在方中重在治嗽，消痰作用明显，尤其寒热不清、痰积多变者，用之颇宜。苏子、炒芥子，取自《韩氏医通》的三子养亲汤，其中苏子降气治喘，芥子利气去痰，所以治痰喘为宜。综观此六对药之伍，疗效明晰，但同组一方则为复方，而成12味药一组，此时之对药如何变化？其各药之间的交错，其变又何？在疗效观察中发现宝肺方对小儿肺系之咳、之痰、之喘、之哮等证的治咳、治痰、治喘、治哮等均有效果，尤其诸证缓解阶段，疗效可靠。与肺宝相差不多，但药味确少其半。

4. 一味薯蓣饮推衍

　　一味薯蓣饮，顾名思义是由一味山药独自组方的。此方系清末民初之名医，河北盐山张锡纯所著的《医学衷中参西录》收载的方药。此方乃张氏所定，张氏从医面临西医东渐之际，其力主中西汇通，亦善治西医难治之例。其用山药120g，水煎，频饮如茶，治痨瘵发热，或喘或嗽，或自汗，或心中怔忡，或因小便不利致大便滑泻，及一切阴分亏损之证。薯蓣在《神农本草经》中列为上品，因古时生于山中，所以又称山芋，后称山药，近代栽培于大地，以河南为主产区。山药作为补益之品，组方者多，单用一味，本草有记外用治乳疮或涂冻伤者。大量一味成饮，为张锡纯所创。一般本草认为山药重在补益脾、肺、肾三脏之气。如补肺治咳喘；补脾治肠泻；补肾治尿遗等。从张锡纯用药经验得知，用山药必剂量足，所谓用药大量起沉疴。在《医学衷中参西录》一书启发下，应用山药50余年，虽无单一味经验，但以山药为主协同诸药，所治儿病，至少十种之多。如山药与黄芪为伍成为婴儿壮（新制剂）之主剂；山药与玉竹为伍为防哮方（临床应用方）之主剂；山药与冬虫夏草为伍（新制剂）为益气固本胶囊之主剂。此外，在临床用山药，常与下列诸药组方疗疾。如山药与牛蒡子治哮喘久虚之证；山药与天花粉治小儿消渴；山药与车前子治小儿急热腹泻；山药与白术治疗泻而不化；山药与茯苓治脾虚而乏，大便不整；山药与党参治稀便倦怠；山药与芡实治久泻而滑；山药与鸡内金治食少脘胀；山药与韭菜子治遗尿；山药与补骨脂治遗溺；山药与金樱子治尿频；山药与萆薢治尿浊。山药的应用注意肺、脾、肾之虚是阳虚还是阴虚。若属阳虚之证适用焙山药；阴虚的用生山药。鉴于山药是食药共用之品，作为食品，必经煮、蒸、炸之法而改变其性，对人体仅有补益功用，其补阴之力薄。凡药用也要分生、熟两品，仅论山药者，皆指生品，即生山药，生山药炮炙简单，原药水洗去皮，干而切片即成，炙者用炒法，即加麸（小麦之皮）拌炒而成，此法去生性，临床处方用生者写山药，用熟者当写炒（焙）山药可也。

5. 防哮汤之旨在防

哮喘病是病程较长的病。本病反复发作也令人棘手。一般而言，临床对发作的哮喘经治大多可解，但预防发作方面却少有良策。预防措施，中西医均有招数，可是病家均叹缺乏妙招。有些病儿发作频繁，苦于求防，求医心切。每诊哮证，病家无不以根治为愿。1972年春，某病家携4岁子求诊。其家父言：病儿患哮喘2年。几乎月月犯病，经过治疗10天左右缓解。我们从800里外来求诊，主要是想根治。经检查患儿仍有痰候，以缓哮方治之痰去。依常理哮止不治，本例家长要求，大夫光治哮不行，应予防哮的药以求不犯，少犯也可。

防哮二字从此纳入医疗日程。如何防哮？如何提高防哮能力？明代万全说：哮喘如若断根，服五圣丹。可见治哮断根与防哮同出一辙。经过对哮喘的病理分析，从肺脾肾之虚入手，以使三脏之气和，增强防哮之力。拟定黄芪10g，玉竹10g，太子参2.5g，五味子2.5g，女贞子10g，补骨脂10g，牡蛎10g，山药10g，佛手5g，大枣10g。水煎服。一个月后病家复诊，其说：

初诊服之痰去，有效。黄芪方服 7 天，患儿有力，进食好。自行就地照方取药连服 3 周，患儿一般状态明显好转，未感冒也未作哮。前方加熟地黄 10g，何首乌 10g，海螵蛸 10g，再服 2 周。3 个月复查，患儿一般状态如常，哮喘未作。与治前月月哮喘发作相比，疗效显著。为了观察定期疗效，嘱其休药观察。复经 3 个月，天气转凉，家长担心感而作哮。携子再诊，一般状态如常，体检无异常所见。再方巩固防哮效果。方为黄芪 10g，百合 10g，熟地黄 10g，何首乌 10g，海螵蛸 10g，山茱萸 10g。水煎服。连服 1 个月复查，患儿一般经过如常，治疗和观察期间，饮食增强，睡眠安稳，虽在幼儿园亦未发生感冒，哮喘未见发作。

仅此一例，但为哮喘之未病治疗提供一些经验。在后来的大量病例观察中，防哮虽难，但近期稳定、减少发作、发作亦轻，甚至 6 个月、1 年、3 年未见发作均有例证。经过 10 年的观察，所用方药基本稳定。据医有定方之说，疗前用之方拟为防哮汤，广为治哮应用，疗效不菲。至今已实践 40 余年，回顾防哮二字，出自病家祈求，治之取效，归结定方，称为防哮，以再接再厉，终求防哮成功。

6. 中医新方起沉疴

中医药学中的方剂是临床治病的重要措施。方剂的组成少者一味，多者几十味。自古以来所立方剂无法估算。从江克明等主编的《简明方剂辞典》获知，其查现存方书三千种，载有方剂数十万余首。可见方剂种类之多难以言表。从医教研的经历中，综观中医诸籍，任何一书所列方剂均有所异。当然不乏其古方传承千载不变，如《伤寒论》之方用之今日不减。但新方的不断涌现成为历史的主流，在我的婴童系列书中，其中仅《婴童病案》一书所立新方法达百种。新方的不断创立，无疑疗效也在不断提高。当代尚有不少病为难治之类。常有文献报告治疗攻坚，疗效突破，成果殊奇等新方捷传。尚有许多奇效良方在当代医者现时医疗战线上发挥着救死扶伤的伟大作用。

小儿感冒发热，原本是小病、常见病。中西医均有病人求治。以近时例证述新方之用。

2012年至2014年间，所治外感发热病人增多，何然？如病儿男，4岁。一年病感冒4次，每次均用退热、抗炎等西药治疗方解。此次病于春，发热39℃，用中药试治，按风热感冒、为毒所伤论治。处方：柴胡10g，黄芩10g，石膏10g，寒水石10g，重楼6g，射干10g，青蒿10g，蝉蜕10g，野菊花10g，金莲花10g，紫草5g. 此疏解风热、败毒内外，二剂而愈。依此所治，大多获效。此方为治感新方，治疗打破常规，至少去热。病人悦之，相比之下，效与益双收，未见其弊。按析本方与古今治感之方，其中药物有同，但组方则异，异者为新，所以医者治病，不仅要与时俱进，而且要结合实际在前人经验的基础上再立新方，进一步提高疗效。辨证用药如何，必用疗效施评。俗言，行之有效即是理。治疗小儿感冒发热，尚有病人形体、病情及治疗反应等许多不同，故此新方尚有许多周旋余地。如探讨新方，令疗效殊奇者大致有三，其寒水石、紫草、青蒿。三者治病各有所用，不足为奇，但用于小儿感冒发热之风热证型，尚未见报端。究其理应从药物组合，如相须、相使、相畏、相恶、相反、相杀及单行。此《神农本草经》用药七情，本方之用尽在七情，其真情若行，尚在思考中。后者必有能人解谜。如往前瞻，医中疑难，不治之症，在万千之卒中，必有明帅，布阵攻坚，取胜何愁。

7. 太极丸勿妄投

在多年的临床诊疗中，经常听到病家陈述孩子用太极丸的历史。某日，一位奶奶带孙子就诊，其诉给孩子治两种病，一是孩子厌食有 5 个多月，二是大便稀有 10 天了。听别人说，孩子不吃饭用太极丸下火，随即买了几盒，按说明服药。孩子 4 岁，大便干 1 天 1 次，服了 2 天，大便稀，1 天 4 次，多时 6 次，厌食更重了，几乎无食欲。就此例证至少要讲证与药，药又分名、药、用 3 个话题。先论证，患儿主证厌食，进食虽少，但体不瘦，此病在胃，胃伤脾未及，理应养胃进食。但用太极丸实属不当，不仅胃不得救，反而伤及脾，因此厌食有增无减，脾伤而泻。所以，就诊目标明确，新病治泻，久病治食，此治另议。

本文所议乃太极丸。太极丸何许药也，此品虽名不见经传，但其市场之广非一般药所能及，几乎家喻户晓。所以用之亦多，当与不当常有发生，下边明示之。太极丸首先是名，以太极命药方之名的有二，一是太极丸，二是太极黑铅膏。太极丸载于《验方汇辑》，不知何人所制，更不知何时所名，据推测以太极命称非同小可。太极本哲学术语，乃道家学说，莫非与道家有关？不管何意，太极者乃极大至高之意也，示太极丸之药为上品，组成药物有天竺黄 5g，胆南星 5g，大黄（酒浸）10g，僵蚕 15g，麝香 1.5g，冰片 1g。制为蜜丸，如芡实大，朱砂为衣。每服 1 丸，姜汤送下，一日 3 次。从药性组方分析，大黄为君，天竺黄、胆南星是为臣，僵蚕为佐，余皆为使。全方有治热、除痰、泻腑、安神、开窍之功。主要用于实证、热证、里证。治小儿时疫，发热昏沉作搐方。现代临床治小儿发热，体温高于38℃，咽红肿，舌苔白厚，舌质红，脉数，尤其伴有大便干结为适应证。如此看来，厌食的孩子病在胃，不热，形虚，大便虽干，但一天1次，药证大相径庭。大黄为主剂，虽经酒浸其功力仍存，患儿服用，虚证难受其伤，故胃腑未复，脾又受其害。所以厌食加重，大便又溏。由此而知，太极丸之用必须选对证，一般传云，太极丸是太平药，孩子有积火、厌食可以放心用。本例病例是可说明太极丸不是太平药，不是里热实证不宜服用。如果应用，也要视大便改变而加减用量，一般是用药后大便稀，1日2次可减量用，3次以上应停止用药。若大便稀1日5次，尚应用药调治。

8. 仁丹治病探幽

仁丹即人丹。提人丹一般人不了解，但讲仁丹，知道的人可能要多。但人丹治何病、如何用药则更少有人知晓。不久前有位年岁大的人问我，现在怎么不见人丹了，早些时候人丹是一种时髦的药。余曰：人丹从未用过，年幼时服过。在新中国成立前后的一段时间，全国各地的公共场所，都有仁丹的宣传，可以说，除了仁丹宣传外，几乎见不到其他药。仁丹到底是啥药？做啥用？为什么到处宣传？ 1960年学习方剂时，有机会查清了仁丹的真面貌。仁丹的本名是人丹，出处多数书认为以《中药制剂手册》为准。《现代中成药》所记：仁丹药物组成：藿香叶、豆蔻、木香、冰片、朱砂、薄荷冰、丁香、砂仁、陈皮、儿茶、甘草、檀香。从药物功能、总体组合分析，本组方药属于清剂、气剂，具有清凉通窍的特点。因此，其对天气炎热、暑气太盛而见的烦热、肠胃不和、食纳不振、消化不良、头目不清、胸腹胀满、身体不适、劳力疲乏等脾胃方面病证具有调治功效。在广告宣传中每有"家庭必备"字样，可见这是一组具有治疗和预防作用的药物。某次乘车途中出现晕车，体力不佳，服几粒仁丹便解。在日常生活中几乎家家都备此药，足见其宣传力度之大，成为家喻户晓的良药。仁丹是水泛丸剂，米粒大小，色深褐，有清凉味，主要是冰片、薄荷引致。服用方便，常规口服，每次 10～15 粒，温水送下，1 日 3 次。亦可 3～5 粒，平时嚼化，时间不定。仁丹是太平剂，值得关注的是朱砂，其在方中仅为药衣而已。提起朱砂，便与安神、镇静相联系。其实朱砂在《神农本草经》列为上品，安全无毒。经云："丹砂，味甘，微寒，主身体五脏百病，养精神，安魂魄，益气，明目，杀精魅邪恶鬼。久服通神明不老。能化为汞，生山谷。"因此说，朱砂的应用比较广泛，许多丸散剂含有朱砂，旧时修炼长寿之人多取朱砂炼丹。本草明言朱砂治百病，益气，且久服通神不老。所以，仁丹含有朱砂之功亦在于此。但是，朱砂生于山谷矿中，能化为汞。汞的毒性世人皆知，对此必然要引起注意避免化汞方保安全。仁丹用之如此之广，关键是疗效可靠。现代药理学家进行深入研究，指出仁丹具有抗菌、助化、解暑、镇静、止痛、除胀、增力等作用。至此，仁丹之剂所治何病明矣。至于仁丹善治百病之说，在无诊断条件下，机体不适，暂用仁丹试服也未尝不可。多年诡秘，如今一文而释。

9. 肥儿丸汇集一帙

肥儿丸是未登大雅的名药，几乎是家喻户晓，肥儿丸所治疾病不讲即明，是常用的肥儿药物。但是，肥儿丸的问世不止一家，从宋代的《太平惠民和剂局方》立有肥儿丸，继金元及明清均有肥儿丸，名虽同治相异，其药组成有别。兹将国内仅遴选的6家肥儿丸及从日本回归的《儿科方要》所载的肥儿丸一共7家，现分别介绍其家门及方药。

（1）宋代《太平惠民和剂局方》为太医局编的处方配本。肥儿丸组成：炒神曲、黄连、肉豆蔻、使君子、炒麦芽、槟榔、木香。猪胆汁和丸，粟米大，每服30丸。主治疳瘦。

（2）宋代《洪氏集验方》为洪遵撰。洪氏生于北宋卒于南宋。荫补高官，关注医药，收集验方167首，分6卷出刊。其中肥儿丸组成：黄连、芜荑、神曲、大麦芽。共末，猪胆汁和丸，绿豆大，每服30～50丸，食后开水下。主治疳热不化。

（3）元代《卫生宝鉴》为罗天益撰。罗氏师从李杲（字明之，晚号东垣）门下十余载。所著宝鉴有肥儿丸，其组成：炒麦芽、川黄连、芜荑、炒神曲、胡黄连。研末，猪胆汁和丸，麻子大。每服30丸，米汤下。主治食少不化，腹满而瘦。

（4）元代《丹溪心法》，为朱丹溪著述。朱氏为金元四大家之一。书中肥儿丸由芦荟、胡黄连、芜荑、炒神曲、黄连、白术、山楂组成。共末，猪胆汁和丸，如粟米大，每服60丸，食前米汤下，主治疳积。

（5）明代《幼科发挥》为万全撰。万氏三世称医，著名于世。著述颇多，《幼科发挥》所述肥儿丸，药物有人参、白术、茯苓、山药、莲子肉、当归、青皮、木香、砂仁、使君子、神曲、麦芽、陈皮、桔梗、炙甘草。为末，荷叶浸水煮粳米粉糊为丸，麻子大，每服15丸，米汤送下。主治脾胃两虚，食少体瘦。

（6）清代《医宗金鉴·幼科心法要诀》为吴谦主编，乾隆御敕，集天下良方而成。吴氏系太医院院判，供奉内庭，医术高超，著述颇丰。《幼科心法要诀·脾疳》曰："脾疳面黄肌消瘦，身热困倦喜睡眠，心下痞硬肿满胀，卧冷食泥腹痛坚，头大颈细食懒进，吐泻烦渴便腥黏，攻积消疳肥儿治，补脾参苓白术先。"肥儿治即用肥儿丸治疗。组成：人参、芦荟、白术、胡黄连、茯苓、黄连、使君子、炒神曲、炒麦芽、山楂、炙甘草。为末，黄酒糊为丸，黍米大。每服20～30丸，米汤化下，主治脾疳。

（7）《海外回归·中医善本古籍丛书·儿科方要》。丛书主编郑金生，《儿科方要》著者吴元溟，明代万历间，随父业医，多善举，82岁卒。所著《儿科方要》，国内无存，但流传日本，回归祖国，2003年再版问世。其中祖传应验方肥儿丸，专列一栏，其谓：肥儿丸由白术、苍术、厚朴、陈皮、三棱、香附、山楂、荸荠、莲肉、麦芽、神曲、山药、人参、甘草、莪术、萝卜子、使君子、白茯苓、砂仁、木香、藿香、益智仁、白豆蔻、肉果、槟榔组成。共为细末，炼老蜜为丸，丸重5.5g，食后1丸，1日2次，白汤调服。主治疳积。以上不同时代的肥儿丸，其组方大同小异，主治均为疳积病。在旧社会小儿营养普遍低下，发育又有失调，因此，食少体瘦为主的疳积病发病率高，素有痘疹惊疳为小儿四大证。所以，肥儿丸应运而生，历代均以肥儿为旨，广为应用。回顾笔者于1969年研制的进食散和治疳散，主要用于小儿厌食和疳积之治。此二散原称肥儿散，但病家认为社会发展到今天，小儿体胖者渐多，厌食者多因饮食不当所致，与贫饥无关。故用肥儿散之称，病家担心肥儿。所以，进食散、治疳散之易称颇受欢迎。进食散与治疳散收载于王烈著《婴童翼集》一书。进食散（苍术、龙胆草、佛手、山楂、石菖蒲）主治厌食。治疳散（当归、麦芽、胡黄连、人参、槟榔、芜荑）主治疳积。

10. 还元汤与轮回酒

2012 年之秋，治一女性，10 岁，患有遗溺，常规治疗日久不愈。与病家议定加服"还元汤"，每次 10mL，1 日 2 次，1 个月为 1 个疗程。弟子抄方，神情愕然。遂之，引起本文。

谈起"还元汤"，为医家所命，而在方家则称"轮回酒"。在一般方剂学中，很难查到这两个名字了，更难了解其组成了。其实此二方是一码事，组成一味药，即"尿"。尿者又称小溲、溺等，今习称小便，在《药性歌括四百味》中用的是童便，即童子尿。提起童子尿，在我记事时，就听老人讲过"童子尿去火能治病"。学习中医之后，方知汉代的《伤寒论》在《辨少阴病脉证并治第十一》中，述白通加猪胆汁方时用"人尿五合（咸寒）"与葱白、干姜、附子、猪胆汁组方治疗少阴病下利不止，厥逆无脉之危重病证，开人尿治病之先河。时至唐代，《千金翼方》人兽部将人溺列为药物，并述"疗寒热头疼，温气，童男者尤良"。《本草纲目》在人部中将人尿的功用述之备详，尤其在"发明"一项，集明以前方中之尿疗经验于一帙，所治疾病范围极广，尤其强调："小便性温不寒，饮之入胃，随脾之气上归于肺，下通水道而入膀胱，乃其旧路也。故能治肺病，引火下行。凡人精气，清者为血，浊者为气，浊之清者为津液，清之浊者为小便。小便与血同类也，故其味咸而走血，治诸血病也"。尤为有意义的是李时珍引用元代朱丹溪一段言论，其曰："小便降火甚速，常见一老妇年逾八十，貌似四十，询其故，常有恶病，人教服人尿，四十余年矣，且老健无他病，而何谓之性寒不宜多服耶？凡阴虚火动，热蒸如燎，服药无益者，非小便不能除。"现代的临床医家关于尿的应用几乎为零。1970年，我参与编写《吉林中草药》，将童便列入活血药款之中。忆及当时处于"文革"破四旧年代，编者们顶着压力，将古老的尿疗进行了全面而细致的考究，用简洁的语言述其用，特别指出小儿尿为应用较广的一种良药，凡阴虚火旺之证疾，尤其血证疗效殊佳。用量以40～50mL为宜，加入姜汁、韭汁、米汁均可，日服1～2次，久服无碍。一般用2个月为宜。1994年，为了探讨尿疗的应用意义，通过自身实践，早晚各服50mL自家尿，历3个月未见不良反应，体力明显增强，服用5天睡眠大有改善。为了进一步研究尿疗，幸读日本学者中尾良一所著《尿疗治百病》一书。其在序中明言："古老且新异的治疗方法——尿疗法，小可以治疗感冒，大能拯救晚期癌症患者的生命，对所有疾病均有良效。这是美国的一些出版物对尿疗法的描绘"。作者研究"尿疗"多年，其谓"尿疗"历史悠久，在古老的印度、中国的汉代、罗马古国均有"尿疗"的记载。在日本也有千年的"尿疗"历史。其疗效神奇，在于尿可提高人体自愈能力及对人体起推陈出新的作用。因而对所有疾病，通过自身的强力，来摆平阴阳失调，达到机体调和，疾病恢复的目的。现代对尿的研究资料十分丰富，血到肾脏，有用物质留住，废物排出，其中成分复杂，多达200种，有用无用均在其中。例如中药人中白、秋石与西药乌司他丁针剂均由尿中提取而成，形成制剂，则无人非议。一旦喝尿治病则顾虑有余，甚至难以启齿。尽管如此，"尿疗"已遍及全球，至今所知，在我国接受"尿疗"的人群，以中老年人居多，多为经常规治疗难以取效的，在无可奈何的情况下而采取。从古至今，"尿疗"为世人所瞩目，说明其效无可非议，话又说回来，尿终归是尿，为人体排泄物，亦可谓之废物。废物有毒亦不用质疑，常言变废为宝，以毒制毒亦应其理。但应用中宜慎为宜。据实践提示，尿以自家尿为主，即自己的尿自己喝，但应注意，为确保尿的卫生，服药期应忌饮酒、吸烟等，凡影响尿的颜色、浓度和成分变化者不宜用。用时取尿的中间部分，并且要有时间限制，以现尿现喝为宜。留心用尿后的各种反应，一般认为安全适度。万一出现异常，停用即罢。成人每次服用 30～80mL，平均40mL亦可，1天2次，早起晚睡为适当。"尿疗"的适应证，当然由了解"尿疗"的医师选定为佳，至于个人自用，亦可适当试用，鞋子自己穿方知合适，因此，放开一点，细心观察，不妨一试，亦未尝不可。

11. 小儿哮咳喘胶囊几占鳌头

"小儿哮咳喘"是我院制剂之一，为重要的儿科系列成药。谈起该药，还有一段不平凡历程。如果从头说起，那是一个特殊年代，确切地讲是 1970 年，提倡小方治病，简、便、廉最合要求，是年研究一种小散剂，名称"小儿止喘散"，由苏子、地龙、甘草三味药组成，不用说，算是小方了，由于疗效达到 60%，所以，在院内的诸多制剂中算是小辈了，根本无名次可排。时至 1972 年，处方更新改称治喘散，列为第二代。4 年后，于 1976

年，经过规范的观察，疗效有所提高，又进一步更方为"治哮散"。连用4年，由于其对哮喘病止哮效果明显，稍加调整更名"抗哮散"，算是第四代。1980年又对上药进行研究，调方遣药，以"治哮灵"之称，纳入科研项目。经过与药厂合作，历时3年，对"治哮灵"的研究取得显著成效。其中动物实验止哮作用达到100%，据实验人员讲，疗效显著实属罕见。临床治疗哮喘病儿446例，总有效率达91.47%。相关专家鉴定认为，"治哮灵治疗小儿哮喘，疗效好，而且安全，是值得推广的新药"。大约10年后，为了让"小儿治哮灵"更加完善，开始对第六代小儿哮喘制剂进行研究，经过多年的深入研究，在临床取得良效基础上，以"小儿哮咳喘"为方名进行有关研究工作。至1990年，小儿哮咳喘的前期工作证实汤剂与散剂疗效大体相同，经过正规新药研制程序，于1994年正式用于临床。

小儿哮咳喘问世不久，因其疗效好，颇受医患欢迎，经常处于供不应求状态，初用的几年，每天有4位人员装胶囊还满足不了临床需要。大约10年后的2005年，医院对院内的上百种制剂进行了一次统计，并以年度销售额为据排出名次，小儿哮咳喘，名列榜首。又一个10年过去，2014年末，"小儿哮咳喘胶囊"连续10年独占鳌头，岂不兴哉。按常理，"小儿哮咳喘胶囊"应换代，以进一步拓宽其治疗范围、提高疗效、缩短疗程。但是，有两个原因使其无法完成。其一是药管部门严格而烦琐的新药开发制度，至少需要5年的研究周期。二是个人因素，今时年已85。可想而知，再经5年，心如有余，其力何尝能足？也只有"小儿哮喘胶囊"，从榜上下跌，方可激起再研之心。

12. 小儿肺证用方选要

小儿肺娇，易病，病以咳嗽、肺炎、哮喘、痰壅为多见。临证选方注意其要。

（1）咳嗽

基本方1：桃仁、杏仁各5g，桑皮、地骨皮、知母各10g，贝母5g，白前、前胡各10g。

功用：泻肺理气活血，止咳祛痰。

主治：小儿咳嗽偏实热型。

基本方2：百部、百合、沙参、白芥子、莱菔子、旋覆花、款冬花、党参各10g。

功用：益气养阴，止咳祛痰。

主治：小儿咳嗽偏虚型。

按语：对小儿诸般咳嗽，临证多宗此二方为基础辨证施治，或以一方独进，或二方合用，临证配伍，随证变化，每获佳效。基本方1主治偏实热型咳嗽。桑白皮泻肺中实火，地骨皮退肺中虚热，二皮合用取钱乙泻白散之意；知母与贝母合用，即二母汤，以清肺化痰止咳；肺气上逆则咳，故用善于降气的二前（白前、前胡）化痰止咳；桃仁、杏仁合用，即古之二仁汤，一入气分，一入血分，宣肺理气活血止咳。小儿咳嗽日久，伤气耗阴，咳嗽无力，痰留不去。故对偏虚型咳嗽多用基本方2加减，百部、百合、沙参养阴润肺，止咳祛痰；党参益气除痰；佐以白芥子、莱菔子祛痰；款冬花、旋覆花降逆止咳。

（2）肺炎

基本方：泻肺散：桑白皮 10g，石膏 15g，葶苈子 10g，前胡 10g，枳实 10g。

功用：泻肺火，去痰热，通肠腑。

主治：小儿肺炎，轻度用散，中度用汤剂。

按语：小儿肺炎为常见病，早在 70 年代，即应用此散治疗小儿肺炎，其止咳消喘作用较好。本方选自 5 个名方，如泻白散中的桑白皮、葶苈大枣汤中的葶苈子、麻杏石甘汤中的石膏、前胡汤中的前胡，枳实导滞丸中的枳实。取各方之主药组成泻肺之剂，对痰热闭肺之肺炎用之泻肺火，去痰热，尤其通肠腑之热，有利于肺炎之治。临证中对重证可随证选药以增强疗效。

（3）哮喘

基本方：苏子、地龙、射干、黄芩、侧柏各 10g，僵蚕 5g，白鲜皮 10g，刘寄奴 5g，川芎 10g，露蜂房 5g。

功用：活血化瘀，理气除痰。

主治：小儿哮喘发作期。

按语：小儿哮喘发作期乃因气滞、血瘀、痰聚，治疗要在活血化瘀。方中刘寄奴、川芎、露蜂房等活血化瘀，同时还兼有理气除痰的功效，另外苏子、僵蚕也有理气除痰之作用。现代认识到哮喘乃过敏性疾病，支气管处于痉挛、炎症状态，故选用地龙、白鲜皮、射干、黄芩抗过敏、抗感染、抗痉挛。

（4）痰壅

基本方：苏子 10g，半夏 5g，茯苓 10g，沙参 10g，桔梗 10g，款冬花 10g，川贝母 5g，瓜蒌 10g，胆南星 3g，僵蚕 10g。

功用：健脾利肺，理气祛痰。

主治：肺系咳嗽、肺炎、哮喘诸病过程以痰壅为主者均适用。

按语：肺系病证之末，多以痰壅居多。方中半夏、茯苓治脾化痰为方中之要剂，佐用苏子、沙参、桔梗、款冬花、川贝母、瓜蒌、胆南星、僵蚕诸品，力在祛痰。

13. 通气散治鼻三证拾贝

本文所用通气散，为《保赤存真》一书所载。是书系清代医学家余梦塘著述。作者论鼻病证治，介绍通气散治鼻病三证，如鼻衄（流涕）、鼻齆（鼻塞）、鼻不利（鼻涕、鼻塞）。在一般情况下，每病证设有一方，唯见本文一方治三证，成为临床鼻病证治的新亮点。有鉴于此，本文将通气散原方用于9～12岁患儿鼻病治疗，临床疗效可靠，但久效尚缺少资料。当代临床儿科病哮喘为之众，但其久效之碍，鼻病一马当先。因此治哮不除鼻病干扰，哮喘殊难治全。由此可知，如今凡治小儿哮喘者，必以疗鼻为重。有关鼻病理论，以临床为起点，《诸病源候论·小儿杂病诸候四》列鼻塞、鼻衄、齆鼻、赤鼻。虽有四证，但为小儿鼻病研究奠定基础。唐代《备急千金要方》及《千金翼方》则述鼻病备详，有证有方，几乎概括鼻病古今之大全，但皆一证一方。宋、元、明、清时期有关小儿鼻病文献，多以《备急千金要方》为据引以沿传。本文之通气散一方治三鼻病，而且疗效可靠，其理何在，试述之。

（1）通气散组成：羌活、独活、苍术、防风、升麻、荆芥、葛根、白芷、川芎、木通、麻黄、细辛、炙甘草、生姜、红枣。总体功效为疏利、通气。主治鼻塞、鼻涕、鼻塞加鼻涕。

（2）同方不同治：通气散，《太平圣惠方》《奇效良方》《证治准绳》《医林改错》等书中亦有，但其治鼻者仅本文之通气散。

（3）治病机理：夫，鼻者居面中属脾，但为肺窍，所以鼻气通肺，鼻与肺一体，故外寒内热多为其伤。鼻病流涕，塞而不通等为之习见，至于相应症状每多可见，如鼻干、鼻痒、浊涕、出血、疼痛等时有发生。方药之疏利、通气而解诸证，其效可知。

（4）善后治疗：《保赤存真》对鼻病善后之治，提供补中益气汤（黄芪、炙甘草、人参、白术、当归、陈皮、升麻、柴胡）。六君子汤（人参、茯苓、炙甘草、陈皮、白术、半夏）、六味丸（熟地黄、山茱萸、山药、泽泻、茯苓、丹皮）、人参平肺散（人参、桑白皮、知母、炙甘草、地骨皮、陈皮、五味子、茯苓、青皮、天冬）、五味异功散（人参、茯苓、白术、炙甘草、陈皮）。上述诸方治鼻证用于养正，可见作者临床经验丰富，对鼻之治至少分两步，一治标二治本，对鼻病也只有标本兼顾，方可求痊。

（5）撰者述评：余梦塘，江西人，长于儿科，生卒年代虽然不详，但其书中序言明示，道光十四年（1834年）成书，其为清末的儿科医家。对鼻病之治，从历史来看，又有一大进步，与今日之见相差不大。

（6）启迪与受益：通气散一方，在临床仿治取效之后，深受启迪，后来研究的利鼻方与鼻哮方的形成，均与原方有密切关系，具体而言拾其贝也。

末卷 药 物

按：作者对中药的研究有些心得。早在1970年，与邓明鲁、高士贤、齐强四人合编《吉林中草药》一书，已由吉林人民出版社出版，对药物的应用尤重开发研究。昔神农尝百草知药疗疾，历数千年之久，药物的功效不断发微创新。但是中药之味数可达万余种，其功效尚有很大发掘空间。老药新用的研究频现，本卷白屈菜乃其中之一。单味药如此，中药的复方、对药，其新发现的功效值得深入探讨。

1. 察口咽，选准药

察口咽是临床医生诊病必行项目。中医历来重视小儿口咽的审视。口咽为脾所主，与胃相关。口乃脾之外候。咽与喉为人体之要塞，气与食必经之路。口与咽相联又各有其专。小儿者对口咽变化敏感，因此，口咽察看意义重大，变者应药亦为临床之一巧。

（1）口：口之见症有口干，为胃阴不足，选药石斛、玉竹。口渴，为胃热，胃津亏少，选药天花粉、芦根。口臭，属胃热，选药生地黄、石膏。口淡，为胃中湿盛，选药藿香、苍术。口烂，为胃火上攻，选药黄连、石膏。口屑，为胃腐熏蒸，选药黄芩、生地黄。

（2）咽：咽之见症有咽红，为胃、肺之热上咽，选药重楼、射干。咽肿，为胃、肺之火上攻，选药山豆根、金果榄。咽脓，为胃、肺火热之极，选药山慈菇、牛蒡子、桔梗。咽腐，为毒攻胃、肺，选药连翘、生地黄。

（3）内膜：口腔内膜红，为脾热，选药黄芩、生地黄。口腔内膜疮，为毒热浸淫，选药紫草、石膏。口腔内膜疱，为毒火所攻，选药黄连、大黄。口腔内膜疡，为毒盛血虚。选药金银花、当归。

（4）口唇：红为脾胃之热，选药黄芩、白芍。深红为心热移脾，选药石膏、枳实、番泻叶。浮红为虚热之象，选药石斛、麦冬。青系肝热移脾，选药胡黄连、龙胆草。白属气虚，为肺虚犯脾，选药干姜、厚朴。黑乃肾寒及脾，选药芡实、乌药。干为脾热少津，选药生地黄、天花粉、石斛。裂为脾火上炎，选药大黄、寒水石。

此，局部所诊，联系全身，所用药物，为医者随证增减，从局部到全身，又全身而局部，其辨证论治之另一模式。药物之功，凭其验也。

2. 议治病之道，用药是关键

人们常说：药是治病的武器。因此，对药的了解、掌握、运用是医者的基本功底。当代的医生有全科医生，但更多的是分科医生，各科又有各自的药物群，而医者用药，如同将用兵，精骑三千，足可敌赢卒十万。我多年的临床用药体会是：药类如此繁多，各有其性，一旦调度不精，则疗效必差。治病之道，不善用药，其病何治？有次，一位学生随诊，对一名食积内热的病儿，方中开了一味白茅根。学生在抄方时，提醒老师食积内热的病儿，病见食少，微咳，咳时欲呕，大便整，小便黄而少。平时，多用清肺胃热，佐化积止咳之品，我说，先抄上下次再谈。病儿服药后8天。复诊告曰：孩子服药后见效，大便通顺，小便清。手足不热，食增，不咳。病家说，孩子好了，还要服药吗？诊余，对学生提出的白茅根问题，我对学生说，"病人治好了，说话便有说服力了。"用白茅根没有更多的创新。学生学的白茅根，是止血药，最多还可利尿。但不应忘记，白茅根性寒，味甘，入肺、胃、膀胱经。仅此基础，即可用于上例病儿，病儿肺胃热，小便黄，不利。用白茅根恰入其病之肺、胃，包括膀胱经热、小便不利。病儿用虽非白茅根一味，但，可清肺、胃、膀胱经之热，上可清肺，中可清胃，下除膀胱之热，岂不一药清三经？此选药之精所在。诸此类例，不一一枚举。但，治病之道，关键是用药之理，则不言而喻。学生感叹地说，善哉。

3. 柴胡、黄芩，治热好伴当

小儿体属纯阳，所患热病最多。临证所见之热证，主要分内热、外热、内外共热，此与古时的表热、里热、半表半里热大致相同，但前者更近于临床。本文治热习以前者为应手。治热应手之剂又以柴胡、黄芩为重。柴胡、黄芩为伴当由来已久。早在《伤寒论》的小柴胡汤、大柴胡汤里均有柴胡、黄芩，为组方之干。柴胡、黄芩二剂，历来为医者所青睐。何以然？柴胡为《神农本草经》上品，用至今日，其功用至少有：退热，尤对外感之热效为明显，镇静、止痛、祛痰、疗咳、健胃、调气、除疟、解毒、脱敏。上述诸功，有高有低，但治热之功居一。黄芩，《神农本草经》载为中品。综合古代研究黄芩之功，善治诸热，小儿热病多犯肺胃，黄芩以除肺胃之热为专。据观察，其除内热效力尤强。研究综合，黄芩有退热、利尿、抗菌、抗病毒、抗霉菌、镇静、降压、止血、升血糖、抗过敏、降转氨酶、利胆、抗疟、安胎等功用，特别全面。二药相伍乃强强联合。柴胡、黄芩治诸热，其功录青史。本文研制的小儿清热灵、小儿抗毒灵、小儿抗炎灵、小儿肺热平、和解散、清热散、退热散等10余种方中均有柴胡、黄芩的成分。临证处方，对热病诸类，治热之剂非柴胡、黄芩莫属。夫，小儿病热，传变迅速，每常早治外热晚入里，里热未除又达表，比比皆是。所以，善治者表里兼顾，未传先下手。因此，柴胡退外热居长，黄芩清里热为专。二者为君，内外之热均可屏除。柴胡、黄芩二味伴当历史之远，何人所为？医者圣贤张仲景当为始祖。后世之医，继承发扬，不断创新，柴胡、黄芩之功用已今非昔比，其临床应用越来越宽。

4. 再议石膏和寒水石

1963 年，我曾议石膏和寒水石。事过 50 余年，石膏和寒水石在临床应用中体会亦有所别。现将再议于下。先议石膏，石膏在《神农本草经》中列为中品。石膏分生石膏和煅石膏，临床治病多用石膏。中医素有生则去火，熟则收敛之说。石膏生用，主要用其性寒的特性，治疗热病，尤其肺、胃经热的治疗。石膏治热，始于《伤寒论》，如白虎汤、大青龙汤、竹叶石膏汤、麻杏石甘汤等。至于近代，《衷中参西录》还用石膏加阿司匹林以提高对热病的退热效果。临床用石膏主要治疗外热，尤其高热必选。热在表用石膏加柴胡、野菊花、金莲花为主。热在里用石膏加寒水石、栀子、黄芩、枳实。热在气用石膏加知母、竹叶、桔梗。热在血用石膏加紫草、生地黄、赤芍。寒水石在《神农本草经》中为中品，古称凝水石，今又称方解石和红石膏。寒水石与石膏的来源大致相似。临床石膏与寒水石均为性寒之剂，均有退热作用，但石膏侧重于表热，寒水石侧重于清里。其与柴胡和黄芩的相互关系类似。但石膏和寒水石均来源于矿，柴胡与黄芩则科属不同。临证对热证，内外兼有之热，石膏和寒水石同用效果明显。对其量的把握，胆大胆小各不相同，胆大者成两，胆小者几钱。临床证实，病有大热，毒深用大量足以抗热之势。热者毒盛。所以，石膏和寒水石多和解毒之剂相伍，疗效更高。1978
年，曾对一患儿，5岁，男，高热40余天，久治不愈。临证所
见热势炽烈，里热甚，气血失调，诊断不明，以热证，毒伤气血
论治。一般而论，病久伤气耗血，但病儿仍然偏实、偏里。故处
方：石膏25g，寒水石15g，柴胡10g，黄芩10g，知母10g，生
地黄10g，枳实10g，白薇10g，青蒿10g。水煎服，治疗8天热
解。诸症悉除，临床获愈。石膏、寒水石，联合诸药，仅8天治
愈40余天高热病儿。其理石膏、寒水石之功不可没。古人曾有
评价谓：石膏之效不亚于犀、羚；石膏之广不小于芩连。又说：
"大量石膏治难顽。"临床用量50～500g有之，儿科用量相对成
人为多，以病为准。石膏、寒水石之弊，因性大寒，寒则伤胃，
临床以粳米、山药之类佐之护胃。

5. 漫话马钱子的利与弊

提起马钱子，我还有"毛骨悚然的感觉"。原来有一段情节。
1958年末，学习中医时，讲到本草课，当老师讲到马钱子说：马
钱子含有士的宁成分，是剧毒药，但对麻痹有兴奋性治疗作用，
一听到含有士的宁成分，我想到学中医之前，曾用西药士的宁治
疗小儿肠麻痹，而出现严重反应，这种药不能随便用。于是产生
极为明显的对马钱子恐惧印象。时至1973年，收治一位格林—
巴利综合征的病人，男，9岁，双下肢麻痹。有效药物是马钱子。
由于没有用此药经验。所以，第一诊未用。诊后对马钱子进行文
献学习。《本草纲目》中称马钱为番木鳖，状似马之连钱，如木
鳖。其有大毒，属剧毒药。麻醉处方中有，药房有专人管理。士

的宁有兴奋脊髓作用，能提高肌紧张力。所以，是软瘫的最好治疗用药。士的宁是从马钱子中提取制成的注射剂，有严格的用药剂量规定，而且用后还要细密观察反应。如有呼吸异常则示为有毒性反应，要加用镇静剂。中医所用的马钱子，同样也有更加严格的要求。首先是制剂，生马钱子不能用。必经特殊方法制备。据说，要经采、洗、泡、炸、炒、刮晒、蒸等多种工序。最后必须是褐色（紫红色）才算达标。然后将其研为细粉备用。用者切记，制好的马钱子颜色是重要标准，如色变焦黑，其效不高，甚至低效不起作用。色黄了是生性未除，有毒而强，不能用。只有褐色才是无毒而效的药品。马钱子的毒性主要是子的油和气，通过烦琐的处理，将其油和气除掉方保安全和有效。为了慎重起见，开药之前，到药房看了一眼，为精包装紫红色细粉。在汤药之外，加服马钱子，9岁，每日0.2g，分3次，白开水冲服。连服10天为1个疗程，必要时服2个疗程然后休药。但两个疗程之间休药5天。该患儿经治不到1个月而愈。对马钱子的应用，取得成功。以及后来的应用均不见"毛骨悚然"之状。主要原因是医者用药，必知其性，知其性而用之，有的放矢，治而安之，此为尚。

6. 白屈菜来之偶然

由，白屈菜之所以叫白屈菜，就是它的叶、茎背面有点白毛，其实是绿色茎叶和开黄色，四瓣小花。因为，它的茎一旦折断，就有黄色浆汁流出，染到白色衣服上很不好洗。由于这是少见的特点，我叫它黄浆菜。在土门岭采药时，有人问我，采的啥，我答黄浆菜。在当地可能传开了。说到白屈菜之由来，故事不少。先讲讲由，白屈菜从产生到有名，有姓，不知道猴年马月。但明代皇帝朱元璋第五个儿子叫朱橚，被封为王爷，辖地开封。该王爷很有才华，特别留心中医药，他主编的一套《普济方》还不算。1404年，他刊出一本叫《救荒本草》的书，书中收载了经他考查可以荒年充饥用的野生植物400余种。其中就有白屈菜，特别有价值的是他亲自绘图在先，说明在后。这样白屈菜总算是出头露面了。因为是充饥用的食物，所以，许多本草书都没有白屈菜的位置。就连《本草纲目》也没有他一席之地。后来在民间传闻可治痛、泻及疔毒等病。白屈菜虽然未大展身手，但在王爷的书中总算扬眉吐气了。

来，白屈菜虽然名正言顺地立在天地间，但它能干啥，有多大能耐，仍然是怀才不遇地待在荒山遍野中。从《法定中药药理与临床》一书中了解，关于白屈菜的研究，提供了14家关于它的报告。我的报告是在1972年《新医学》杂志上，发表了白屈菜治疗百日咳500例的研究。其次是1973年，其他的报告均在1980～1990年之间，可见我们是最早将白屈菜扬名天下的。白屈菜从1970年进入我院药房，成为药匣里一颗璀璨的药星。除医院的药房有了白屈菜落脚地方外，市内许多药店也有白屈菜的位置，这就是白屈菜来到了它应该来的场所，发挥着它为人民服务、治病除灾的作用。

7. 白屈菜缘何能治百日咳

此话说来长矣。早在1969年的夏天，认识白屈菜，并知道其治泻。不久，一军人之子，男，2岁。因发作性咳嗽伴腹泻来诊，其云：孩子上边咳得厉害，下边拉得更重，快1个月了。因从军边防任务重，急于治好。能将肚子治好也行。鉴于患儿用过多种中西药物，越治越重，大便1日8次，咳嗽又疑似百日咳，且家长急于治泻，考虑中、西药均无效，刚好我们新采来的一种草药，民间说能治泻。如同意就试1～2日，剂量按中药一般用量。家长同意，便将白屈菜新品，晒了1天。给他50g，自己煎水服，第1次服3mL，加糖，如有反应随时来院。正常时第2次可加服到5mL，1日服3次，我尝过药味很苦，家人回家煎服，晚上1次，睡前又服1次，量均超过5mL。第3天孩子来了，家人问我，药不是治泻吗，怎么咳嗽好了，服药当晚就未咳嗽，大便未好，但次数也减了一半，不敢再服了，当即开了两剂壳苓汤（罂粟壳、茯苓等）治泻，服了2日大便又干了。停药而愈。这一例案未加思考，便放在桌内，一存就是一年。1970年，长春市百日咳流行，中西药治疗效果不理想，这时，我想起了1969年所治1例，咳嗽伴腹泻，服白屈菜2天，腹泻未痊，咳嗽先愈的案例。这一例启发很大，立项研究。周日上山采来白屈菜制成糖浆。经过一系列工作，试服多次安全。初用于病人20例，4天1疗程。复查有18例有效，而且有4例完全不咳。经过进一步研究，确定剂量、疗程。此刻，中附院用一种新药（当时叫706糖浆）治百日咳有特效的事就从病人中传开，一时间，每天要诊百日咳患儿一百余例，几乎天天爆满，患儿远近皆有。就这样我们开始了上山采白屈菜的征程。第二年共治了2700余例百日咳。总结了500例，疗效达到94.2%，以8日为度。当时创造了国内单味药治百日咳的领先地位。1972年，我国仅有一家国家级杂志即《新医学》，我们在此杂志上发表了白屈菜治百日咳500例研究的论文报告。首次将白屈菜应用于临床治疗的研究发表出来。白屈菜治疗百日咳也是史无前例第一家独创。吉林省政府颁发了省级重大科技成果奖励。白屈菜缘何能治百日咳，大致经过即如上所述，说起来容易，我和儿科的全体医护人员，付出的劳动和汗水用语言文字是无法表达的。

8. 谈治哮之药三对君

哮喘之治倡导三期论治，历时 30 年，发作期之治用治哮方，方中一对君地龙与全蝎。缓解期之治用缓哮方，方中一对君半夏、款冬花。稳定期方中一对君黄芪、冬虫夏草。君药稳定，其他剂如臣、佐、使剂则随证选药。地龙、全蝎治疗发作期，功在祛风止哮。地龙在古时主要用于治风。宋代《幼幼心书》最早用地龙治疗小儿哮喘。《中药大辞典》综述地龙有清热、平肝、止喘、通络等作用。本文治小儿病，主要用于止哮、退热、定痛、疗瘫、除痫与祛风领域疾病的治疗。全蝎，为治风之剂，小儿哮喘发作较急，现代医学认为过敏致喘发作快。中医的风论，明确认为风性疾速，哮喘作急属风邪为害，所以，发作期之治祛风为要。针对哮喘之急性发作，以全蝎与地龙为君，配合相关药物，祛风止哮效果明显。缓解期大多哮止痰盛，方用缓哮方，其中半夏、款冬花为君，与相关药组方，经过 10 天左右治疗，对缓解期以咳嗽伴痰的证候，有止咳化痰效果。其中半夏，处方用清半夏，与款冬花合伍，共奏化痰、止咳功效。稳定期，临床哮喘诸症基本消失。此期之治用防哮汤，方中黄芪、冬虫夏草为君，配相关药组方，对哮喘根治有益肾、抑痰等固本除伏邪之功。其中黄芪最早见于《神农本草经》，而其称则始于《本草纲目》。古代称黄芪可治小儿百病，黄芪功用很广。在小儿哮喘的稳定期治疗，主要取其补诸虚，益元气之功。合伍冬虫夏草，有增强补肾，强肺作用。对小儿具有防哮功能。以上诸剂为治疗小儿哮喘的常规用药，首选必用之剂。临证治病，选方用药最为关键。古人说：药有千种，善用者十之一二而已。治病制方，最忌主次不分，有主方则效必灵。本文所治哮喘各期，诸型的组方均遵此而制，用之应手而效多佳。

9. 治哮喘滥用药，应当慎

治哮喘病，本人有60余年经验，其中10年用西法，后50余年用中法。直到目前，中西医治疗仍然各宗一法。哮喘病程长、难治。病儿求愈心切，常跑多家医院求治。甚至听说哪里能治好，立刻前往。有的恨病尝药等。导致了滥用药现象的不断发生。特别是有些病家不顾药的适应证、剂量、配伍、疗程等约束，而放胆取用。结果，引发的不良反应也是常有发生。哮喘病不是炎，就算说它是炎也与细菌、病毒所致的炎不同。但对哮喘的治疗，首先误入的是滥用抗生素的圈套。中医有句话说的是："有是病用是药，则病受之，无是病用是药则元气受之，小儿元气几何？"抗生素类、品种繁多，而且日新月异。级别越来越高，制菌档次不断升级，可想而知，抗生素一不止咳、二不止哮。本是杀菌能手，结果人体大量友好细菌也被赶尽杀绝。体内的好朋友没了，元气必然受挫，抵抗力下降，哮喘反而迁延难愈。小儿哮喘反复发作，结果，元气几何的小儿，屡受药害，病气未除，元气又伤。另有市售的治哮药物，可以说是琳琅满目，见着就买，用之不当，影响效果。切要注意，在药品不知成分和用法禁忌等情况下，切不宜妄用。有的病儿用药不当，反而加重。古人有句话是"辨证不明，用药何能"。因此，同样是哮喘病，由于病性、病情不同，用药也应有所选择，不可盲目滥用药。药不对症的后果也是难堪的。哮喘病的病因复杂，病情变化大，在不了解病情和药性的情况下，以不滥用药为尚。有一例证值得深省。某哮喘病儿和祖母一样有哮喘病在身。祖母用氨茶碱有效，有次孙女哮喘较重顺手给孩子服了氨茶碱。用了几天，孩子心律失常又住院救治。此又一滥用药之教训。诸如此类案，医者有，病家也有，均当反思。病宜医而药，记之又记为恰。

10. 佛手释谜

1980 年以来，临床用佛手主要治疗脾胃病和哮喘的稳定期。用心的学生多次问及，佛手治脾胃病易知，而治疗哮喘的稳定期，却不得其解。虽三言五语复之，但其中之疑尚须释之。当代临床用佛手的医者众，文献论述佛手的资料匮乏。有关佛手的药物学论述，大多一致，其味辛、苦、酸，性平，入肝脾经。主要功能为理气止痛，消食化痰。根据佛手的功能，初用以脾胃病证为主。从运用中体会到佛手在调和脾胃病证方面，有其独特效能。据临床实践，佛手具有"上可进食，中可止痛，下可除胀"的功效。如果与相关药合伍则疗效更佳。本文习惯佛手配枳壳治厌食。配菖蒲治疗胃虚食少。配莱菔子治胃积不食。配龙胆草治胃热厌食。配麦芽治食少不化。配石斛治食少味淡。配山柰治胃寒脘痛。配白芍治胃热脘痛。配青皮治胁胀。配乌药治脘胀。配厚朴治腹胀。配瓜蒌治胸满。配九香虫治肝病胀满。此外，临床拟定的"消癖散"，其由佛手和丹参、三棱、鳖甲、急性子组成，用于小儿肝脾肿大、腹胀等证。还有小儿"进食散"，由佛手、龙胆草、白芍、麦芽、枳壳、石斛、山楂组成，主治小儿诸种厌食。除上述应用外，本文在研究小儿哮喘稳定期之治时，根据《本草纲目》和《本草从新》所记：佛手有"治痰气咳嗽"的功能。在一般本草中论述痰药，则重在化痰、祛痰、除痰、消痰、滑痰、涤痰、豁痰、下痰等针对外痰而拟。所谓治痰气咳嗽，则另有其意。一般而论，咳嗽，乃指咳者有声，嗽者有物而言。临床习以止咳化痰治之。凡治嗽者皆离不开治痰之法。论中所治痰气者，则别有心裁。细嚼其字，痰气者，痰之气，即内痰。内痰乃痰之生成过程。形成之气谓痰，此无形。其有形者为质，即痰质，所谓的外痰，诸痰之治皆针对此痰。外痰易治，内痰难疗。从古代流传下来的"怪病生于痰""痰为百病之源""诸病皆生于痰"等论述，皆痰气内生作怪。哮喘病，素有夙根，根于肾不足，肾不足而虚，痰气有余而伏。因此，哮喘稳定期，当以扶肾之气，除伏痰之余为宗。佛手善治痰气，所以，对哮喘稳定期之治，成为首选之要剂。临床具有防哮作用的"益气固本胶囊"，其中佛手和黄芪、冬虫夏草为伍成为方中之要剂。在巩固哮喘的固哮方中，佛手和黄精、陈皮为伍，也是方中要药。在文献和临床实践中，经常有对佛手和香橼的争论。有的药物学将佛手之后括入（香橼）。佛手和香橼也难怪相混，甚至互为替代。但本文所用佛手不可替代。虽然佛手和香橼同是芸香科柑橘属植物，而其种不同，一是佛手，一是香橼。两者在性味、功能方面也极相近，故佛手内除伏痰之功，远超于香橼。说到此，不能不顾及到一点，中医治病，贵乎辨证，谙熟药物。清代徐大椿，字灵胎，是著名的医学大家，他一语言道："用药如用兵。"结合临床而言，治病取捷于精当之药石。识证知药为医所备。只有灵活配伍，触类旁通，才能妙以"施治"，从而提高疗效。佛手释疑至此，某生先睹为快，其恍然大悟，并叹，随师侍诊，模仿师方，熟知佛手其用，但不悉其理，临床置疑，方解其惑。

11. 漫话映山红

2012 年的春末一天，恰巧是周五，我的出诊日，刚诊完最后一位病儿，有位病儿家长说："老教授，有个问题求教一下。我家住在延吉，是山区，据家乡人讲，有种叫达子香的药能治老年咳嗽。这种药好买吗？"这时有位来自黑龙江的病儿家长和另外几位说也想听一下。我和他们说起，达子香能治老年咳嗽病，不过对这种药的应用，仅限于民间，在医院和中药店中还没正式应用，但在许多中草药的书中均有记载。

首先是名称，在书中称原植物，其名称不少。达子香，或称达达香是民间的一种称法。在书中称之满山红、映山红。规范的称法是兴安杜鹃，归属杜鹃花科。此外，还有靠山红、山崩子、山杜鹃、金达来等不少称法，金达莱是朝鲜族的名称。映山红主要产地是东北三省，还有内蒙古一带。吉林省的延边、通化地区是主要产区。映山红喜欢在山顶上石砬子的环境中生长。映山红开紫红色花，柱比花瓣长，此花好认，到了春天，在山的远处，就能看到成片的花，此花有个特点，先开花后生叶，叶近革质。说到这里，病家说："能认识，到时候多拔一些。"我说："拔

不动，此花是常绿灌木，根在土石之间，用的是叶子，冬天也能
采，不过叶子卷成长筒状，揉后有香气，嚼之味苦涩。"研究证
明，该药有止咳、祛痰功效，对慢性支气管炎及咳嗽病有疗效。
用其鲜叶或干品均可，有的用花但疗效不如叶子。用量与普通药
差不多，但新鲜叶要比干品多一点，一日用 20～30g。水煎服，
一日服 3 次。有的泡酒分次服用。病家又问用多少时间为止。因
为这是一种民间用药，一般用 15 天为度。对中草药的了解，得
力于当年上山下乡认采中草药。东北三省，尤其吉林省各地均实
地考察过，1970 年参加编写了《吉林中草药》一书，还常带学生
到山区进行中草药认采教学，因此对民间中草药有了一些认知。

12. 芦荟治病之广

现代的芦荟，几乎世界各地均有栽培，但在千年前唐代药书
尚未见记载。宋代的《开宝本草》，约 10 世纪始有收录。其后传
入日本，后来又从日本传入我国，这时的芦荟，称之木立芦荟，
是芦荟品种中的良品。芦荟在本草书中述其苦寒，归大肠、肝
经。具有泻下、清肝、杀虫等功效。但临床大多用其治疗便秘，
并且入丸散剂。当代对芦荟的研究，日本做了大量工作，据日本
芦荟食品株式会社的专家编著的《芦荟治疗百例》一书介绍，芦
荟除治疗便秘外，尚可治疗下痢，烫、烧伤，刀伤，胃、十二指
肠溃疡，口腔炎，癌症，糖尿病，哮喘，鼻炎，过敏症，膀胱
炎，高血压，肩凝，头痛，齿痛，齿槽脓漏，痔疾，酒刺，粉
刺，皮肤粗糙。在我国对芦荟的研究应用也有不少突破，如艾滋
病、单原发性肝癌、肺癌、白血病、痤疮、黄褐斑、手足癣、银

屑病、皮肤溃疡、肝炎、腮腺炎、痛风、单纯性肥胖症等。本人据唐代诗人刘禹锡（772—842 年）用芦荟治疗湿疹获效而写下诗篇。临床应用长春产的芦荟汁新品，涂擦患处，1 日 2 次，效果很好。长春地产芦荟大多属日本木立品种，疗效好并安全。芦荟是百合科植物，有 300 种以上，用之有效的只是数种。芦荟的应用限于口服和外用。一般口服多用芦荟汁制成的干品，成人每次 1 ～ 2g，外用适量，干品和鲜汁均可，但一日用鲜品 15g。若干燥后可缩为 1/25 左右。因芦荟含有芦荟大黄素苷为主的化学成分，所以用芦荟治病必须注意大便的改变，大便干者多服，大便不干者少用。一般毒性不大，如有中毒可用冰糖茶解之。应当注意的是在服用过程，大便稀而腹痛时应立即减量和停用，多可平安。对芦荟的应用，为避免大便稀薄，可选外用，尤其是穴位给药。在我的哮喘病研究中，应用新鲜芦荟叶片之汁，涂擦解溪穴和涌泉穴双侧，1 日 2 次，对哮喘有防治功效，与临床常规治疗合伍可提高疗效。

13. 返魂草与紫菀

关于返魂草与紫菀，在临床医生中，知紫菀者多，知返魂草者少。紫菀在《神农本草经》中列为中品，不过本经写的是紫苑。到了唐代,《千金翼方》则改称紫菀，其实苑与菀是通称，一般应用仍是菀。紫菀是临床常用的一味肺经用药，因此对紫菀的认识一般来说不在话下，但对返魂草来说，则了解不多，以返魂草之称，所有本草及现代中药之类的中药学均未见返魂草的独立记载。《中医大辞典》和《中药大辞典》是载药齐全的巨著,及第一版《全国中草药汇编》以草药为全的辞书，均找不到返魂草的身影。可是在紫菀的资料中每可见到返魂草的点点滴滴。比如，《简明中药药名辞典》一书，在记述紫菀的别名时，列有紫菀，异名：青菀、紫蒨、返魂草根、夜牵牛、紫菀茸、紫菀头、软紫菀、北紫菀、辫紫菀。因产地不同尚有亳紫菀（安徽）、祁紫菀（河北）之称。在炮制上又将紫菀分为生紫菀和蜜紫菀。

我们再看一下返魂草，顾名思义，返魂草是起死回生的救命药，中药中的灵芝被称之仙草，所以习称灵芝草。这两种返魂草，都有返魂作用，乃是传说。传说归传说，我们要讲的返魂草也有一个传说。很早之前，在长白山脚下，有一老者，常年有咳嗽气喘病，现在看起来像哮喘病。有一次犯病，老者气上不来，几乎人事不省。这时有一位认药的人告诉他的儿子，在我们的山脚下有一种开紫花的药，赶紧采来救治。老者服后不久，就醒了，自觉胸通畅了，气脉也大有好转。不久老者的病缓解了。这是什么药呢，一时叫不准，但他能返回魂来，就叫它返魂草吧。经过不少年，懂药的人细看长白山山脚下的返魂草和紫菀十分似。所以说，返魂草在民间流传不断，在药学上则只谈紫菀，而不谈返魂草了。近来从电脑查悉关于返魂草记载，不妨节录如下。返魂草，又称青菀、山白菜、驴夹板菜、驴耳朵菜、还魂草、小辫。从别名中可以看出两者有许多相似之处，其中返魂草根即紫菀，则说明二者相同。值得重视的是拉丁名两者都是 *Aster tataricus* L.f. 这是植物学记载十分重要的标号。从植物原形态上对比差异，返魂草与紫菀科属一致，形态略有差异，紫菀为多年之草本，高 1～1.5 米，根茎短，簇生多数细根，外皮灰褐色。茎直立，单一，上部多有分枝，根生叶丛生，花期脱落，叶片蓬状，长椭圆形至椭圆状披针形；茎生叶互生，几无柄，叶片狭长椭圆形或披针形。头状花序多数，伞房状排列，总苞半球形，苞片3列，舌状花带蓝紫色，单性。瘦果扁平，果期9～10月。产于山地或河边草地、路旁，遍布全省（《吉林中草药》）。返魂草，为多年生草本植物，株高60～150cm，根状茎斜生，须根多数，茎直立，无毛，上部多分枝，单叶互生，叶柄短，茎部有两个小耳，中部叶较大，两面无毛羽状或近掌状深裂，长10～20cm，宽8～15cm，裂片披针形，先端渐尖，边缘有密锯齿，侧裂片2对或1对，较小，头状花序多数，生茎顶或枝端，排列成复伞房状，总苞筒状，背面有毛，舌状花在8～10个，黄色，舌片长圆状条形，筒状花多数，瘦果圆柱形，有纵沟，冠毛污黄白色。多数花期在7～8月，果期9～10月（《百度百科》）。我曾在长白山区实地考察，紫菀与返魂草大同小异，科属相同仅品种有异。二者均可入药，应用中多有混淆。植物界的品种变异每有发生，但其基本作用大多类似。从临床领域来看，返魂草和紫菀是同类药而不是同一种药，据当年所见研究返魂草的药材，大多是紫菀，仅有少数别之，实际也是混用。另一个可能，返魂草存在，但与紫菀合用了，所以中药典籍无返魂草之称。因此该名称早已离群，远不切合实际，至少不能返魂，更谈不到起死回生，所以，没有独立价值，而与紫菀共同疗肺治咳，或为临床止咳、化痰的常用中药。

14. 白术的治泻与致泻

白术为临床常用的一味中药，在一般中药学中归类为补益健脾药，具有补气健脾，燥湿利水，止汗安胎功效，用于腹泻胀满，体虚无力等病证，在儿科临床主要用于治泻，尤其是脾虚作泻。成药参苓白术散也是以白术为君的复方，用来治疗脾虚泻。我对白术治泻的认识与应用多年，一般来说效果尚佳，但，在治病用白术的过程中有几次异常变化。1980 年秋，2 岁患儿腹泻 10 天，大便稀，一天 6 次。辨为脾虚泻，治用健脾益气，佐以止泻之剂。方中白术为君，日量 8g，佐用山药、茯苓、薏苡仁之类，药后大便次数加重，1 日 10 次。二诊改服参苓白术散，剂量加大意在止泻，服之大便不减。另一次，病儿哮证，以痰为主，兼有食少，便干。治用二陈汤加佛手、白术。服药 2 日，病儿大便稀，1 日 4 次，腹鸣不适，要求更方，方用二陈汤，减白术，加苍术、白芍服药 3 日痰去便整。另有一例，脾虚泻，同样用白术，仅将其用量减半，药后好转，不久病愈。治疗中怀疑为应用白术的原因。后来一便秘病儿，大便干，3～4 天 1 次，用当归、肉苁蓉、黑芝麻之类治疗不效，加用白术，3 岁儿，1 天 8g，服之便好转，再诊白术改 10g，大便略干，1 天 1 次，再诊将白术更为 12g。用药 8 天，大便稀软，1 天 1～2 次。又诊，将白术减为 6g，大便不稀。

临床反复应用，细密观察，认为白术一药，具有治泻与致泻的功能。治疗关键是辨证，尤其对大便的辨证，尤为重要的是用药剂量的权衡。治疗提示，治泻与致泻剂量必须要掌握准确。应用白术的效果如何，必注重大便改变。换而言之，用白术选好证，剂量大小看准大便改变。有关白术研究，从《神农本草经》记"术"开始，到 5 世纪的南北朝，陶弘景著《本草经集注》将术正式一分为二，即白术和苍术（赤术）分别论述。其功用仍以健脾益气为主，与苍术均有燥湿健脾作用。有关白术治泻又致泻的文献资料，但从《伤寒论》174 条桂枝附子汤证有"若其人大便硬，小便自利者，去桂加白术汤主之"（附子、白术、生姜、甘草、大枣）的论述来看，用药后大便不硬，此白术之功无疑。但这一宝贵经验，临床不为人所注意。其实《伤寒论》用白术四两（约12g），可见剂量不少。白术治脾，主要通过益气、健脾、燥湿、利水几方面功能而治泻。但白术过量必然增强脾阳运化功能，试测此项功能会影响大便的干与稀，其实质仍是白术的用量大小问题。从《伤寒论》的白术四两，而在"辨发汗后病脉证并治第十七"，"太阳病，发汗后，大汗出，胃中干……"一节中来看，用五苓散，其中白术用量仅十八铢（约2g），方中君药泽泻为一两六铢（约4g）。相比之下白术一味上可治汗；中可治泻；下可通便。此双相调节，要害是剂量多少，因此，用白术必审大便尔。

15. 说药道品话分类

说"药"，讲的是药物，所谓"品"，指品类而言。说药道品始于《神农本草经》，该书出自东汉，原著流失，幸得南朝陶弘景收录，经辑而成《神农本草经集注》，其原文始得沿传。

《神农本草经》简称《本经》，作者不详实属可惜，有了《本经》，中医学的完整性，方有可谈。

《本经》是在长期的实践中总结而成的，不愧为药学鼻祖。《本经》记载药物365种，按功效和毒性大小而分三品，即上、中、下品。其中上品120种，多属补益，一般无毒，服不伤人；中品120种，治疗有效，毒性较小；下品125种，虽能治病，但毒性较大。《本经》的三品分类，在当时堪称善举，为先进的科学分类方法，给后世研究药学的分类奠定了基础。从南朝陶弘景至明清的医药学家，对中药的分类进行了卓有成效的工作，如按经分类、按证分类、按性分类、按物分类、按用分类、按部分类、按笔分类等五花八门。近代分类大多趋向于药物作用分类，如解毒药、利尿药、止咳药等。此种分类，一般容易理解，此种近于西药的分类法，在中药领域则有难度。如中药茯苓有利水渗湿、健脾和中、祛痰化饮、宁心安神等作用，几乎所有中药的功能和主治都不是单一的，因此，分类多有不准，或者难分。因此有的中药书，不加分类，而是按笔画排列。如一画有一点红；二画有人参；三画有三七；四画是天门冬等。比较适当的分类是必要的，按功能分类也是合适的，但应论证中药之多功能之中，哪一种功能最好，具有代表性，在论述时将主要功能一款，列为首项，有利于治疗用药、配伍调剂的取舍。综观从《本经》的三品分类，经《本草纲目》的按部分类，到当代的功能分类，中药学的分类不断进步，日趋合理，若是再将一药多能的中药实际，按功能级别主次排列，临床选用必将得当。

16. 中医治病用药，贵在效

一般人多认为中医难学，而在中医界，大多人认为明脉识证难。我通过学习中医药理论和长时间的临床实践感悟，难者不在证而在药，此与西医恰恰相反。中药本身也有理论要求和实践应用，这两者也不是都难，药学理论不见得比医理论证难、相对为易。其难者在药的应用，如何选好药、用好药，至少有选方、用药、定量三个问题。选方的关键，不是选好方，而是选对方；用药问题较大，用药不仅要知其功，更重要的是会其用，经常被忽视的一个核心问题是用量。药的用量多少，这一个十分奥妙的问题，也是一个一言难尽，或者文字难以表达的问题。用量多少是治病的关键，凡药量适当则疗效好，药量适当治好病，这是一个只可意会而难言的问题。对治病每可起主导作用，凡侍诊左右、言传身教、善悟心记，每可学到其知，日常作业，可悉告全方，而不谈其量，此正是技艺之密处。所谓密处，仅一个字"活"，如定之用量是死的，用时要活，要结合病人的年龄、性别、体质、病情、时间、季节，以及药物的选择、相伍等几多因素，均要在一个短时间一蹴而就。临床学习讲是必要的，但随诊耳濡目染，久而能悟，中医师承，则重在实践、耳闻目睹，方可大功告成。言之如此，实际应用，其中奥妙何其多，如药伍就是实际问题，用时必注意药伍之效、之弊等，剂量多少，互相影响。如罂粟壳与桔梗相伍，讲的比例是1:3，但用起来尚有余地可施。有人言，中药科学定量岂不方便，西药用体重公斤定量以衡之，但中药是截然不同的，在成人必有剂量规定，但用于小儿，大多按比例裁之，此为常规、安全的参考标准。一般依此而施，但要超群之举则必然有所突破，破即经验，所以从医者先学常，再学异，异者多成绝招妙法，其临床疗效每可进一步提高。中医有一句名言，"熟读王叔和，不如临证多"，讲的是脉学的通，不实践不行，治病用药也是同理。我带过许多徒弟和学生，徒弟随诊多，学得好；学生一走一过则难学其真谛。所以师承之人，为最佳选择。

17. 君臣佐使，用之宜活

　　《伤寒论》中的麻黄汤是治疗伤寒表证的方剂，按着张仲景的组方，后人分析认为：麻黄是君药，发汗解表；桂枝是臣药，协助麻黄解表；杏仁是佐药，助麻黄止咳降逆；甘草是使药，调和诸药。《伤寒论》沿袭《素问·至真要大论》说："君一臣二，奇之制也；君二臣四偶之制也；君二臣三奇之制也，君三臣六偶之制也。"又谓："近者奇之，远者偶之。"以《内经》为纲，张仲景制方，一合古制，二有创新，具有灵活性。此种灵活性在后世的许多医家中体现为有着不同制法，如小方有一味药，中方十余味，大方几十味不等。其中冠以君臣佐使，则必众说纷纭。制方者心明其意，而后人仅可自析其理。南朝陶弘景谓："多君少臣，多臣多佐。"及明代李时珍曰："一君三臣、九佐使也。"金元时期李东垣谓："主病为君。"可见历来医家对君臣佐使的制方，灵活余地很大。在当代的众多医疗方剂中，想找其中的君臣佐使，一是不易，二是不准。仅可由制方人自圆其说。从临床范围讲，凡制方者首先必立其君，君者主攻手，是治病的主力。具体一点说，力大为君，治病效力最佳者，当为首选。方中君臣佐使的分布，则视病证之轻重、缓急、远近、大小、高低等不同表现而行分配。临床曾研制一种称小儿白贝止咳灵的成药，方中四味药，用于治疗咳嗽、有痰的病证。治疗主剂是白屈菜，有镇咳、清肺作用，属于君药；贝母为臣助白屈菜治咳，增强效果；半夏为佐，佐白屈菜除痰以缓解因咳而痰的症状；瓜蒌为使，辅白屈菜止咳化痰而不伤正。临证应用疗效颇佳。临证以四味药组方君臣佐使简易，而史上用方繁多，药味多少不等，如独参汤一味，二妙散两味，三拗汤三味，有些补剂药味多达几十味，以君臣佐使驭之颇难。如李东垣《脾胃论》所讲，药量多少为君法提示，药味多少注意君臣有序当以剂量大者为君，臣药用量次之。可见医者治病用方，主次当分。主者为君，君臣有序，方之首味当君，药量大而足，为治病之主攻手，甚至方名亦以君药代之。至于攻病之强手有多少，历代医家用法不一。所谓君，始于春秋，一国之主谓之君。君主之官一人当之，国不二君，奴不二主，用在方药，《素问》讲了是一君、二君、三君。看起来一君独攻，多君群攻用在制方，历来有之。所以说，君臣佐使的应用宜活，前提是组好方、选准药。主治之品，必须定准，有了君，其余之臣、佐、使剂随序而出。此，医者临证必修之课，不可妄为。

18. 方选好，药用准

选好方用准药，这是医生治病的最关键程序。一般认为选方易而选药难。医生选方也有个程序问题，常用的有三，一是用古方，二是用验方，三是自立方。一、二方可以照搬，亦可加减，但在临床初用者，多选一、二项，比较省事，医事经验多一些的人，愿意自己拟方。方由药组成，其中一味药也称方，所以方药互为一体。用好药是组方的核心，药的选择与取舍，全皆依据病证的不同表现和病人的个体状态。选药易、选准难。药有万千，何能尽用，所以选药特别重要，谚云：精兵一千，可敌赢卒十万。这是一可当十，差别极大。首选之药应该是药物功能、主治项目中的强项，如沙参是润肺止咳、养胃生津药，入肺胃经，沙参是肺经常用药，治肺是强项，所以治肺经病应为首选，治疗胃疾则与石斛相比为逊。当然，病属肺胃不足者，则非沙参莫属。因此，要求医者对中药的知识要知根托底，做到选药如同囊中取物，信手拈来，这叫得心应手。如此选出的药物，被称为君药，是治疗疾病的首选药物，承担重任之药，其不仅居处方首位，而且剂量上也要冒一定风险，要求剂量十足。接下来要按病因、病证、病状及病人形体、治疗历史等条件依次选相关药物。中医治病讲复方、群药，君臣佐使联合作用，此与西医治病选一种抗生素不同，既然是群药成方，这就要求医者首先选出与君药相适应的臣药、佐药、使药。其中尤为持重的是药物的相伍协同功能，这一点亦为重要，处理好此环节对全局取胜大有关系，如治火病，用黄柏清火，选中知母相伍，则可使滋阴降火的功能更加显著。诸如此类在处方中，几乎每方都要摆平，至于病中的各类兼有症象，也要动用随证用药的真本事。仅一种感冒病，在用解表剂的同时，其有咽部红肿、咳嗽、夜卧不安等症象时，同样需要医者从方中的佐、使领域加以调整、理顺，以使处方完整，理法方药达到意境。如此，细密、周详的选方用药，治病效果岂不善哉。

19. 治哮虫药有三宝

当代中药学巨著《中药大辞典》总结历代本草收录药物六千多种，其中对哮喘有功效的虫类药仅有 10 余种。本人研究小儿哮喘 60 多年，从 60 年代用地龙；80 年代用全蝎；90 年代末用冬虫夏草的经验来看，上述 3 种药是疗效为好之上品。相继而用，疗效稍逊的尚有僵蚕、九香虫、五灵脂、蜈蚣、守宫、露蜂房、蛤蚧、蜂蜜等，可用于哮喘的不同证型，但通用的仍属三宝。其一，地龙：别名蚯蚓，汉代就有蚯蚓的记述，但入药见于宋代苏颂的《本草图经》。用于治疗小儿哮喘的最早文献是宋代的《幼幼新书》，书中未列于正治，而是民间用药而已。60 年代用于小儿哮喘的治疗，主要功效是止哮。哮喘发作，不仅有风急，其络亦阻，地龙恰好祛风通络，临证用于哮喘发作之实证有效，如与全蝎共伍则疗效尤佳。其二，全蝎：春秋时期的《诗经》称全蝎为虿，《本草纲目》对其论述备详。在儿科主要用其治疗风证，镇静安神及止痉效果好。用于治疗哮喘的文献资料不多，本文临证用全蝎治疗哮喘出于偶然。80 年代初，因用牵正散（全蝎、白附子、僵蚕）治疗 4 岁患哮喘伴口歪的病儿，服药后哮喘病情好转快，病家坚持要服牵正散治疗哮喘。牵正散对哮喘的疗效，经观察锁定在全蝎上，其次是僵蚕，后来治疗哮喘发作的实证用全蝎与原方含有地龙的方剂共奏良效。经过验证全蝎治哮效果好，后来新药"哮咳喘"，方中即有全蝎。全蝎不仅治哮，而且对顽固性咳嗽亦有缓解功效。与全蝎相伍起效的药是僵蚕。另一宝是冬虫夏草。其三，冬虫夏草：见于清代乾隆二十二年（1757 年），由浙江名医吴仪洛著的《本草从新》，此书新就新在有《本草纲目》未载之药。冬虫夏草，素以补肺益肾而著称，临证用于治疗哮喘，始于老年患者。如《现代实用中药》谓：适用于老年性咳嗽、气喘之治。结合小儿哮喘的稳定期，以肺肾之虚为主，研究其用于小儿哮喘稳定期治疗。在研制的新药益气固本胶囊方中即以冬虫夏草为君药，临床观察 3 年，所治病儿千余，药效颇佳。夫，小儿哮喘常见多发，临证如果分为实虚二类，介绍三宝之地龙、全蝎治实，冬虫夏草则可疗虚，此三药各自为君，用之配臣、佐、使剂则疗效可靠，临证广为应用。

20. 冬虫，夏草合而为贵

冬虫和夏草是药物中唯一一味二合一的药，冬虫属于动物类，夏草则是植物类，说起世界之大无奇不有，两种不同类属成为一体的生存实属罕见。冬虫夏草首记于《本草从新》。因其保肺益肾出众，加上产地限于高山草甸地带，以海拔 3000 ～ 4200 米高原为生长地，且产量不多，因此，身价高昂，真品每斤高达数万元。

冬虫夏草为高级滋补之剂。一般人大多知其身价，但对其生态的来龙去脉，却十分迷茫。在我的临床医疗和教学中，也常有学生和病家问及冬虫夏草的不凡身世。据《中药大辞典》和《全国中草药汇编》等书的记载，冬虫夏草又称冬虫草、虫草。通俗一点讲，首先是冬虫，乃蝙蝠蛾科昆虫蝙蝠蛾的幼虫，此虫属动物类，成为寄主，关键是此幼虫于冬季入土之前，受到夏草的入侵，后者为麦角科植物虫草属的一种菌丝。菌丝侵入虫体，在土内染菌致病的幼虫，由于体内养分被夺而亡，但虫体已形成了菌核，待翌年之夏，从虫体的头部生长出有柄棒状棕色的子实体，这就是虫体染菌丝而虫死菌活成草的草虫复合体。当然，菌丝侵虫、虫死草生等尚有温度、湿度、环境、土壤等一系列条件要求。可见冬虫夏草，就是昆虫和菌丝相合而演的一场昂贵戏剧，当代研究昆虫和夏草栽培亦获成功。有研究将饲养的蝙蝠蛾幼虫，喷洒虫草菌，致幼虫染病而亡，继而虫草出生而成。本篇为什么对冬虫夏草特别感兴趣呢，原来在研制的防哮汤中的君药即冬虫夏草。正是由于冬虫夏草的疗效好，药属贵重，所以仿真造假之品亦有所闻，时不时地还有病家带来冬虫夏草让我鉴别真假。内行人别之有法，一般而言从药物形体、结构、颜色、性味、质地等方面真假有别。有人将冬虫和夏草分开，如若分开，则归还为蝙蝠蛾虫和菌丝，何谈冬虫夏草，只有二者相合方可称宝为贵。

21. 蛹草，有雅号

1968 年夏，随中药学专家邓明鲁教授到吉林省九台市土门岭镇的西北一公里的林下开展中草药生态调查实践。正值 7 月天气炎热，在林下的杂草丛生的环境中，邓明鲁教授大声说："土门岭林区有细辛和蛹草。"话音刚落，邓明鲁教授在松、柞木相杂的林下找到了蛹草。子座尚未长成，出土部分呈棒形，为了观察其生长状况，我在幼苗旁做了标记，大约 20 天专门来观察一次。10 月初采集制成标本。

1970 年，与邓明鲁教授合写《吉林中草药》，以北冬虫夏草之名收集于书中第 624 页。

通过著述活动，对蛹草进行了广泛考究。蛹草一称，始由《全国中草药汇编》提出，其在冬虫夏草一款之后，"附注：蛹草（北虫草）的子实体及虫体也可作冬虫夏草入药。其主要区别为子座头部较柄部短很多，橙黄或橙红色，寄主夜蛾科幼虫常能发育成蛹后才死，所以虫体为略呈椭圆形的蛹，产吉林省土门岭"。2013 年 10 月，出门诊时有四平市病人带来蛹草数枚，问及产地，言说在四平市东 10 公里的丘陵林区采集，产量较多。可见吉林省产地不限于土门岭。蛹草从其生态状况来看与冬虫夏草大致相同，是同科同属不同种的特殊药品，为了二者有别，《吉林中草药》将蛹草称为北冬虫夏草。外观蛹草具有蛹大、草柄长的特点。二者不难鉴别，但药用效果则大有不同，如果相比，冬虫夏草要比蛹草高出 20 倍左右。《吉林中草药》述其有滋肺补肾、止血化痰功效，对肺结核病有明显作用。用量，每日 5 ～ 10g。本品不宜煮服，将蛹草分开各研细粉，再合而为一，分次服用，亦可泡酒饮用。

22. 白屈菜在琉球

　　白屈菜在我国原产的可能性大，一般从国外引入的多为民用之类。明代以前诸类本草未见经传，巨著《本草纲目》也未载其品，但在李时珍之前约 150 年的朱元璋第五子朱橚，封为周王，驻开封，留神医药，为民佐食，将野生植物 400 种，编成《救荒本草》，白屈菜位居其中，这是史上第一次将白屈菜载入本草。在后来的诸多本草中均不见白屈菜的踪影。新中国成立以来不少中草药专书收录白屈菜，其分布主要在东北地区的黑龙江、吉林、辽宁产量较大，此外河北、山西、内蒙古、陕西、新疆、山东、江苏、江西、河南、四川等地也有分布。其中河南的开封地区，就是《救荒本草》中白屈菜的最早产地。在我国南方未见有白屈菜的分布资料。台湾附近的琉球，系居于我国台湾与日本九洲之间一个群岛，面积 4600 平方公里，人口 110 万（1970 年），岛地多山。在当地有位中医人，敬称中山人吴继志，字子善，大约在乾隆时期（1737 ～ 1795 年），普查琉球及附近诸岛地产的中草药数百种，对每种药都绘图详细注明药的形态，有的制成标本。其中有一种称白屈菜的植物，所绘图样，十分逼真，白屈菜的图形与大陆东北吉林所产的白屈菜相似。吴氏将所普查的数百种药物，精选 160 种入册，撰成《质问本草》，全书分内外二篇，附一卷。书中记载白屈菜并附图，注明言曰："白屈菜，生田野中，苗高 1～2 尺，四五月开花。白屈菜本草未曾具载，不可轻易入药。"琉球与台湾地理环境相同，琉球也有白屈菜，可见白屈菜的生长环境不局限，大陆的北方和偏热的南方岛屿均有白屈菜的生长。此对白屈菜的研究大有裨益。

23. 用药知利不知害反而为害

昔，神农尝百草，一日遇七十毒，从而得药物的利害关系，后人又有是药三分毒之说，通俗地讲是药有利又有害，有利者可以除病害，有害者可以致病。医者疗疾，明者以利制害，昏者以害相害，因此，医者知利为常，但不知害则常反为异，异者致病。本草明言，药有情和，所以，药物之间，每有相须、相使、相畏、相杀和相反、相恶的不同特性，此即有利和不利之别。临床医生运用药物每重其利，但对不利常有疏漏，甚至导致不良后果。下面用例明示。例 1，黄芩，最为常用。该药苦寒性燥，功能除热，用之不当可致虚，上火。因此，肺胃虚热，气不足内寒之例慎用，必用之例亦当相佐用药。如佐柴胡治虚热，加白术扶脾胃，与茯苓泻胃不伤等。例 2，黄芪，亦为常用。药性微甘微温，补气之剂，此为利。但黄芪也有不利之弊，除可滞肠胃之气外，阳盛之人也应慎用。如脾胃不和，内有积热，发热气、表偏实等。黄芪的生用和炙用也有讲究，一般生用益气固表，炙用益气固内，所以，临床应用要发挥其利，避开其弊。在必用黄芪的情况下，尚可用药相约，如肠胃壅滞佐枳实、佛手，肠实便干佐枳实、决明子，有热佐柴胡、青蒿。如不顾其害，无用佐剂，仅用利则易为害。几乎所有药物均有利与害的特点。有关中药利与害的论述，以清同治元年（1862年）凌奂所著的《本草害利》一书为详。该书认为几乎所用药物存在利与害两个方面因素，同时列举300种中药，先谈害次谈利，并指出除药物本身存有害处外，使用不当、炮制失常、取材不准等均可使药物产生不良作用，知害而改可大减其害。了解和掌握药物治病的有利方面是必要的，也是医者疗疾，治病扶伤的必然要求，因此说，既治病又安全是第一要务。但药物的害性即副作用是客观存在的。医者用药如同将用兵，用兵求胜为然，但要知晓冲锋在前，且不顾其后也必然取败。客观要求医者用药，必知其利用以除疾，还要了解其害，力求避之。为避之法，首辨药性，再重合伍，识其性，合其伍，则利大于弊，治病有效而安。

24. 善用对药者，为医中之上

《备急千金要方》曰："凡欲为大医，必须谙《素问》《甲乙》《黄帝针经》，明堂流注，十二经脉，三部九候，五脏六腑，表里孔穴，本草药对。"真正的国医大师孙思邈在《备急千金要方》之始，对大医习业提出明确要求，除精通医理、针药等基本理论外，还讲到本草药对，可见本草诸药为重点。与重点并列是药对，可见药对，或者说对药，在唐代便列为大医必习之重要课目。药对在唐代之前显得很重要，但汉代大量方剂问世，药对多居其中，有关药对的专门研究相对不多，据考证比较早的是雷公药对，传云：雷公与黄帝同时人，曾商讨医药大计。黄帝作《素问》，雷公著药对，早佚。后来的北齐徐之才撰《药对》，从未见传。宋史有宋令祺著《新广药对》，也佚。今代有《施今墨对药》，由其弟子吕景山著。书中收载对药近 300 对，大多为施今墨老的临床经验，对药涉及到临床多个方面，经验宝贵，是今人学习难得的典籍。早在 50 年前初到临床应用方药时，便注意到对药，尤其留神处方配伍中对药选用。2004 年北京中医古籍出版社出版了我的《婴童翼集》，书中第 249 页有题为"用药相伍"的内容，介绍对药：肺经 34 对，脾经 22 对，心经 22 对，肝经 17 对，肾经 18 对，一共 113 对，对数虽少，但其总结了本人 50来年的应用对药实践，如肺经之柴胡、黄芩为对，相伍治热，柴胡善治外热，黄芩专攻内火，因此对热证，每选为方中主剂，凡治之证，取效非凡。有关对药的来龙去脉，凡习药组方之医，每经之路，虽不明言，对药常居其中，所以有云，对药乃方剂之始。早在神农尝百草时代，用药仅单味而已，接之便是两味药组合，后来成为复方大剂，直至今代，方剂组成变化无穷。

选用对药重在二药相伍、增效、互助，即古方之灵验与佐使而已。医者求证用药组方，注重对药的选用，是临诊疗疾的必要条件，所以说，善治者必选对药，其善者为上医。

25. 临床对药例举一二

有识之医，处方立君，成习也。君者何，治病之要剂，要剂可一，可二，可三以上。二剂者必纳于"七情和合"之中，如相须、相使、相畏、相杀为组对药所利；反之，相反、相恶必可避忌。选对药必选好药，其要者当谙药之四气、五味、升降浮沉、归经、毒性等。对药必胜单味之效，所以对药治疗必优，效果佳良。例1，石膏、寒水石为对，有增强除热功效。石膏单用清表热利肺；寒水石泻胃火退内热。临床用其为主，伍用柴胡、黄芩等剂，对小儿高热，病在肺胃，内外两燔，服之退热疗效显著。一般用量石膏15g，寒水石8g。石膏、寒水石治热，最早见于《太平惠民和剂局方》卷三之紫雪（丹、圆），为治热证之主剂，尤其对时疫温毒之类，对小儿惊痫亦有良效。例2，白屈菜、贝母二药相伍治咳功效好。白屈菜治咳偏清，贝母治咳偏润，二者治咳不留痰，治咳范围较广。本对药物始于1971年定型为对，久用不衰。例3，清半夏、瓜蒌二药伍之疗痰。清半夏，偏温，瓜蒌重清，均为痰药，合而增效，治痰范围也为广泛。1982年，将白屈菜、贝母，清半夏、瓜蒌，两对药合为复方，进行新药开发，经3年的临床研究，对小儿咳嗽，包括急、慢性气管炎，肺系疾病所见的咳嗽、有痰等证均有良效。清半夏、瓜蒌的相伍，在此前的现代药对专辑中尚未见论述，但临床习用者不在少数。例4，地龙、全蝎，二药相伍能增强治哮作用。地龙止哮始于宋代民间，现代广用于临床，全蝎原为风药，不见经传，但现代临床见之治哮为数不多，本人用其治哮，出于治风而收止哮之功，二药相伍治哮之力显著。例5，冬虫夏草、黄芪，二药为伍，临床使用10年，治肾治气疗效确切，2010年定型防哮汤之一对君药，4年来屡用屡验。例6，壳苓与壳梗，系罂粟壳与茯苓，相伍治泻。罂粟壳与桔梗相伍治咳，临床疗效显著，壳苓汤用茯苓去湿，壳梗汤用桔梗消痰，两者均能助罂粟壳治病如剑，防留邪之弊。对药在医疗处方中可有可无，但君臣佐使不能不全，君者之力在于主，主要药物不可无，所以选准选好对药，虽然有难，但其效并非一般。

26. 为生菜子正名

早在 1970 年，参与编写《吉林中草药》一书时，因为生菜子为吉林省民间普遍种植的一种蔬菜，其种子的名称，与巨胜子、莴苣子相混，经过编者考究，以生菜子为正名，故将莴苣子列为别称，对巨胜子则认为是俗称而弃之未列。近时治愈一例 4 岁女童，头眉之发全脱 2 年。在处方中有生菜子，每日 10g，连服 2 个月。在总结疗效之余，对生菜子列题加以探讨。巨胜子、生菜子、莴苣子三者关系，时而合一，时而有别。《本草纲目》则将白苣（生菜）、苦苣、莴苣三者并列，并说："白苣、苦苣、莴苣俱不可煮烹，皆宜生揉去汁，盐醋拌食，通可曰生菜，而白苣稍美，故独得专称也。"可见白苣即生菜。

但在药学史上，唐时的《食经》已经述有生菜一称了。当代《山西中草药》又称白苣子为苣藤子，《河北中草药》称苣藤子为生菜子。《河北药材》又将生菜与藤菜并谈。如果更早一些时代，有云：莴菜原产于莴国，在地中海沿岸，汉代传入中国，称莴菜、莴苣菜等，莴苣菜在我国南方，称叶为莴苣，茎为莴笋，种子为莴苣子，在北方则沿宋代习称为巨胜子。如《太平圣惠方》中的黑豆膏方中有苣藤。苣藤在北方已经与生菜相提并论了。但在《神农本草经》的胡麻项中，胡麻，"一名巨胜"，"叶名青蘘。"《三元正寿书》则认为黑芝麻，别称巨胜、巨胜子、黑巨胜。诸如此类，在中药诸品中，常有一药多名、一名多药等特点，为了阐明生菜子的应用，所以不惧俗以生菜子为正名，此与韭菜子、冬瓜子、萝卜子等称同样可登大雅之堂。值得关注的是生菜子与巨胜子系同一植物，但与莴苣子似同又不同，均为菊科，但品种有别，其功用大致相似。本人曾应用生菜子治疗脱发，其尚有生发作用，此前《青岛中草药》记其有乌发功能。据临床体验该药治疗脱发，不仅有生发功能，而且应该有乌发作用。生发与乌发共同解决长发问题，并且是指长黑发。因此生菜子不仅要正名，而且要进一步观察其效。今为生菜子正名，巨胜子何为，权作异名而已。考巨胜，古谓八谷之大者为巨胜。八谷有黍、稷、稻、粱、禾、麻、菽、麦八种谷物，此八谷与巨胜子关系不大，故不以巨胜子为正名。

27. 全身皆药，话桑

桑，是桑树的简称，为桑科桑属植物桑，各地各处均可生长。桑树古老，种类甚多，一般认为，山桑高大，家桑较小，南方种桑养蚕，种类虽多均可入药。《神农本草经》最早记载有桑上寄生、桑根白皮。汉代以后不断研究发现桑树本身和桑树生活有关方面的入药品种甚多，如桑根、桑皮、桑枝、桑叶、桑椹子、桑寄生、桑螵蛸、桑耳、桑沥、桑黄、桑瘿、桑霜、桑叶汁、桑叶露、桑皮汁、桑柴灰、桑椹酒、桑蠹虫之类。桑全身皆宝，除入药之外，桑叶是蚕的主要饲料。桑枝条、桑树干均是有用材料。在药用方面，桑的各部又有不同功效。其一，桑根（《上海常用中草药》）：微苦，寒，无毒，为肝经药，有清热定惊，祛风通络作用。用量：10～30g。其二，桑皮（桑白皮）《药性论》：甘辛，寒，归肺，无毒。泻肺平喘，利水消肿。用量：9～15g。其三，桑枝（《本草图经》）：主产于长江两岸地区，苦，平，入肝。祛风湿，通经络，行水气。用量：15～30g。其四，桑叶：是桑的代表。《福建药物志》称蚕叶，认为是蚕的食物。《救荒本草》称桑椹树，果可供食。味苦，甘寒，入肺、肝经。疏散风热，清肺润燥，清肝明目。用量：5～10g。其五，桑椹子（《新修本草》）：汉代出土的《五十二病方》称桑实，味甘酸，性寒，入肝肾。滋阴养血，生津润肠。用量：10～15g。其六，桑寄生（《雷公炮炙论》）：《诗经》称茑。苦甘平，入肝肾。补肝肾，强筋骨，祛风湿，安胎。用量：10～15g。其七，桑螵蛸：《伤寒总病论》称桑上螳螂窠。味甘咸，平，入肝，肾，膀胱经。固精缩尿，补肾助阳。用量：5～10g。其八，桑耳：是寄生在桑树上木耳，《名医别录》称桑菌。甘平，入肝脾经，凉血止血，活血散结。用量：5～10g。其九，桑沥（《本草纲目》）：桑枝加热流出汁。甘凉，入肝。祛风止痉，清热解毒。用量：5～10mL。其十，桑黄（《药性论》）：寄生桑树之老菌，木质而硬。微苦而寒，入肝脾。止血活血、化饮、止泻。用量：5～15g。其十一，桑瘿（《百草镜》：见于老桑树上长的瘤状结节。气微味淡，入肝脾。去风除湿。用量：3～9g。其十二，桑霜（《本草纲目》）：将桑树的枝条烧成炭，加水过滤，再将滤液加热蒸干所得晶状物为桑霜。味辛偏寒，入胃。散积消肿。用量：3～6g。其十三，桑叶汁（《名医别录》）：为新鲜桑叶挤成汁，所以，《本草纲目拾遗》称桑脂。气味甘淡而平，入肝。清肝明目。用量：少许叶汁点眼为常用。其十四，桑叶露（《本草纲目拾遗》）：新鲜桑叶加水蒸馏取汁为液。微香味淡，入肝。清肝除热，明目去风。用量：15～30mL。其十五，桑皮汁（《玉楸药解》）：为桑叶、桑树皮中的液汁，用刀割桑皮即可见汁流出。味苦微寒，入心肝经。清热解毒，止血。用量：外用涂擦患处。如口舌生疮，外伤出血等。其十六，桑柴灰（《新修本草》）：为桑树的枝茎干后烧成灰。味辛微寒，解毒利湿。用量：适量内服或外用。其十七，桑椹酒（《本草纲目》）：采桑椹果如法酿成酒。味甘辛，入肝肾。补肝益肾。用量：5～10mL。其十八，桑蠹虫（《名医别录》）：《本草图经》称桑虫，生于桑树中所生的星天牛虫。取虫与糯米同炒而成。味苦性温，有毒。化痰、止痛、解毒、止血。用量：3～6g。由上可见桑树一身皆药，但临床习用的仅前7种而已。本人据古治瘫用六桑，研制的治瘫散治疗小儿脑瘫，其方由桑白皮、桑枝、桑椹子、桑寄生、桑螵蛸、桑叶组成。

28. 组方选药有技巧

自从有医有药以来，组方选药成为历代医家不可缺少的一项工作。一般而言，初者多惯用前人成方治病，最多是随证加减用药而已。但是积累一定经验之后，从提高疗效出发，多数医者向组新方目标发展。提及组建新方，随之而来的是技巧问题，所谓技巧也不过是说明组方选药的系列要求及方法等。一般而言组成新方不是轻而易举的事，要求有丰富的临证经验及学术理论水平，至少要精于方药方面知识。据本人的实践，从医10年，始投新方研究，先后拟成100余方进入市场9项，院内投产12项和科内用方20余方。许多方疗效好，深受病家欢迎，社会效益也非常可观。从组方的实践来分析，其中技巧很重要，所谓技，是技术原则，巧则是巧妙之法。技术原则很复杂，归结起来有两点，一是安全，二是有效。组方选药保安全为至要，前提必谙读药性，药害宜低。组方选药以疗效高为宗旨。在安全的基础上，疗效必高，药力超群。组方选药要安全有效，具体应用要理顺，再经药物遴选、剂量增减、明脉识证而妥善成型。在自己的实践中取得效应，方可展开试验，其成功与否，自用、他用均以疗效定论。中医组方选药往往历经几千年，医者不断努力实践，为治病救人而呕心沥血。

因此，我国中医药学中方剂何止千万首，不乏传承不朽之名方，如麻杏甘石汤、小柴胡汤、泻白散、六味地黄丸、补中益气汤、血府逐瘀汤等。经久沿用，永盛不衰，直至今日临床，超越上述诸方者，寥若晨星。凡我大医者，治病创新、积累经验、标新立异、留方后世，应为己任。考究古医齐名仲景者，代有人才辈出。如宋代钱乙，一世儿科，用方 120 首，传承后世者仅六味地黄丸居首。清代医家王清任主方众多，其最佳处方者当推血府逐瘀汤。为医一生，金方垂世，造福群民，功德无量，惜哉，药有万千，组方取药有限，与古之群方类同，偶合是所难免，所以组方选药必当严谨，不可随意苟同。只要认真谋事，谨于技巧，大功告成之日可待。

29. 刍谈药物的试验

在日常活动中，每谈药物时，常可听到药物有实验或试验，仅是西药。西药经过实验取得成功再用到病人，这是不争的事实。中药没有试验，此说不准。西药的实验是用动物来完成的。中药试验不仅有，而且为时亦早。中药也是经过试验而后用于病人。历来没有未经过试验而盲目用到病人的治疗。不过中药的试验是经过人体的试验而后用于病人，此种自然药物的人体试验是动物试验的最高级别。不妨看一下神农尝百草，一日遇七十毒的故事。据《史记》记载上古之时，炎帝神农氏组织族人寻食找药遍走山川田野，挑食植物，分别可食可药之品，为民增加食物，确定药品。对每种植物，从根茎到叶果，分别尝之以别药食，可惜终因尝草而毒丧命。但他尝百草，为后人撰《神农本草经》做了大量药物试验，中医药始于神农是有据可查的史实。中药的人体试验，经汉唐直到明《本草纲目》时期一直沿传。在科学发展的今天，我们也有过人体试验的尝试，如1967年对白屈菜的研究，素知其为有毒之品。民间传云疗疾，但不知用量，为明确剂量，用了古法，分别制成100%的白屈菜糖浆，参试5人，药分5mL、10mL、15mL、20mL、25mL。每人1份服后观察24小时的不同反应。第2天在不见反应的情况下又分别加倍量服之，又平安无事。第3天又加倍服之，我口服100mL则出现口麻、胃不适、乏力等反应，其余4人则安然无恙。试验结束，确定低于100mL为顿服最大量，此法在今代，不用人用动物虽然时尚，但前人提供的尝药之法更为简便。如今临床所用白屈菜之剂量，均出于神农之法，此法虽然古老，但其人体试验至少称之为原始科学实验是不足为奇的。中药的历史中，所谓的药性、气味、归经、效用、主治、剂量等的确定，皆从试验而来。当代新药研究诸家，几乎对所有中药进行了现代科学的实验，取得了动物实验结果，如对动物有毒实验、抗菌、消炎、强心、利尿、镇静等方面的大量药理范畴的实验，对每味中药均得出了新的实验数据，为中医治病提供了更多的参考，为西医用中药也提供线索。旧法试验的阴阳、五行、四气、五味、归经又如何相处，与临床辨证又怎样对接都是值得研究的问题。由上可见中药西药不相源，试验方法各异，应用新的实验方法，充分发挥药材的功效，与医生的实际应用相结合是我们应该知晓的。

30. 从本草到中药的演变

本草学从《神农本草经》奠基起，历史久矣。但《神农本草经》的创立，大约始于汉代，据云汉平帝元始五年（5 年）下召天下之药书归京，始撰《本草经》，尝药疗疾始于神农，故称《神农本草经》。晋之后的梁、齐诸朝有《名医别录》《雷公药对》等书，沿袭《神农本草经》仅加品种或药物用法。时至大唐，《新修本草》问世，下有宋《嘉祐本草》，再下有元代的《汤液本草》，到了明代，始有李时珍编撰的《本草纲目》收药种类达 1892 种，创明代历史新高。清代研究本草的人不少，赵学敏的《本草纲目拾遗》（1765 年），距《本草纲目》晚 100 余年。又收载当时药物 900 余种。1974 年，《全国中草药汇编》介绍 4000 余种。到了 2006 年，《中药大辞典》统筹所有本草及民间流传诸品于一典，药物品种达 6008 味，此离全国中草药资源普查的药用植物诸多种类达一万余种，相差虽远，但临床所用之品尽皆在内。是一部名副其实的大辞典。综上所述本草与中药其物虽一，而面目二也，两者之界在清末。考我本草种类繁多，历代名家皆有所为，但内涵，如药物性味归经，主治等要项，大多一脉相承。很少有逾越雷池者，旗帜鲜明之处为药物品种从《神农本草经》的 365 种，增加到 3000 种之多。而各家本草之所发挥又各有千秋，极大丰富了中华本草之条阵。从传承角度审视本草，确定有长足进展，常云本草之作纵有千般状，其宗应审时度势。放下本草再言中药，顾名思义，中药者非中医之药，而是中华之药，如同中医是中华之医一样。近代以来，西医东进，科学发展，有识之士，立中药为章，对国药进行系统试验分析，以《中药大辞典》为范本，其编写凡例有正名为辞目，次分异名、基原、原植物、栽培、采收加工、药材、成分、药理、炮制、药性、功用主治、用法用量、选方、临床报道、各家论述。其中除药性、功用主治，重在诸家本草所述为主。如果按本草系列论评，《中药大辞典》作为集百家之长者，是可说明本草系列进入一个崭新时代了。历代药家对本草诸品，通过人体尝试，如果认为是主观研究，那么，现代科学的各种试验则为从客观上获得成果，对药物的功能，进一步揭开其面纱，使主观所见与客观所评得到了对立统一。让临床医家不仅承袭传统言教，而且，又增添了现代科技色彩，从而让古老科技大放异彩。若神农在世亦可圆其夙愿。

言归正传，本草向中药转移，是前进，不是后退，是发展，不是守旧。是本草走向现代化的一个重要步伐，对中医临证用药提供了广大空间，有利于治病取效。所以说，中药肩负重担，为辨证施治提供了一把锋利宝剑，此举，必将进一步提高中医治病救人的力度。

31. 用药六字诀

中医治病，特色多。其中用药不仅特色多，而且，还有其诀。诀者诀窍，即高明的方法，此法，在一定的历史下，被称之秘窍或妙诀。从医半个多世纪，在用药领域也颇多受验。中药者《神农本草经》载365种，《本草纲目》收药1892种，《中药大辞典》所记中药达6008种。临床习用的约400种，为医者惯用之剂。据老一辈师授，古时名医用药不杂，东垣、丹溪用药不过百。昔医有云，用药如用兵，精骑三千，足以敌赢卒数万。可见药物有万千，精选在其间。长久以来医者用药各有自性，而铸就定律者罕有，依余之见，医有规药亦有律。实践六字诀，应用屡效。一诀识药：识药多多，利害必知，药利治病，药害伤人，此用药之中的。诸家药学谈利者多，说害者少。医家治病用药亦多重其利，顾及害者少。尤其对复方用药之利害各几，识之不易，若能识药到位，则利除疾多，害为弊少，临床疗效必高。惜哉，医者对药物之识周全细密，往往顾此失彼，为此，必确认而应对。如壳梗汤治咳，咳重痰少者宜，为防罂粟壳留痰之弊，佐桔梗消痰。二诀达理：指药理与医理相达而言。医者用药之偏正医体之偏。如白术治脾阳，必对脾阳不足证。此理通用于诸药治疗诸体之疾。俗谓辨好证，选对药，故而药到病所，祛病延年。三诀药量：中医药学中的药量，看起来位置居次，实际上是中药次第中最为要隘。中药用量不同于西药的动物试验中按体重等定量。中医是从人体实践而成，并且治疗用量，还要从体质、病情、药性等多方面确定。中药书中的药量几乎一致。此量仅以安全、有效为底线。但用起来则大有径庭。如当年治一遗尿病儿，弟子照方治之不效，余令其用量加倍而愈。近年又有论大量起沉疴之说。因此，中医传承之秘药量其一，药量不仅单味有说道，而且，复方相伍之量更有来头。如今师承相继注重医药，忽略药量变化实属可惜。曾听医云，传方不传量，可见药量的学用不可藐视。此六字用药之诀，讲可以清，但用尚须实践，随诊生徒，大多心领神会，甚者一目了然。

32. 小儿药量何以细化

小儿药量的研究，古今罕有明论。前题六字诀之用药，仅述其纲，今试细化。何以细化？论谓前者讲纲，后者论目。目者如何细化，化为具体未尝不可。在医学领域，西医学小儿用药剂量以体重为准计算，大可适宜临床诸家。中药用量则大相径庭。尝谓中医药量身传不言教。综阅古今医籍，论小儿病，药多细，唯药量不明，其中是妙不是奥。奥者在理，妙者由人。中医临床强调实践。随师相承，其学同样是妙。小儿用药之量，其妙多多。一般言之，小儿药量细化之一，成人量折算法，一般药书之药量皆以成人为准。小儿用之酌减，此法久为儿医所宗，但酌减之度甚有差异，如取半量或几分之几，大有说道。一般习惯 8 岁用全量，6 岁用半量，3 岁四分之一量，1 岁八分之一量。此亦为参考用量，即大致用量，具体说是安全有效之量，但用起来仍有差别。按实际年龄上下增减。此法可用，但真正求效尚不到位。之二，形体算法，按年龄折算，古来即用，西医也用，但年龄相同，其形体一致乎？此差异主要体现在病儿的形态与体质上。形态有大小，体质分强弱。此种算法供总算法之参考。如形态体重者大量，轻者小量，中者其半。体质壮者大量，弱者小量，中者其半。此为医者必练就一目了然的真功夫。之三，病情算法，此法堪属要害，病情有二，病类是一，病状是二，此二者对医者是治疗用药的重要所在，亦是必越之要隘。但不同病，不同证候，药之用量应随其变化而增减。如发热用柴胡，高热、中热、低热，柴胡之量相应不同。之四，病与药之史，询问病人患病时间及用药情况，对施药用量极为可考。之五，视药毒性而施，本草明言以毒性分三品，毒大宜少，毒小可中，无毒量增。之六，药物反应，用药之后反应分平、多、少。西药领域多，中药为少，但不是没有，有者视状调量和更改。之七，用药之法，用药方法不同则药量有别，如外用量宜大，顿服量可增。之八，用药季节，素有冬用石膏，夏用麻黄当慎之说，故应参考其量。之九，借鉴他人用药经验，文献资料常有用药剂量的经验，如6岁儿用细辛1g，10岁儿用土茯苓25g，有的用柴胡、石膏、生地黄之类小儿与成人平量等，均可试行。之十，标本用量，一般而言，治标量狠，治本量稳。对急重证，标候明显，为取速效，短程用药，量宜大而足且时短，如若治本则疗程长，药量平和适中便可。以上十条，虽为细化，但较复杂，实际不然，医者用药如用兵布阵，核心是策略，用适量药对准病而取效则中其矢的。论说起来条条是理，老谋深算之家，用药施量，对十条细化必将一目了然，即挥笔而就。习者也只有随诊左右，日久心悟，自然薪火相传。

33. 从本草药性到中药药理

本草讲药性，中药谈药理，此乃历史之实。本草从神农尝百草到《神农本草经》问世，药性成为本草的主体、硬件。如经云，药有毒、无毒、小毒，析而三品，每品讲味、论性、议主治。《名医别录》对每味药示以毒性。《本草纲目》细述归经。上述诸家将药性归为味、性、毒、经、主五项具备。中医临床治病用药，必依五项而施，此医药合一，共驱病疾。向来认为中医传统衣钵，历代薪火相传，久用不衰。从汉到明，本草传承，差不多一脉沿袭。清代之后，西药东入，对中药的发展，以守为宗。但在新中国成立以后，本草以中药代行，所以，对中药的研究走进了动物实验死胡同，以《中药大辞典》为代表的著作，从1958年开始运作，经过20年后获国家科技奖。又过20年，大书已成，再经5年二版问世。此次复出，收载中药6008味，十分空前，超《本草纲目》，从量上使本草诸品大放异彩。本典最大优点，是将各家本草之药性更多地保存下来，更全面地进行了现代药理研究。对每味药均开展实验分析，对药物成分、药理作用、毒性、机理等，面面俱到，基本上明确每味药均有双重功效。从发展来看，中药的成分，药理的基本面纱被揭开，不仅增加了中药的身价，而且为临床治病提供了有效依据。如山楂，酸、甘、微温，归脾、胃、肝经。消食健脾，行气散瘀。药理研究有促进消化作用，对心血管系统有调整作用，尚有降压作用，降脂抗氧化及增强机体免疫力作用，药理实验亦可证明。有的从更多细节上指出药物的药理效果。从中药发展看，更多地明确了中药性能面貌，这一点是很大进步。从中尚有发现治病的新功效，对中药的发展无疑是一个重大贡献。又如，山楂叶、山楂花、山楂核、山楂根、山楂糕之类，在本草中论述不多。而在药理研究中，认为山楂叶能稳定血压、调整心律、降低血黏度、降血脂、利尿等。山楂花，可治高血压。山楂核，软化血管、降血脂。山楂根，能消积、祛风、止血。山楂糕，治高脂血症。中药研究的成果，不仅推动着中药向现代化前进，更有意义的是为临床拓宽了治病用药的视野。至少，在中西汇通方面迈进了有益一步。

中药研究的药理成果，在许多疑难病的攻坚治疗中，提供了重要的用药依据。不仅有益于中医临床，对西医用药亦提供了极大方便。

34. 药队如何布阵

中药从《神农本草经》开始，便着手布阵，书中载药365种。中药队伍不算庞大，但为数不算少。我们的先医，科学水平很高，用毒为杠进行分队，将全部药以神农尝百草的方法，试药毒性大小，或者有无，分为三级，每级一品，分上、中、下三品。其中上品120种，无毒，久服安全。中品120种，虽然有毒，但毒性不大。下品125种，毒大，不可久服。三品之药，上品应天，为君药，中品应人，为臣药，下品应地，为佐使。最早应用阴阳、君臣佐使、药物互伍之则。药之五味及四气、毒性有无、药物产植、采制、真伪陈新、药物制剂、用药疗疾、药物应用及禁忌等，有关药物运用的相关要求，一概告诫。此种分类，布阵精确，可见经典之作，后人难以逾越。汉至梁，又有《名医别录》，沿《神农本草经》格局，除增加药物外，按每品之不同药物，分玉石、草木、兽、禽、虫、鱼、果、菜、米谷等次序排列。唐代对中药的布阵则进一步以药原物为分类依据，将《名医别录》进行了初级升华，为后世本草奠定了宅基。追至宋代本草分类沿唐代法，但《本草图经》描述生药之形，极大地丰富了认识药物原生态的技能。经金元到明清，对中药的分类，大致有按气、味等分类，其中元代徐凤石编《秘传音制本草药性大成药性赋》为家传口授之书，将药归类为寒门、热门、温门、平门进行言述。清代姚澜的《本草分经》以经络为纲、药品为目的形式进行分类。如手太阴肺经：补，人参、黄芪、五味子等。攻，牵牛子、葶苈等。散，桔梗、白芷等。寒，黄芩、射干等。热，丁香、川椒等。新中国成立之后，中药的布阵，又有按笔画排列，如太子参、牛蒡子均在 4 画。比较多的分类法是按功用分，如《中国药物大全》分解表药、清热药、泻下药、祛风湿药、理气药、安神药等细化分类。在解表药中分别列入麻黄、桂枝、紫苏叶等。《中华人民共和国药典》讲药材及其制品，按笔画列药，如丁香开头，先述科属，次以性状、鉴别、检查、含量测定、炮制、性味与归经、功能与主治、用法与用量、贮藏诸项细述药物。制品方面，根据多少不同而列，如丁香罗勒油。在当代的许多中药书中之分类注重按药之功布阵，如消食药：山楂、神曲、麦芽、鸡内金等。在民间尚有《中西汇通中药手册》的分类法，其仿《医学衷中参西录》之法，对药汇通。对 400 味中药按功效分类，与药典无异，还对每味药按歌诀、性味归经、现代药理、临床应用、合理用药几个方面加以阐述。如麻黄，歌诀：麻黄解表感冒退，宣肺平喘咳嗽回。利水消肿为要药，风水水肿甘草配。止咳平喘多炙用，有汗虚喘要避讳。现代药理：解热、解痉、抗过敏、升血压、抑制病毒等。临床用于流感、荨麻疹等。综观中药分类发展，虽然缓慢，但在近代，尤其当前的分类，更适应时代，特别与临床需要更为密切。十分显眼的是系统论述中药的同时，将其归为便于应用的解表、止咳等类药更为可贵。加上现代药理和临床应用，特别是剂量标准，诸此对中药的前程，更是锦上添花，拓宽了中药应用范围。此与中药现代化有关，而不同于中药西化。对中药功能本质，尤其中药的归经等研究，西药理论无法解决，只有科学发展达极，方有希望破解沉年之谜。

35. 薄荷之用，中墨差异

闲时信手拈来，久藏的海外回归中医善本古籍丛书之一《本草补》一书，作者石铎琭，为墨西哥人，康熙（1697 年）年间来华，系传教士。阅读全文后顿感十分诧异，此何能成一书？不信看来，正页"本草补"三字为书名，次页为序占 3 页，目录 1 页，全文仅 13 页，全书不过万言。本草补，顾名思义，上书是本草的补充，当然，补充多少无可非议。但本书目录：香草、臭草、吕宋果（名加兮弄）、避惊风石、锻树皮、奇功石、保心石（又名宝石）、吸毒石（又名蛇石）、日精油、薄荷、萎叶、芥蓝、马齿苋、金丝草（即烟叶）共 14 味药，在我国易见的仅薄荷、马齿苋 2 味。以薄荷为例，从其对药物的介绍来看，不谈性味归经，仅讲薄荷分 2 种，叶大、叶细别之。所治："一，吐血，绞薄荷自然汁，略加水与醋，和而饮之。当每日常服，其病自除。二，耳有脓，取自然汁，略加水与蜜调和，滴入耳中。三，头痛，将薄荷二三枝，包额上并两旁。四，肝病而腰痛，以薄荷二三枚，同石榴子捣烂服之。五，妇人乳髓，不得乳流，以薄荷捣烂敷之。六，胃弱不能消化，饮食无味，以薄荷包于胃口。七，舌涩，用薄荷揉擦。八，薄荷能杀蛔虫，取自然汁，略加好醋调服。九，狗咬，取自然汁，略加以盐，既涂而又服之。十，蜈蚣咬伤，捣烂薄荷，略加油与醋以敷之。十一，薄荷晒干为末，调酒常服，不患虫毒矣。"以上是有关薄荷的运用，以下系我国对本药的概括。公元 420 年，南北朝之宋，有雷敩作《雷公炮制论》，始记薄荷。功用：宣散风热，清利头目，利咽，透疹，疏肝解毒。用于风热表证，头痛目赤，咽喉肿痛，麻疹不透，风疹瘙痒，肝郁胁痛。内服 3 ～ 6g，外用水洗或捣汁涂敷。对比上述两者异同，一目了然。《本草补》对薄荷的功能与主治、用法，足可兹考。值得深思而后明的是，此书非医药专门之家所为。从序言所知，写序者刘凝，中医史甚明，所言极是，尤其述作者万里来华，传授之药，救治于民，其言非诬。序于康熙丁丑。可见《本草补》一书，乃墨西哥传教士石铎琭，根据在墨西哥的所闻所见，到中国后又传授，以救疾施惠于民，从而成文，始称《本草补》。观其薄荷一味，似与中药相合，但不地道。作为本草药物，值得参考并临床实践，进而求证方可。

36．灵芝草不是草

　　传说在四川的峨眉山有条白蛇修炼千年，收复青蛇，双双变成美女，游到杭州的西湖，与许仙结为夫妻。在欢庆端午节之际，喝醉了酒，白娘子变了原型，一条白蛇吓死了许仙，为了挽救许仙的命，白娘子全副武装，奔赴昆仑山求南极仙翁搭救不成，连偷带抢（又说赐予）一枚仙丹，此丹由灵芝仙草炼成（另说盗的是仙草——灵芝草），白娘子用无根水给许仙送下灵芝仙丹，很快救活了他，所以人们后来称此仙草为九转还阳（魂）丹。这一仙草救人的故事，在许多戏剧中演唱流传，如京剧的盗仙草，二人转的游西湖，以及白蛇传等，都有灵芝草的故事情节。灵芝草到底是不是草呢？据药学研究记载，灵芝早在《神农本草经》中便有记载，并分赤芝、黑芝、青芝、白芝、黄芝、紫芝六种，均生于山谷中。并有轻身不老、延年成仙等主要功能。数千年来，灵芝被认为是一种仙草神药，能够起死回生，使人长生不老。到了现代，经过研究证明，灵芝确实是一种贵重的药材，但不是传说中的那么神秘。其实灵芝不是草，《本草纲目》将其归为菜类。当代药用植物学认为，灵芝系多孔菌科灵芝属真菌灵芝、紫芝等的子实体，多用的是紫芝和赤芝两种。其分布较广，几乎全国各地均有，以长江以南为多，如今人工栽培很盛行。灵芝所含成分百余种，功能以补益为主，临床用于多种疾病的治疗，如对于抵抗力低、免疫功能差、心神不宁、食少体瘦、久咳气喘、气血失调、失眠头晕等均有良好的补益效果。

近年来，将灵芝用于小儿哮喘的防治，其疗效亦为可观。一般用量，每日 10～15g，煎汤、研末、浸酒均可。临床实践说明灵芝不是草，不能起死回生，但在疾病的治疗中，尤其是气血不足阶段，灵芝的应用效果是值得重视的。

37. 医者用准药与不医药尔

此言陈述孩子有病，经医生诊治而用药和不经医生而自行服药的往今之事。不妨先打开《景岳全书·小儿则》看一下明代大师级学者张介宾如何教导。其在药饵之误一篇中抨击胡乱用药之弊。此弊当今亦有现实意义。论曰："小儿气虚未充，而一生盛衰之基全在幼时，此饮食之宜调，而药饵尤当慎也。今举世幼科，既不知此大本，又无的确明见，而唯苟完目前，故凡遇一病，则无论虚实寒热，但用海底兜法，而悉以散风消食、清痰降火、行滞利水之剂，总不出二十味，一套混用谬称稳当，何其诞也。夫有是病而用是药，则病受之矣。小儿元气几何，能无阴受其损，而变生不测耶。此当今幼科之大病，而医之不可轻任者，正以此也。又见有爱子者，因其青黑瘦弱，每以为虑，而询之庸流，则不云痰火，必云食积，动以肥儿丸、保和丸之类，使之常服，不知肥儿丸以苦寒之品，最败元阳，保和丸以消耗之物，极损胃气。"上述条文是明代医生讲的明代事。历史过去500年，人文事物变了，儿科医生面临的实际，不仅继承500年前，而且大有标新。临床60多年，目睹现状，所不同者除中医外，尚有西医。因此，小儿面临的药物有中西，令人忧者，当代西药发展很快，可以说是日新月异，药物精效与毒性并存，主管药物门一而再、再而三强调合理应用，尤其抗生素类。可见医者必当用准药锅，以保全赤子。值得令人再忧者是不医而药，药店的林立为病者用药提供了方便。药店虽有处方药与非处方药之分，但，病家购药十分方便，尤其消炎抗生素类。病者缺乏诊断力度，因此，用药的盲目性很大，导致药物的抗药性和毒性反应常有发生。恰如《小儿则》所说，小儿元气几何？所以，药伤之例多有发生，为临床医治增加了不少麻烦。一个时期医者受药的效益驱使，如张景岳所斥庸流之医，谬称稳当，实则害邪。当代为医小儿者，选准药必下其功，不医而药取之无益。为小儿健康成长计，病时宜医，医者诊细、药准，受益者赤子也。

38. 茯苓与土茯苓非亲即友

1989年3月，儿科疗区收治一名难治性肾病。周三是查房会诊日，经治医生报告了病情，科主任又补充了治疗经过，我检查病人之后开始讨论。首先讲了会诊意见：一、难治性肾病应该是肾病反复发作，对激素之类不敏感者。本例诊断成立。患者入中医院想接受中医治疗，病儿主要问题是水肿重、尿蛋白高。确立治法为扶正攻邪。扶正以固本，补益肾脾肺三脏之气；攻邪用解毒、排浊、化瘀、利湿之法。处方：黄芪、党参、茯苓、土茯苓、商陆、泽泻、车前子、萆薢、益母草、白鲜皮、白花蛇舌草。水煎服。治疗40天，肿消，尿蛋白转阴。本文讨论的不是原病例，而是治疗方中的两味药引起的困惑。在病儿好转后的某次查房中，讨论中某硕士研究生质疑，方中的茯苓与土茯苓的关系及异同，是否有土和洋之说，特别是两者的功用及佐使关系如何？遂之而释，凡用药处方必知其用而通其理。本病例用方有效，其功自然与茯苓、土茯苓有关。因为是复方治病，至少是合而为力。当然，单味药的功效，于古代今时大体明晰，只不过二药、多药的联合之功效变化，尚待深究。目前仍遵循《神农本草经》的用药七情理论。临床"当用相须相使者良，勿用相恶相反者"。话题又转回茯苓与土茯苓上来，不揣浅识，略谈一二。茯苓与土茯苓仅差一个土字，常引起误解，其实茯苓发现得早，在《神农本草经》中列为上品，问世于先。土茯苓虽然在晋唐宋的《本草述》中有禹余粮、刺猪苓及菝葜之称与土茯苓相似，名正言顺则在明代。兰茂的《滇南本草》和李时珍的《本草纲目》均称土茯苓。二者又以兰茂为早，所以土茯苓成为茯苓的晚辈。这是正式命名的不同年代。因茯苓的块头像薯，俗称松薯、松木薯，恰好土茯苓的块头也像薯，其俗称久老薯、毛尾薯，由于都像薯，将后者称为土茯苓，土者生于土中。茯苓则寄木于松树根部之上，一个地下，一个地上，此不同也。松树之大与光叶菝葜之低又有区别。现代证实茯苓为多孔菌科，土茯苓系百合科，这一点就大相径庭了。由此可见茯苓与土茯苓无亲可谈，但二者功用相互协调方面确是好友。茯苓利水渗湿，去水肿；土茯苓除湿解毒，泄浊。仅此几项，足可协力治疗肾病之肿之浊。土茯苓在肾病的治疗中其泄浊之功不可没。肾病之尿浊，如何转阴，为治疗要点之一，能泄浊者除土茯苓外，萆薢之功亦不可轻视，但与茯苓为伍则渗利增强而利水效果增强。此外，土茯苓制毒作用对肾病之治是又一亮点。茯苓除治湿利水外，健脾扶正功效还有利于整体治疗。至此茯苓与土茯苓二者个性明矣。

39. 小儿用药，法古心裁

医语："唐以前尊法古，宋以后别门户。"可见宋代小儿科独立，专科医生、专著不断涌现，儿科医生辨证用药成为必然。但是在医疗实践中，对小儿用药的规范化参差不等，因则疗效也难免有高低。有关小儿用药的法象，自古以来，仅可世代沿承，实而缺乏一致。今读《药治通义》，这是日本的中医学者丹波元坚所撰的一册，分12节，专门讲用药的相关理论，其中小儿用药法，辑出历代名医的用药主旨，试摘一二。

（1）《活幼口议》：其述小儿用药不同寻常，应注意用药途径、目的、质量，药前、药后均应考虑周全，切不可妄投。用重剂当心幼小及娇嫩之体。如用补泻之品亦不宜妄为。还要注意用药时父之急、母之情、子之烦等的干扰因素，医者用药合理，亲之服药到位，方可取效。

（2）《片玉心书》在西江月中述：小儿不宜热药，尤热候。小儿不宜凉药，尤寒候。小儿阴阳不可偏伤，又脾常不足肝易有余，故用药不寒不热为良，切忌妄行。小儿病莫测，家人惊怕，医人试验诚多，从容对症用药。小儿一岁内者病多胎毒，故解毒为急，且二岁以上又多食积，所以消积补脾为尚。

（3）《儒门事亲》指出，小儿用药不宜大热大毒，凡有毒之剂当慎。小儿阳热，复以热毒之药，留毒在内，久必变生。又说，大人小儿服药，年龄不同，脏腑无特殊，仅大人服多，小儿服少，其实一也。

（4）《幼幼新书》：小儿服药，当须慎护肾胃气也。小儿未有天癸之旺，常时又依胃气为本，所以药损肾胃，病皆滋长。小儿用药，应保护肾胃之气勿伤，先后天之气不可妄恣疏泄。

（5）《景岳全书》：小儿者稚阴稚阳，故用药不宜妄攻，攻热伐阴，小儿阴气未成，即肾虚。凡治小儿用药慎寒热之过而已。

（6）《冯氏锦囊秘录》：小儿者易怒伤肝，恣食伤脾。与大人穷欲伤肾、多思伤心、郁思伤脾、悲哀伤肺不同。但在治疗用药时，应注意小儿大人之不同特点，但也有小儿犯大人之病，因此，从实际出发，特殊与一般相结合，只要病雷同，治何可执？

（7）《医学源流论》主张，小儿之与成人，即病相同者，治亦迥异。治小儿病，多用金石峻厉之药，特分两极少耳，上古人真传也。后世不敢用，而以草木和平之药治之，往往迁延而死。

综上小儿用药诸法，虽有七家，但又不尽同，中医古籍多如汗牛充栋，各家所处历史、环境、条件不同，尤其医者水平有别，所以，用药之法难免差异。但从大局分析，也不过是大同而小异，至于特殊之处也是难免的，这一点与西医不同，西医用药，尤小儿者必服从实验，任何医者，必守其则。中医的经验每人皆可实践，涉及一个继承和创新的问题。一旦创新有奇迹，则用药方法必然众多。作为良医，要了解历史，熟悉前人用药经验，结合个人实际，这样才能拓宽自己的用药视野。依据小儿体质及药物功效选择用药又何尝不可。

40．论桂枝忆当年

桂枝，为柳桂的嫩枝，外皮称肉桂。以桂枝命名的方剂，在《伤寒论》中占重要位置。历代医家凡治外感和卫气失和之类的病证，大多应用桂枝组方。1960 年秋，随长春名医朱志龙老先生临床实践，每 10 例病人中有 5 例用桂枝，治疗应用特别广泛。在求教之后，师曰："大人用皮小儿枝。"不久悟出其理，桂之皮即肉桂，桂之枝为桂枝。二者一热一温，小儿阳常有余，适者桂枝。桂枝之功在温经，进而鼓舞气血，夫小儿病，气血失和，用桂枝则温经活血，助阳化气。人体气血调和，可促进疾病恢复，学习结束后撰写了一篇朱志龙用桂枝的经验。老师看过仅有一千字的短文后说："此文写的像我，也像中医写的。"在后来的医疗实践中，对桂枝的应用逐步展开，本着温经化气的理论，对多种疾病运用桂枝组方治疗，收到良好效果。不过老师用方以散剂为主，桂枝也是散剂，如用保和散 10g，外加桂枝 3g，用以治疗食滞不化，本人所用则以汤剂为主。回顾临床，查阅笔记，用桂枝所治疾病如下：①佝偻病用方，桂枝、龙骨、牡蛎、太子参、苍术、山楂、大枣、白芍、珍珠母。②易感综合征用方，桂枝、黄芪、白术、防风、太子参、玉竹、灵芝、百合、枸杞子。③厌食用方，桂枝、乌梅、山楂、佛手、枳壳、石斛、白术、苍术、神曲。④慢性胃炎用方，桂枝、乌梅、佛手、苍术、厚朴、甘松、山奈、炙甘草。⑤过敏性鼻炎用方，黄芪、党参、白术、白芍、桂枝、苍耳子、菟丝子、巴戟天、甘草、大枣、生姜。⑥鼻衄用方，黄芪、防风、甘草、桂枝、白芍、藿香、乌梅、诃子、茜草、徐长卿、地龙、蝉蜕。⑦腺体增殖症用方，茯苓、白术、桂枝、虎杖、夏枯草、黄芩、苍耳子、辛夷、合欢皮、丹参、石菖蒲。⑧鼻不利用方，黄芪、苍术、桂枝、葛根、白芷、麻黄、升麻、防风、蔓荆子。⑨心肌炎用方，桂枝、麦冬、五味子、柴胡、太子参、白芍、当归、丹参、黄芩、甘草、赤芍。⑩遗溺症用方，楮实子、桂枝、附子、益智仁、乌药、金樱子、菟丝子、五倍子。⑪遗尿症用方，露蜂房、桂枝、枸杞子、韭菜子、补骨脂、益智仁、黄芪、何首乌。⑫间脑炎用方，桂枝、桃仁、红花、赤芍、川芎、生地黄、牛膝、柴胡、桔梗、当归、甘草、枳壳。⑬硬皮症用方，当归、桂枝、甘草、玉竹、牛膝、丹参、路路通、红花。⑭痒疹用方，桂枝、荆芥、防风、蝉蜕、黄柏、龙胆草、重楼、地骨皮、蚕砂、蛇床子、丹参。⑮神经性截瘫用方，当归、桂枝、伸筋草、钩藤、徐长卿、牛膝、木瓜、五加皮、甘草。⑯肠系膜淋巴结炎用方，桂枝、白芍、山柰、延胡索、乌药、猫爪草、夏枯草、丹参、枳壳。上述诸方限本人病案所用比较稳定，此外，在诸多病证用方中随证加桂枝的证例不胜枚举。对桂枝选用老师明训："桂枝何以多病选用，但有一条原则，凡病气血不调，代谢减低，免疫不足等候一见，桂枝候不怠。"在儿科许多病证后期，迁延日久，多有气血功能未复症象，因此桂枝此时大有用场。多年应用实践及大量临床资料提示，效果非常。令人忆起当年师之名言："气血充，全身松。"足见名师用药有绝招，至少又弟子验证并获传，经过再传，桂枝不仅在慢性病中经常选用，而且在急、重、疑难病证领域的应用也取得成效。其实桂枝除有温经化气功能外，尚有发汗、解肌、止痛、调和营卫、利肺止咳、宽关节、益中气、轻身通神、止频去冷、祛风除湿等作用。值得探究的是桂枝用量，据《本草思辨录》所述："桂枝用一分之方，曰竹皮大丸。桂枝用二分之方，曰蜘蛛散。桂枝用三分之方，曰土瓜根散。桂枝与他药各等份之方，曰桂枝茯苓丸。桂枝用一两之方，曰桂枝甘草龙骨牡蛎汤。桂枝用二两之方，曰麻黄汤。桂枝用三两之方，曰桂枝生姜枳实汤。桂枝用四两之方，曰桂苓五味甘草汤。桂枝用五两之方，曰桂枝加桂汤（即上方加桂枝一两）。桂枝用六两之方，曰天雄散。又曰：桂枝用之六两，仅见是方。"读上文后又令人对桂枝的用量持有疑惑。本人所用剂量仅遵药学所定，1 日 3 ～ 10g 而已。

古之剂量与今之用量有别易解，但其一分与六两之差何等之大。临床尚待结合病证实际，参考应用（东汉一两相当于今 14g）。

41．清肺良剂话黄芩

黄芩为临床常用之剂，尤其肺系病证所用居多，今述其用。

（1）发热

王某，男，6 岁。发热 2 日，咽红，脉数，以风热感冒论治。用黄芩 15g，配伍石膏 10g，重楼 10g，柴胡 10g，菊花 10g。水煎服。配服小儿热必清顿服 2 粒降热。经用 2 剂而愈。

按语： 风热为病，理应疏风清热，重用黄芩，与石膏、柴胡、菊花为伍治外热，与重楼共奏解毒清里之功。

（2）咳嗽

刘某，女，3 岁。发热 3 天后症见咳嗽、少痰、面红、苔厚、脉数。证为热咳。处方：黄芩 10g，白屈菜 5g，桑白皮 5g，地骨皮 5g, 莱菔子 5g。水煎服。连用 4 天而愈。

按语: 热咳系里证, 肺热为病。黄芩与桑白皮为伍清肺中明火, 地骨皮则除肺中伏热, 白屈菜治咳, 莱菔子去积痰。

（3）喘嗽

宫某, 男, 4 岁。症见咳嗽、发热、喘促, 肺部听诊可闻细啰音, 苔黄、脉数。辨为肺炎喘嗽（小儿肺炎）。为痰热闭肺所致。处方: 黄芩 15g, 苏子 10g, 葶苈子 10g, 射干 10g, 前胡 10g, 杏仁 5g。水煎服。配用小儿肺热平（与本方相类）。4 天症减, 6 天而愈。

按语: 黄芩与葶苈子、射干下肺火热痰, 苏子、前胡、杏仁调肺之闭。痰化热解则肺安。

（4）哮喘

闫某, 男, 1 岁半。主证为哮, 伴有咳嗽, 夜尤甚, 双肺听诊有哮鸣音, 舌苔厚白, 脉数。以热哮论治。处方: 黄芩 10g, 苏子 5g, 地龙 6g, 麻黄 2g, 射干 5g。水煎服。合用小儿哮咳喘（与本方同义）, 8 天而愈。

按语: 重用黄芩与地龙清开肺阻, 苏子、麻黄、射干清疏肺滞, 肺热清气畅而哮喘缓解。

（5）热痰

金某, 男, 3 岁。因急性支气管炎用抗炎法治疗 2 日, 咳减但痰多而黏, 五心烦热, 夜间不安, 大便干, 小便黄, 舌苔白厚, 舌质红, 脉数。以热痰论治, 用清肺化痰法。处方: 黄芩 10g, 葶苈子 7.5g, 冬瓜子 10g, 莱菔子 10g, 桔梗 10g, 瓜蒌 10g。水煎服, 用药 4 天而愈。

按语: 热痰之治, 在痰不在炎, 痰积于肺, 肺必热, 肺之热又炼津为痰。所以, 清肺与化痰并重, 清肺者当推黄芩, 余药葶苈子、冬瓜子、莱菔子、桔梗、瓜蒌皆清化痰邪。

42. 巧用罂粟壳治顽疾

罂粟壳一药，又称米壳，古来所述颇多，元代朱震亨曰"今人虚劳咳，多用粟壳止劫……其治之功虽急，杀人如剑宜深戒之"，故此药素有治病如神、杀人如剑之说。《本草纲目》第19、23、29卷中亦有记载，米壳治谷气素壮之人的久咳、久嗽，并载以罂粟壳为君的疗咳、止泻之方剂。第23卷中云"治咳多用粟壳不必疑，但要先去病根，此乃收后药也"。此戒令后人对罂粟壳望而生畏，而"病根和后药"的观点又令后人徘徊于雷池之界，更何况小儿先天脾常不足，谷气素亏，临床诸多医家视罂粟壳为儿科禁剂。本人注重罂粟壳止咳，止泻之神效，又谨守《景岳全书·小儿则》倡导的"夫有是病而用是药则病受之矣，无是病而用是药则元气受之矣"的治病用药大则，认为罂粟壳祛病如神，杀人如剑，其功过相半，要扬其长，避其短。发挥其治病如神之功效的关键在于如何用。积多年之经验，认为运用罂粟壳疗疾，关键要把好剂量与配伍之关，强调慎，要求准。

罂粟壳疗咳，素有留痰之弊。但在临床上经过大量的科学筛选，取桔梗之力消罂粟壳恋痰之弊，而制成"壳梗汤"，罂粟壳与桔梗其量之比为1:3。临证咳重者，罂粟壳用量偏大；嗽重者，桔梗用量偏多。寒热之咳均宜，但便干者慎之，若用必取"盛者下之"，配以枳实、莱菔子或番泻叶以通腑泻肺止咳；若咳不重，痰多者少用或不用，用则必配以祛痰之品，避免留邪于内。但是用罂粟壳年龄越小用量越小，且随病情、年龄而变，而罂粟壳的配伍用药又是其疗效发挥的关键。临床按病情而论其配伍：感风邪而致咳者加桂枝、前胡；感寒邪而致咳者加苏叶、麻黄；暑热之际而咳者加藿香、佩兰；因燥而咳者加枇杷叶、天冬；因湿而咳者加茯苓、苍术；因火而咳者加石膏、桑白皮；因饮食、积滞而咳者加莱菔子、麦芽；因气滞而咳者加厚朴、橘红；而因过劳、活动哭闹后而咳者加女贞子、补骨脂。就症状而论其配伍：有热而咳者加柴胡、黄芩、青蒿、射干；有胸闷者加瓜蒌、薤白；有腹胀者加枳壳、佛手；有便干者加番泻叶或大黄；便稀者加白术、茯苓；小便黄者加竹叶、车前子。就咳发作时间而论其配伍：晨起咳者加半夏、白前；晚间咳者加百部、沙参；午间咳者加生地黄、葶苈子；午夜咳者加木蝴蝶、侧柏。应留心治咳用罂粟壳之长，取恰当、合理的配伍抑罂粟壳之弊，每取奇效。故而治疗小儿咳嗽敢闯古人之戒，乃为有胆有识，其胆来自对古人之理的发掘，心诚为上，有衡为贵，才能扬长避短；其识来自对今人之体的分析，知己知彼，百战不殆，才能艺精效显。

43. 身兼四职颂甘松

在中药学中，一药具备多种功效者很多。本文讲的是甘松。甘松为唐代《开宝本草》所载，功能有"主恶气、卒心腹痛满、下气"。明代《本草汇言》具体示其"醒脾畅胃之药也"。

本人初用甘松始于40年前。临床用于小儿脾胃不和，以胃脘痛为例。如某儿，7岁，患胃脘痛用六君子汤治疗不明显，加上甘松2g，则获速效，病儿胃不胀、不痛而安。后来用于治疗胃脘痛伴有心悸病儿，服六君子汤加甘松，胃脘痛未愈，心悸好转。而后深思，甘松对心悸之治如何称职？《开宝本草》所言的"卒心腹痛满"与心悸相关至何？后来索性将甘松加入治疗小儿心肌炎用方柴胡、黄芩、五味子、太子参、麦冬、甘草的行列，临床疗效不错，几乎成了方中宿将。为探求甘松的治疗功用，从《本草求真》一书中获知，甘松的解郁功效非同一般。是日某痫证病儿，12岁。因精神负担重而成郁。在治痫散中加入甘松4g，治疗1个月，不仅郁解，痫证也明显收效，与其加入治痫散之前相比，疗效相差显著，病人指名加入此药。经过多年的应用证实疗效可靠，如今的治痫散方中，甘松成为必用之药味。2007年《江苏中医杂志》发表有王烈治痫散（胆南星、川芎、全蝎、甘松、天麻、蜣螂、远志、紫石英、郁金）主治小儿痫证的文章。由此可见治痫散的组方、应用，均有药物的个体应用由来，甘松入列至少经过10多年的筛选，实践为前提。至此，甘松已经身兼治胃、治心、治痫三职。在一次偶然用药过程中，甘松对小儿哮喘似有情缘。在后来的治疗哮喘研究中发现，甘松在哮喘不同时期，均可参与治疗，方中有了甘松，疗效就会有所提高。在本人的病案中，甘松的运用主要见于如下几个环节。食积哮喘，哮喘伴胃有积，方中加甘松和莱菔子一对。日久虚咳而喘，甘松与百部同入为适。寒性哮喘，加入甘松与细辛。哮喘发作的实证用甘松与地龙。哮喘缓解加用甘松与苏子。哮喘稳定用甘松与黄芪。哮喘反复发作的虚证加用甘松与太子参。哮喘伴咽不利加用甘松与木蝴蝶。哮喘伴喉不利加用甘松与玄参。如此，甘松兼职四种，其功能远比唐代《开宝本草》超前。

事物在发展，对于甘松的应用，尤其解郁功能对于神志系统诸种病证的治疗尚未开发到位，不妨尝试一用。据临床实践所知，在定量范围内，一般有效。本人所用剂量超标，但不宜过多，其性虽温，但不燥，小儿用之安全有效。

44．紫舒与紫苏

　　这是当年与我院药厂的一位刘姓老药工交谈时记下的故事。此前，他曾经讲过中药刘寄奴、何首乌等故事。刘老先生 70 岁了，在中药加工厂工作了近 60 年，经验极为丰富。此次来，他正在加工紫苏，将苏叶从茎上剪下来，又将苏茎切成小段叫苏梗。说来也巧，他放下手中的活对我说，讲一段紫苏的故事吧。于是我洗耳恭听。老先生站起来，边打手势边讲：在很早以前，三国时的华佗，有一天出门采药，归途中天已近中午，正好在一条河边的树下休息，顺便吃一点干粮。不一会从河中钻出一只小水獭，口中还叼着一条大鱼，在不远的地方便狼吞虎咽地吃起来，不一会吃光了。眼看着水獭的肚子鼓起来，胀得水獭一动不动，气喘吁吁。华佗一看，这不是吃鱼太多，中毒了吗？说时迟来得快，一条老水獭从河中跳出来，直奔小水獭，在其身周围绕了一圈后，很快爬向不远村屯，顷刻功夫，老水獭回来了，嘴里含着一棵快干的紫色野草。老水獭将草放到小水獭身旁，示意让它吃掉。小水獭会意，不一会将紫色野草全部吃下。时间不长，小水獭站起来，肚子不鼓了，气息也平，不喘啦，说话间，两只水獭一块跳入水中。这时的华佗，连干粮都未吃上，便思考着刚才发生的事。华佗心中想，小水獭吃鱼过量，又胀又喘，病得很重。老水獭从村屯附近叼来紫色野草，吃了不久病就好了。莫非说这野草是药？能治喘、解毒、去胀？这野草是什么草？不知其名，他决定在临床试用一下。华佗沿着老水獭来的方向，将药采回来，临床给腹胀病人使用而收到效果。这时华佗寻思，小水獭吃了舒服，病人用也觉舒服，干脆叫这紫色野草为紫舒吧。多少年以后，叫习惯了，不知不觉，叫的是紫舒，可是写的时候，竟成紫苏了。其后用紫苏的人越来越多，它不仅治胀，而且治喘、解毒。经过多少年研究和应用，紫苏已经不是全草了。如今，紫苏分为苏叶、苏梗、苏子三种。三种药的功能也不完全相同。一般而论苏叶解表散寒，行气和胃；苏梗可以理气宽中，止痛安胎；苏子降气化痰，止咳平喘，润肠通便。当代对紫苏的研究又有很大进展。如今的成果，幸有华佗的慧眼识珠，不然的话紫色野草何去何从，谁能分晓。刘老的故事很快讲完，大体情节几十年未忘，在整理此文时，已不是口头文学了。以此小故事，更加深了对紫苏药物功效的理解，趣味有余，故纳入卮话。

如今刘老已过世多年，现在回忆起认识老先生之初，几乎每周都要和他研究药方，我研究的院内制剂 70 余种，全部由老先生负责加工制成散剂。每次见面均可聆听其讲中药之趣事。在讲紫苏时，他特别强调紫苏药中苏子的治病功效。老人说："华佗当年发现紫苏对小水獭的疗效，虽说是治疗消化，其实是治喘，止喘的主要药物在苏子，中医用苏子治喘可能与此有关。"当年刘老讲故事比较随意，但说者无心、听者有意。在后来的临床工作中，尤其是研究小儿哮喘病治疗时，重用苏子，以探讨其真实功效。2010 年《婴童哮论》一书出版，书中有一节"哮药五品论"，其中第二品讲述的即是苏子。对苏子的由来，梁·陶弘景著《名医别录》始列为苏，并谓：味辛温。主下气、降寒中，其子尤良。书中提及的苏，即紫苏全草，其治喘部分为子，称苏子。在临床治疗哮喘时应用苏子，其降气化痰、止咳平喘之功效勿疑。我用苏子的经验提示，其与前胡为伍治热喘；配白前治寒喘；配款冬花治虚喘；配莱菔子治食积哮喘；配五味子治久喘；配葶苈子、茯苓治心源性气喘；配旋覆花治叹息样喘。临床还提示：苏子与地龙为伍治疗实哮；与白果为伍治疗虚哮；与麻黄为伍治疗寒哮；与射干为伍治疗热哮；与椒目为伍治疗久哮；与全蝎为伍治诸哮。想来华佗发现紫苏治喘胀是偶然，后来经过多年临床应用，发现确为止喘的良药，病人服后确感气畅而舒。

申卷 防 护

按： 防护是预防和护理。其来源是中医之治未病和养护。防护系中医临床中最早的一种治疗措施。中医治病，强调三分药七分养，有病先食疗，不效则药疗。隋唐倡导的日光浴，元代的"若要小儿安，常忍三分饥与寒"，清代的"乳贵有时，食贵有节"等，仍是为今时医者所推崇的防护措施。

1. 体质异常必须格外关照

　　每当病家听到医生说自己孩子的体质异常时，就觉得奇怪，常为此问个不休。在这里略加说明，所谓体质异常，这是比较早的一种说法，现在的医书里很少有人提及，此种现象易与易感儿和佝偻病等相混淆。应该知道体质异常不是病，但容易生病，是既属生理又靠近病理的一种现象，此种体质由先天形成，仅占婴儿体质的1/4。体质异常经过1～2年的调整便与常儿一样了，问题就是在1岁之内容易发病，所以，应格外加以关照方为良策。说千道万，家长要知道的就是怎样能看出体质异常。真正说起来不是易事，但有经验的儿科医生，一眼就能看出孩子的体质是否异常。据我所见，一般孩子长的较胖，但肉较松，面色有些淡白，头发稀少，乳食虽好，但多有腹泻，仅个别的有大便干燥。容易发惊，睡觉不实，孩子脸上偶有红色皮疹。怪不得有些医生将此现象归为佝偻病和湿疹，但按佝偻病、湿疹进行治疗，没有效果。多数病家不为此找医生诊治，实际上真的用不着服药打针，只要仔细调护便可。在调护中千万注意，对体质异常儿最好喂母乳，保持环境清洁安静，不能惊吓，避免和感染因素接触，空气必须保持清新不可有任何污染，大便避免干燥。有病尽量不用易过敏的药物。这样的孩子有病最好先中药、后西药；先口服、后打针。千方百计避开过敏因素的刺激。一定要推迟哮喘类病的发病时间，随生长发育的不断增长，体质异常状态必将得到改善。病家还要注意的是1～2岁之前，稍有不慎就容易发生哮喘，因此，应观察孩子的咳嗽、有痰及喉间痰鸣等症象，一且出现要及早就医。说不定这就是哮喘之苗了。总之，体质问题是小婴儿的一个特殊问题，这种体质的预防还没有什么良策，但能认识并加以格外关照就可以了。

2. 哮喘夜作的应对措施

哮喘夜作是许多病家遇到的棘手问题，本病白天还好，一到晚间就发病，不是咳嗽就是喘，吃什么药也不见良效。对此问题专家们都有所知，处理意见不少。一般认为，从晚5点到次日晨5点权且为夜间，所以，这段时间的发作，称夜间发作。夜间发作影响休息、睡眠，对大人孩子都是不利。处理原则，一是除因，二是用药，这两者都属于治疗，必须加以重视。除掉原因是首要方面。如患者李某，男，5岁，咳嗽伴哮喘，每天家长下班后加重，一直到天明不停地发作，但周日休息有2天不发作，此种情况发病原因比较好找，原来病儿家于晚间下班后有2个人吸烟，吸烟者喷出的烟雾充满房间，所以哮喘病儿在夜间发作，痛苦异常。嘱病家让小儿避免烟味刺激，同时夜间又加服2次止哮药物，结果收效很大。此例病因比较明显，有些病例原因难找，尤其病儿自身的原因，如睡前不刷牙，口腔出现异味，异味的刺激也可致哮喘突然发作，或病情加重。应仔细查找原因，必要时调换一下环境大多有效。值得注意的常见原因是气味和温度二者作怪，气味有多方面，温度多半是温度低，如夜间的温度降低引起发作，此种因素多于凌晨3～5点发作。其次由于病儿于白天惹的是非，如过劳、活动大、接受的各种刺激，这种发作不是急发而是迟发，也就是说，白天受到刺激后当时不见反应却于夜间发作。这种情况应查找是否为气味和温度引发，若无结果时，则应进一步从白天的活动再查找原因，尤其是下午的活动、接触等影响。凡夜间发作经查找原因，配合用药，只要是因、药、证相符者，大多可迎刃而解。有的用药干预也有一定效果，于睡前加服一次汤药和小儿哮咳喘或小儿治哮灵均可，用药后则夜间不发作，至少能减少发作及减轻症状。

3. 哮喘之治怕干扰

一般性哮喘，即单纯性哮喘，凡按计划经过规范性治疗，大多收效良好。也有一部分，甚至相当多的病例，不能按计划完成疗程。其中原因很多，属于治疗方面的仅能说是药不对症，比较多的是家庭防治不到位。更为多见的是病儿的体质因素，常说的用药不耐受，什么药都不好用，这也是机体的感受失调，其次是敏感性强，对多种病因有反应，所以病难与药应。煎服药不当、用药不按时、剂量不足等也是常见因素。疾病本身有多处改变，如有的病儿感冒不断，如果哮喘病儿每两个月发生一次感冒，此时的哮喘便不能按计划治疗。尤其哮喘的稳定期治疗必须干预用药，有任何干扰都应暂停治本而治标。除外感类外，许多兼证也不利于哮喘的计划治疗，如厌食、食积、腹痛、便秘等，特别是哮喘兼便秘者，大便不恢复正常，哮喘也难求愈。大便干的病儿内热重，内热不去，反滞于内，直接影响哮喘之治，如果治疗便秘则方药必须重组，因而影响哮喘的计划治疗。哮喘的其他兼证均属此类，所以干扰哮喘的治疗有诸多因素。在家庭里防护失调，有一个环节不到位就容易出现问题。有的白天看中医用中药，晚上看西医用西药，此乃医疗中常见之事，也无可非议。但在用药时也能发生某些失调，中药禁忌严格，西药的要求也不少，所以在药性不明时，不要轻易混合服药。若是用也要和医者讲明。所有的药本来是治病的，如果用之不当反可致病。

4. 重视咳嗽变异性哮喘的防治

临床工作中，不少家长问，孩子是咳嗽病，都说是气管炎，一点不喘，怎么要当哮喘治呢？下面请看儿科专家们是如何说的。

（1）历史：20 世纪 70 年代以来，世界各地儿科专家对孩子感冒后引起的气管炎，有些患儿越治越重，久治不愈有了疑问。

（2）病名：20 世纪 80 年代之初，我国儿科医者根据病因、病机、病变、病状、病程、疗效等特点对咳嗽有诸多命名，如顽固性咳嗽、特殊性咳嗽、阵发性咳嗽、发作性咳嗽、反复性咳嗽、类百日咳、过敏性气管炎、病毒性气管炎、药源性咳嗽、哮喘前期、隐性哮喘、特殊性哮喘、哮咳等。80 年代末至 1987 年 4 月，全国儿科学术会议统称为过敏性咳嗽。1992 年 10 月，又改称为咳嗽变异性哮喘，属于哮喘的一种特殊病型。

（3）特点：多以外感后咳嗽为主，早晚重，各种检查异常变化不大，抗生素、止咳药治疗无效。遇有寒冷、过劳、食甜咸等刺激则病情加重。还有一种称"咳三顿"的说法，即一天三次成顿地咳嗽，也是本证特点之一。

（4）转归：对本病的诊治，经常被漏诊，或误诊为一般气管炎，而致病情迁延，最后出现哮喘症象方治，可惜晚矣。一般及早治疗大多可愈。若失治、误治，大约数月可转为哮喘，为治疗增加了难度。

（5）治疗：本人从 20 世纪 70 年代开始研究本病，用以哮论治咳嗽法，开展计划治疗，治咳除标，防哮治本，获得成效。有关经验收录于 20 余部著作中，广为流传。其中一条经验是治疗本病务须彻底治愈。

（6）防护：对本病的防护与哮喘相同。不过平时要减少内热产生，加强扶正。对一年中感冒 4 次以上，咳嗽在 3 次以上者应多加注意。一旦咳嗽时间在 15 天以上，用抗生素治疗多日不效者，尽量进一步诊治。由于本病有病程日久、反复发作的特点，所以应争取全程治疗，获得痊愈。

（7）注意：当前治疗误区是滥用抗生素，短程治疗，稍有疗效，留下隐祸，忽视中医药整体调治，缺乏综合治疗。

（8）变证：咳嗽变异性哮喘（假性）能发展成哮喘（真性），而且不在少数，关键是看证治条件与家庭保护如何。

5. 哮喘除根，贵在坚持

人所共知，小儿哮喘，在小的时候得不到根治，到了成年，将成为一生痼疾。因此，小儿时期的哮喘应千方百计争取根治。什么叫根治呢，早在明代，许多医书都讲"哮有夙根"，当代有的医生讲，治疗哮喘不除根等于白治。所以古今研究治疗小儿哮喘的医者，都把"去根"治疗视为目标。在临床中有两个相似条件的病儿同样治疗，确有两种结果。哮喘病儿甲，男，10 岁，患哮喘一年，每遇冷则起，一年发作 3 ～ 5 次，轻者门诊治疗，重时住院几天方可缓解。哮喘病儿乙，男，11 岁，病史和症状与甲大致相似，接受同样治疗。甲经过发作期治疗 10 天而缓解，继续治疗 16 天，哮喘症状消失，临床稳定，坚持治疗 32 天，一般状态好。休药 3 个月复查，未见反复，巩固治疗 32 天，病儿如常。休药 6 个月复查。病情稳定。又扶正治疗 16 天而止。观察 1 年未见反复。病儿乙，经发作期治疗病情大减，进入缓解期，服药 8 天而中断治疗。两个月后复诊哮喘又作，经治 8 天症减，缓解期服药 8 天而中断治疗。时至冬季，病儿乙又求诊治疗哮喘，同样治疗 8 天而缓。同样用发作期治标之方，如何在 1 年内反复就诊 4 次。类似病儿乙的例证不胜枚举。甲乙之比，证治方面，初治相同，不同者在于甲坚持治疗全程，乙治疗半程，中途而废。甲坚持治而且一治到底。乙是病了治，治了好，好了不治，多数的病儿是和乙一样，发作时一定治，治好了不来医，当然医生无法再治。结果如何，甲乙便是例证。从上述两例治疗经过来看，哮喘是病程较长，反复性大，难以根治的疾病。发病时一般治疗均可收效。关键是病不再犯，而且是日久不犯，才是治疗目的。彻底治愈哮喘是病人所望和所求。但是坚持与否则预后有很大差异。民间有句俗话，去了疮疤忘了痛。病一发作喘促重，病家都想求治。一旦缓和了随之松口气而不治。临床常见的一种现象是，哮喘平息之后看上去如同常儿，这时一种误识随之而来，那就是病好了还治什么，有病治病，没病治什么。正是这些误识影响了病儿的彻底治愈。从婴儿哮喘到幼儿哮喘，再发展到儿童哮喘，一旦转到了成年，将是终身疾病。因此，哮喘病在无特殊情况的前提下，凡能坚持全程、科学规范的治疗，其彻底根治的希望是有的，而且是很大的。

6.哮喘重药轻防是误区

　　1981 年，曾治疗一男孩，5 岁。患哮喘 1 年半之久。一年约发病 6 次左右。每次发病均经中、西医治疗 10 天左右好转。我也治了几次，时轻时重，时好时坏，反复无常。有一次孩子姥姥带孩子看病。言说："服药见好，我观察服您的药确实有效。但是孩子一回自己家就不好使，病也反复。"听了这种情况，我心里有数，干扰因素不除，不仅反复发病，还干扰治疗。遂调查一下孩子的生活环境，根据我的询问，姥姥说："家具也都是新买的，地毯也是新的，室内又养了不少花，还有一条小狗，平台有 4 个鸟笼养着鸟。"最后姥姥又说一句："家有两个吸烟的。"相反姥姥家根本不存在这些条件。再诊时向孩子父母直言：孩子的哮喘总反复，历次治疗都不顺利。对哮喘病科学用药是对的，但过于重药而不清除干扰的因素，治疗效果就会受到影响，使治疗陷于僵局。孩子家的诸多环境因素均属哮喘恢复之忌，此时又获一线索，家中电器类也多，如空调、电视、电脑。小小的孩子，电视一看几个小时，电脑玩得时间更长。家人愿意用药治疗，但说改变家中环境太难。最后商定孩子在治病期间住姥姥家。如此这般，经过 6 周的治疗，孩子病情稳定，建议休药 3 个月，仍住姥姥家。3 个月后哮喘未犯。家人又说，看起来家里过敏因素是存在的，到底是什么因素呢？烟是哮喘的大敌。类似上例在哮喘病儿的生活环境中比比皆是。家长将哮喘寄托在医药上没有错，但哮喘病是一种病因复杂、反复发作性的疾病，如单纯重药，而轻防就事倍功半，影响的还是病儿健康。用药治疗是医者的责任，但家庭防护、保护病儿不受干扰，就是家长的责任了。孩子在自己家和在姥姥家，同类药物治疗，但因环境不同，其效果确是天壤之别。可见重药轻防之误区不可陷。

7. 防哮把好第一关

临诊中，常听到哮喘患儿的家长说，孩子总感冒，每次必犯哮喘甚至说孩子的病说犯就犯，真是没办法，也成了一块心病。如同此类情况，没有什么好招，只有把好防哮第一关。这一关在哪呢？原来中医学将哮喘划为肺和呼吸系的范畴，这就说明哮喘的发病与肺和呼吸方面有密切的关系。而呼吸系的主体又是肺，肺与气道相连接，上出鼻咽又和大气相通。现代医学将呼吸道分为上下两部，上部称上呼吸道，包括鼻、咽和喉。从喉状软骨之下起直到气管终末所系的肺称为下呼吸道，其实上下之间的部分主要是气管即中医所说的气道，气体之通道。气管部分居中，有的称为中呼吸道，这部分正是哮喘发生的场所。小儿肺和气道方面疾病最多。一般认为呼吸道受邪，总是从气道口侵入，中医所说的肺开窍于鼻，故而鼻和咽喉部分就成了入口，实际上这是呼吸道的第一个关口。小儿时期的鼻咽部分，年龄越小发育越未臻成熟，防御力低，所以呼吸道疾病最早受害的是鼻咽。哮喘发作与鼻咽的关系也很密切。人所共知，感冒了会出现鼻咽部异常，表现为鼻塞、流涕和嗓子痛、发紧等。接之可能就犯咳嗽、气喘。因此，家长常说孩子最怕感冒，一感冒就犯病，可见鼻咽与感冒和哮喘是相互关联的。由此而知，预防哮喘和避免感冒的实质，是保护上呼吸道这一关。保护方法，除从整体的饮食、卫生等方面加强外，还必须注意局部的保护。比如正常的鼻咽部是不冷也不热、不干也不湿、不红也不肿。能维持这种平衡，就很难发生病变。一旦突然感受冷、热、干燥、水渍、外伤、营养不足、病源侵犯、过敏物等，均可致鼻咽这一关引起邪正相争。若正胜可无恙，邪盛则病。上述的多种因素均可闯关为害，根据此类原因，采取相应措施便可减少或防止发病。如不带孩子到人多地方，或者说不到公共场所，这是保护孩子的重要措施。天冷外出时，应给孩子戴口罩，用巾类围上鼻口，就是挡一下也有用。切记！不要突然改变温度，一定要做到逐渐适应温差。室内温度高而干燥可放一盆水加湿，孩子尽量不用电褥子之类增温。所有异常的污气和怪味均不宜让孩子闻到，一旦闻到发现有不良反应时要立即避开。

8. 遏制哮喘的出路在两端

小儿哮喘的病因有上千种，防不胜防，彻底防治有待时日，但对其遏制一下是大有可为的。解决途径，应抓两头。一头是始自胎儿，胎儿为人之始初，若能从胎儿阶段着手预防更为妥当。从遗传角度看，患有哮喘的病儿，约有三分之一的病儿有遗传因素。如病儿父母和祖父母代患有过敏性疾病。过敏性疾病与哮喘有关的尚有湿疹、鼻炎、咳嗽等属于过敏性者，这类患者均可将过敏性体质因素遗传给下一代。有人研究，父母双方均有过敏性疾病，尤其是哮喘，下一代的哮喘发生率特别高，如果有一方患病其后代发生率相对少。但母方患哮喘遗传给下一代的几率又高于父方。如若生孩子，其出生时间最好不在鲜花盛开的季节，以免花粉过敏而导致哮喘。孕母属于过敏性体质的，一定要避开过敏性食物，尽量不接触过敏性物质。特别是居住环境不能有烟气、灰尘、异味等的刺激。据研究得知，母孕时自动吸烟者和被动吸烟者，即与吸烟者接触密切时足可影响胎儿的肺及气管的发育，致生后易患哮喘类疾病。保护孕母就是保护婴儿。为了加强胎儿禀赋，孕母的营养卫生、精神心理、生活运动都要注意，特别要避免有烟雾的环境，方可预防孩子不患哮喘。胎儿出生后的一个时期，同样要加强保护，避开所有易致过敏的环境和不良处所。另一头，则是对于已经患有哮喘者，只好在治疗过程中加大根治力度。当代医学对哮喘的研究有好多成果，如哮喘的基因、体质等，但对策办法太少。中医的治肾增强体质、改变过敏体质及祛除伏痰等措施，临床收到成效。这与现代研究并不矛盾。加强中医对哮喘的遏制的研究，寻方选药大有作为。

9. 小儿哮喘医者必嘱

哮喘病除治疗用药以外，家庭调护也是治疗中的一种非药物疗法。这一方法之所以重要，是由哮喘病本身特点决定的。小儿时期的哮喘，具有发病多，病因杂，病程长，反复大，难治愈等特点。为了解决这些矛盾，除药物治疗外，还需要家庭的配合治疗。不管家庭条件、环境如何，从疾病实际出发，下列五条，应该设法做到。

（1）保持孩子的乐观精神。快乐是疾病恢复之本。大一点的孩子要注意精神卫生，让孩子正确地对待疾病。人生在世吃五谷杂粮有病是难免的，有病就治，治好了就相安无事。哮喘病儿精神状态好对恢复极为有利。

（2）坚定治愈信心。这也是很重要的一个方面，鼓励孩子坚定信心，一定会恢复健康，哮喘可以治好，不要失去信心，家长和孩子一样要有同一心情，共同战胜疾病。切记！家长不要在孩子面前失去信心，这一点家长千万注意，要帮助孩子增强治愈信心。

（3）注意日常生活中的衣食住行等规律。衣服要注意不选择易致敏的布料。饮食方面注意事项最多，其中一条原则是放开饮食，发现一项致敏的就避开一项，要求仔细观察，以24小时为准。一般而论海腥物易致过敏，但鱼类对哮喘反而有好处，所以，并非所有人都对海腥物过敏。因此，采取放开用、细观察的办法。如何发现，一次难定，二次便知，发现后不是一生不用，先避开3个月或6个月，由少渐多地使用，若无事即可食用。住的环境要求一句话，即清洁卫生，环保达标便可。值得注意的有一种叫装修性哮喘，与甲醛类致敏有关。行的方面，主要是运动，有种哮喘称运动性哮喘，也是一句话，运动有度，用不着更多限制，游泳也是运动，对哮喘特别有利，但过劳反而不好。小跑、散步等以不影响呼吸为准。生活中的琐事繁多，要求家长一桩桩地理顺即可。

（4）保证给孩子按时服药。药是治病的武器，一定按医嘱给孩子服药。因为哮喘治疗时间较长，每因服药不及时而影响治疗。

（5）要注意小节，家长对哮喘病儿的大事多能注意，而且做得周全，但某些小节上，稍一疏忽也可引起发病。有次家人抱孩子在路边玩，顺手折下一只蒲公英小花，给孩子玩，仅此一朵小花导致孩子犯病。还有母亲涂了口红，因为亲了孩子而引起哮喘。诸如此类事，真是不胜枚举。这些小节不注意，必然导致孩子反复发病。归结起来，小儿哮喘的家庭调护，真的值得研究。

10. 惜儿之心人皆有，惜儿之术人皆乏

人之为父母者，天性惜儿。惜儿者何？养育也，调护也。诸如饮食、睡眠、衣着、居住、运动、学习、爱好、健康成长等均属之。岂不知，儿之出生如芽，经新生儿、婴儿、幼儿、儿童、少年、青年以至成人。此阶段不同，生理状态各异，其养育、调护之法亦有别，但总的原则还是相似的。如明代万全三世为医著有《育婴家秘》《片玉心书》《幼科发挥》等书，其内容虽各有区别，但育儿调护之秘诀则一致。如《活幼指南》记载："善养子者，似养龙以调护；不善养子者，如舐犊之爱惜，爱之愈深，害之愈切。"究其缘，乃乏术。心想调护，但不会，不能按孩子的各个不同时期的实际需求而加以调护。后来的《医方捷经》以歌述儿调："养子须调护，看承莫纵驰，乳多终损胃，食壅即伤脾，被厚非为益，衣单正所宜，无风频见日，寒暑顺天时。"有关育儿养护等方面，前人经验极为丰富。如谚传"一顿吃伤，十顿喝汤""大便一通，浑身轻松""运动贵有恒，饮食贵有节"，以及"调护若失，疾病乃生""胃气一败，百药难施"之类。虽然为俱往之言，但其医理至今不减。

当今临床与古时不同，社会条件、生活水平无法相比，尤其一对夫妇只有一个孩，一家一个宝贝，其养育、调护之惜比古时有过而增。尽管如此，孩子的生理状态、生长发育诸般状况则古今变化不大。仍要加大力度宣传科学育儿，合理调护。年龄

越小，特点越为突出，调护亦相应周全。但总的大纲，饮食要注意节度，宁少勿多。少吃一口养胃，多吃一口伤脾。睡眠必须保证，儿在睡中长，睡眠乃精神之食粮。衣着则要求寒则加衣，热则除棉，适合小儿各期之调护。居室清新勿染，阳光充足。活动有常，随年而长，切记有恒。年长入学，切勿拔苗助长，望子成龙之心人人有，切勿不顾实际而贸然。诚者，顺其然者进，逆而行者退。依儿之形体发展的实际，施以养育，科学调护。若人皆尊法度，而儿成长焉能不顺并相得益彰。

11. 乳无时，食不节则令儿恙

中医素有"人以食为天，孩非乳不活"之说。当然，当代对小儿的喂哺种类很多，如乳类及代乳类，在饮食种类方面更是花样繁多。历代医家都再三叮嘱，喂养小儿一定要注意，"乳贵有时，食贵有节"。实际生活中，人们大多承认乳和食十分宝贵，但对有"时"、有"节"，尤其是"节"，很难做到。因此，乳有时、食有节不能落到实处。天长日久，则出现乳无时、食不节并以妄为常的不良现象。轻者可能无碍，重者必然令儿恙，临床上出现了一些疾病症象，最为多见的是乳积和食积。正如明代万全所说："乳食伤胃，则为呕；乳食伤脾，则为泄泻。"实际上因乳无时、食不节导致的一时性的急性发病，经过治疗，改变乳食方法，病证很快得以平复。如乳无时、食不节形成习惯，久之则为积。如果积已成，则积会发生许多变化，如积不化、积为热、积为火、积为气、积伤阴。更为严重的积可化痰、生火等。这些变化均属于病理方面的诸多改变。类似此类改变，在古代文献常可见到。如"伤乳过多，反从湿化，湿热相兼，吐痰之病作矣"，以及"食甜成疳，食饱伤气"，更有医家直言"小儿常病，伤于饱也"。在临床诊疗中经常有病人家长诉之，孩子食火可大啦，积火也不小等抱怨之言。这都是从上一代人传下来的直观描述。在医学上对此类食积内热的孩子不仅重视现状，而且须留意其易引起的各种疾病。所以，治疗不仅要消积去火，而且还要扶其脾胃之气。治疗中，一则治标除疾，二者扶元正气，以保孩子常安无恙。最后，不妨我们再看一下清代儿科陈复正提醒后人的话："伤食一证，最关利害，如迁延不治，成积、成癖；治之不当则成疳成痨。"

12. 忍一分饥，胜服补脾之剂

这是育儿方面的要事。人类一代一代相传，主要靠母亲抚育，在一般情况下，母亲给孩子喂奶，都由有经验者传授。在缺少科学指导的时代，喂养孩子主要靠传统经验来摸索进行。由于缺乏科学指导，所以因喂养致病的不在少数，其中消化不良者占多数，日久不得纠正，还会酿成慢性脾胃病，影响健康成长。自古以来，医者多强调小儿脾胃柔嫩，不得饱食，要防止伤脾害胃。可是人们恰恰相反，孩子能吃则越多越好。到底吃多少合适，在成人差别不太大，但在小儿则有极大差异。小儿从初生到成年，由于脾胃的不断发育对饮食的容纳和消化能力在不断变化。人们可以自然地随机增改食物。正因为小儿处于生长发育阶段，任何一个阶段的肠胃都是活动的、不稳定的，所以，喂养和饮食的处理应该得当，稍有不慎则可发生肠胃疾病。小儿时期喂养，最关键的是初生儿阶段。初生儿阶段的喂养量多少合适，掌握好，对一生都有益处。据现代科学研测，我国当代初生儿，足月的生后 10 天测知胃的容量为 10 ～ 60mL；排空时间：水为 1 ～ 1.5 小时、母乳为 2 ～ 3 小时、牛乳为 3 ～ 4 小时。母乳通过胃肠道时间，生后 7 天为 7 小时，每日排便 1 ～ 3 次为正常。如果喂养孩子的人能够了解这方面的知识，即可合理喂养，又能保障孩子正常生长发育而不会得病。但对多数人来讲难以办到。凭经验只好掌握一条原则，即"忍一分饥"，适可而止，不可强喂，饱伤之后又要服补脾类药。所以，忍一分饥，岂不是胜服补脾之剂？

13. 诊病合理，方虽中病，服不得法，亦难奏功

中医治病，经常用的是汤药。所谓汤药，是医生开出的方子，取出药之后，自己煎煮成汤，这就是汤药了。医生治好病，开方正确，这是主要方面。但是，医生真正要治好病人，还要有几个环节的认真配合。比如，诊病合理，投药的人还要投药准确，做到方病一致，最后是煎煮药和服药了。过去都由病家自己煎煮，现在的医院及大的药店，都开设代煎药，此种煎药法是用电脑操控。煎煮方药是用传统之法。此法沿用几千年，至今仍在使用。本人从 1990 年起，将煎煮的方法做了某些调整。本人认为，效果比旧法好。新法是将取来的药放药锅内，加冷水过药二指，煎熟后过滤，为第一煎，这一煎与旧法相同。本人要改革的是第二煎，老式煎二遍加冷水，现改为开水。简单的原因是药物一煎煮熟，药物开而释放出有效成分。如二遍加冷水必然将张开

药物又关闭，若用开水则让开着的药继续释放有效成分。此法，可惜未经科学进一步试验，求证冷、热水二者有何差异。其次是浓缩药汁，不浓缩，原药汁量大不适合小儿服用。浓缩是原药汁混合后再加热煎煮去掉水分，余下药量以适合小儿服用为准。还有服药次数的改进，对治病也是有利的。过去服药分早晚，现规定一般病一日服 3 次，即早、中、晚饭前服，重时睡前加 1 次。如此，煎服实践 20 余年，治病效果尚准，可能与新的规范法煎服药有关。新的做法，有点麻烦，但疗效是显著的。

14. 肉而痰其生何耶

肉而痰，指的是吃了肉类后痰又多了。临床多年，每可见到哮喘病人吃猪肉后痰多的陈述。如金某，女，4 岁，患哮喘 6 个月。"经治时轻时重，但发现孩子每于吃肉后痰就多"，病儿家长如是说。多例多次见此述说，尤其是病家要求释其因由。兹将肉而痰其生何耶做一阐解以有助于哮喘之治。痰在哮喘病中是常有一种症象，医者亦注重对痰的防治，但治疗中由于调护不当，可见有若干因素影响疗效。病家所述的肉生痰之说，来自实践，经过询问，方知病者每餐必肉，几乎天天吃肉，痰也随之活动，治疗用药也受干扰，此种边治边生的做法必然影响速愈。从是日起，嘱其每周吃一次肉，二次鱼，三次蛋，余皆蔬菜。果然生效，病儿调治数次而解。肉类，在《内经》中有"五谷为养，五果为助，五畜为益，五菜为充"的记载。五畜是牛、羊、狗、猪、鸡，此等畜肉对人体有益处，"益"是有好处，适当的吃肉有益于身体健康，所以说，肉类是生活中必需的食物之一。但是，由于每人的体质不同，对食物的受纳和反应是不同的。有的人吃了安然，有的不适，医学上称之敏感。任何敏感的食物，均应引起重视。肉类对哮喘病者动痰之说，早有所陈，例如《本草纲目》兽部第五十卷的论豕（猪）篇引用多家言论，述猪肉的治病和致病的理论，其中引用了朱丹溪对猪肉的论述："猪肉补气，世俗以为补阴，误矣！唯补阳尔。今之虚损者，不在阳而在阴。以肉补阴，是以火济水。盖肉性入胃便作湿热，热生痰，痰生则气不降而诸证作矣。"尤应留心"热生痰"为之要耶。为此，陶弘景曾曰："猪为用最多，唯肉不宜多食，令人暴肥。"俗谓："肥人多痰，瘦人多火。"足见猪肉是饮食佳品，但不宜久食多用，其虽可增加营养，但其动痰，尤对痰盛体质，食肉而痰动每可见证，由此可见，猪肉及其他肉类每周一次足矣，病家所述，肉后多痰亦实，究其理古今言之有道，医者必当为鉴。

15. 烟是哮喘病的大敌

2013 年之春，曾治一哮喘病童，8 岁，患病 1 年。常规治疗月余，理应获效，但病者时有起伏，在自家服药无效，于另家则效佳。究其因，系烟作怪。据悉，病者住城郊一简房，家有三口人，父母皆吸纸烟，加上煤炉取暖，12 平米居室烟气十足，哮喘病者焉能得安，此烟之害耶！自古以来烟是生活中难以消除的因素，对哮喘病人则是雪上加霜。烟之为害，应从医说起。早在两千年前的医书就讲，哮喘病在肺，肺是气脏，主司呼吸，主吐故纳新，即是一般公认的吸入大气中的氧气，呼出人体中的碳气（二氧化碳）。

古人又说，肺是清脏，不能承受不洁之气，恰好，烟即不洁之气中的元凶。提起烟之不洁，试举生活中的烟筒事例，入冬安装之洁白干净烟筒，经一冬之燃烧，次年春清除烟筒，不仅烟尘多多，而且筒内壁挂满又黑又粗之污物。生活中烟进入人体气道，其结果如何，不言而喻。此种烟浊秽气入肺，肺伤而病，常人之肺易伤，病儿肺伤之变剧，可见烟伤肺不可低估。近代研究对于烟草危害的研究远超人之所想。1988 年 4 月 7 日是第一个"世界无烟日"，世界卫生组织号召无烟足可说明烟的危害之大。据研究提示，烟在燃烧时所产生的烟气中，大约含有一千多种有害成分，其中尼古丁的危害最大，据实验测定，一支香烟中含有的尼古丁，足足可以毒死一只小白鼠。吸烟的人不仅自己害自己，这是一手烟，同时也害他人，称为二手烟，又发现三手烟，烟气落浮在墙上，又被人吸入，如此多端，都是害人之举。有次病者家长直言，家居五楼每次吸烟于一楼处，或者室外，待吸完后入室。然，研究表明，一楼吸烟五楼受害，室外吸烟一次，于室外停吸七天，方可入室免去弊嫌。

说千道万，事实证明，烟之害人害己，无烟方为上策。诠释到此，足可说明烟是哮喘病之大敌。

16. 谈食养、食补、食治、食禁

临床 60 多年，在医治病儿中，众多家长要问的事情很多，但最多的是食物问题。归结起来不外乎是食养、食补、食治、食禁的问题。谨此四个方面略加数语。

（1）食养：用乳和食二字概括，其实乳也是食。不过对小儿来说，乳和食有所不同。人生在世，生老病死，虽是规律，但其中乳会起到营养作用。俗话说，儿无乳不活，长不食则衰。幼小者用乳，大一点必食而生。可见食是为人的生命活动提供营养的，此是食养。食养的问题较多的是种类、方法。中医自古以来很重视食养的规范，如清代提出的"乳贵有时，食贵有节"。这一食养原则，对大人、小儿的食养均有科学的指导意义。平时能掌握这个原则，不仅能保障健康成长，平安生活，而且能减少疾病。

（2）食补：食养失调。不仅对小儿生长发育有影响，而且对成年人也会导致营养亏耗。因此，古人积累了丰富的食补经验。食补，是选用合适的食物来补充营养，一般在营养不足或营养消耗的情况下，尚未造成严重缺陷时，大多可用食补。俗云，"药补不如食补"，所以食补又有全补和单补的不同。比如，在人身的营养出现偏缺，但又不严重的情况下，可选营养足而丰富的食物和食品进行补充。此种补应注意，要适当，即适可而止，补之太过反而不好，一般讲补过生火，值得注意。比较难的是单项补，例如：全补用肉，单补则选其器官之类。如果说对食养要保证，食补则是加强功效。

（3）食治：是通过食物的方法，来治疗人体由营养损耗而形成的病证。是除了药物治疗外的另一种调治方法。食治也是历代医生常选的一种对策。食治必须选好病证，对病证轻者，症象表现明显者，食治有效，重者还应结合药物治疗。食治是比较复杂的一种方法，例如：鼻子出血多吃蔬菜可调，若血液病引致则应配合药物治疗，食治的用品、范围都很广泛，所以，要明辨所缺，方可选准食治用品。

（4）食禁：说的是禁止食用的食物，用医学的话讲是忌口。

临床上有许多病对食物的选用有要求。例如，有的病要食禁，有的用药要忌口，甚至健康的人对某种食物用后不适，也应尽力回避，以免惹出祸端。食禁对治疗疾病和预防疾病均有意义。但要注意，食禁也要有定时，该禁就禁，应解便解。要结合实际，有的终生食禁，有的长期，有的短时，一定要按病证之性而定。常见的有哮喘病忌盐、糖尿病忌糖之类。在古代又有肝病禁辛、心病禁咸、脾病禁酸、肺病禁苦、肾病禁甘之说。在治病过程，用药也有食禁的要求，如黄连忌猪肉、白术忌蒜等名目甚多。

上述所讲的食养、食补、食治、食禁四项，其共同点是一个"食"字。人所共知，"民以食为天"，在小儿尚有"儿无乳不活"等，提及的都是食，食者，食物也。食物为生长发育所必需，平素重要，患病时如何正确摄取则更为重要。对此中医学早有论述，如《素问》有言："五谷为养，五果为助，五畜为益，五菜为充，气味合而服之，以补精益气。"又云："谷肉果菜，食养尽之，无使过之，伤其正也。"这是两千多年前人们对食物的认知，如今随着社会文明的进步和生活水平的提高，国人的膳食结构发生了很大变化，人们对饮食健康更为重视，遗憾的是，人们往往知其要而乏其术，饮食不慎对病儿影响极大。膳食对病者的应用多习惯于养和补，且多本着宁多勿少的原则。古人对此多有告诫，其中费伯雄的论述颇为衷中。费伯雄（1800—1879年），字晋卿，号砚云子，书室名"留云山馆"。江苏省武进县孟河镇人。是孟河派的主要代表人物。费氏十分重视饮食疗法，其代表作品有《费氏食养三种》，包括《食鉴本草》《本草饮食谱》《食养疗法》等诸书。在《食鉴本草》序中提到"人生之一饮一食，莫不各有宜忌存焉。若五谷菜蔬，以及瓜果六畜等类，靡不毕具。或食以延年，或以致疾，或食发寒热，或食消积滞，或补腰补肾，益脾滋阴，或动气动风，损精耗血。"费氏从医崇尚和缓，学归醇正，不仅治病疗疾归于平善和缓之力，而且对食养、食补、食治、食禁提出平缓为善之举，值得后世医家借鉴。

酉卷 案 例

按：案例之中案为例。此栏重在说事，而不是讨论医案的诊治过程。中医的个案本为特色，但有人认为个案太少，缺乏可重复性。应当从个案之中寻找辨证施治规律。中医而言，同一种病，有不同治法，同一种治法可治疗不同疾病，所谓"同病异治、异病同治"，其要点是一个"辨"字。可用一种方法治疗多例病人，以疗效好坏判断药物应用正确与否。中医则能对同一种病采用不同方法而收效。

1. 血府逐瘀汤治验例

血府逐瘀汤是临床常用的理血调气兼顾的著名方剂，是历史上的十大名方之一。该方始于清代王清任所著的《医林改错》一书。方由桃仁、红花、当归、生地黄、川芎、赤芍、柴胡、桔梗、牛膝、枳壳、甘草组成。全方分气药、血药两部分。其中桃仁、红花、当归、生地黄、牛膝为理血之剂，余则为调气药。

本文应用此方主治下列诸疾，均获良效。

（1）胸痛，王某，男，12岁。劳后胸痛，历时两年，胸痛重时影响呼吸。服血府逐瘀汤6日而愈。

（2）偏头痛，周某，男，13岁。偏头痛已5年，呈阵发性，剧痛常伴跳痛，痛苦异常，1日发作3～5次。服血府逐瘀汤16日而愈。

（3）夜惊症，杨某，女，4岁。患儿因惊致病，已20天。每于夜间惊恐不安，时有惊叫。严重则出现哭泣。服血府逐瘀汤8日而愈。

（4）间脑炎，陈某，女，14岁。曾因感而病。症见头痛、呕吐、嗜睡，伴有多尿等症。住院诊以间脑炎。出院服中药血府逐瘀汤。历时50天之治，始终以血府逐瘀汤为主治疗，终获痊愈。

（5）脑血管炎，杨某，女，7岁。以脑血管炎之诊，住院治疗10天出院。现证右侧上下肢拘紧不用，证属偏瘫。服血府逐瘀汤16天而愈。

（6）局部抽搐症，陈某，女，6岁。起病40天。症见局部抽搐，久治不效。现症面部抽搐。服血府逐瘀汤，12天治愈。

（7）善太息证，刘某，男，11岁。患长叹气已3个月。主症长叹气，其他未见异常。服血府逐瘀汤8日获愈。

（8）汗证，柳某，男，14岁。一年来多汗，以头额出汗为甚，久治不效。服血府逐瘀汤8日症减，16日而愈。

血府逐瘀汤除上述疾病外，对哮喘病、咳嗽病、肝肿大等病治疗亦有疗效。血府逐瘀汤的组方十分科学，其中理血调气，解决血瘀气滞的病变特别有效。古人讲：人生不离气血，人病也是气血失调。气血和则常，气血乱则病。故血府逐瘀汤治气血病，血瘀得散，气滞得调，气血调和则病乃去。可见血府逐瘀汤久用不衰，为临床尚难以超越的一种名方。

2. 罕见的哮喘诱因例举

小儿哮喘的诱因之多，从古代就引为重视。如《时方妙用》一书指出：哮喘因"一遇风寒暑湿燥火六气之伤即发；伤酒伤食亦发；动怒、动气亦发；劳役……亦发"。可见古时的致病因素即如此繁多。如今，时代不同了，其又有新的诱因出现。本人临诊几十年，所诊哮喘无数。从医案中发现有意想不到的诸多因素不但引发哮喘，而且还干扰治疗，下边一一曝光，以便提防。

（1）香水：某女，7岁。接触香水，三次皆犯哮喘。

（2）口红：某女，6岁。自涂2次，犯哮喘。

（3）香皂：某女，6岁。睡前玩香皂，并放枕下，而哮喘大作。

（4）葵花子：某男，8岁。因嗑葵花子（自炒未加辅料），不到一小时而哮喘发作。避之则不喘。

（5）方便面：某男，11岁。每吃方便面之后，哮喘加重，不吃则不重。

（6）味精：某男，4岁。因加味精而作哮喘，几次皆作。不加则相安无事。

（7）饭香：某女，9岁。每次放学路过邻家饭店之后，哮喘即作，自觉闻味难受。后避开则不作。

（8）香草：某女，4岁。每于入睡前哮作。几次查找，原为枕中香草作怪。换了则安。

（9）番茄酱：某女，5岁。因吃番茄酱而哮喘加重，试验多次皆作。不吃则不作。

（10）口臭：某男，4岁。家人讲，孩子口一臭则要犯病。此次亦见口臭而哮喘发作。后来刷牙、漱口、多吃蔬菜等纠正口臭后而不发作。

（11）地板漆：某男，6岁。家刷地板，漆味大，三次接触皆犯哮喘，远离则稳。

（12）硬币：某女，7岁。夜间犯哮喘，天天于入睡后不久犯病。多次查找，终将枕下之硬币5枚，疑而取走。哮喘亦随之而缓。

（13）鸟笼：某男，13岁。友人将一鸟笼（鸟死）送给病儿，玩弄后哮喘发作，后弃之而解。

（14）雷雨：某女，12岁。放学归途，遇雷雨而哮喘作。经治4天而愈。

（15）墨汁：某男，14岁。首次写字即咳嗽不已，连续3天皆作。避开则不作。

（16）蜡烛：某女，6岁。某日停电而点红色蜡烛后，约5分钟后即哮喘发作。经治而解。

（17）经期：某女，14岁。于经期作喘，每次皆作。经后则安。

（18）尿液：某男，7岁。自家尿盆放床前，每闻尿味而喘重，改放外边则不犯。

（19）电视：某男，11岁。每看电视时间久则喘作。观察多次，改了就好。

（20）空调：某女，11岁。夏季，空调到16℃，哮喘发作，与冷有关。上调至26℃则不病。

（21）沮丧：某女，13岁。因学习成绩偏低，每感失望而哮喘发作。治之以药，心理干预而解。

（22）西红柿：某女，5岁。每吃西红柿而吼，几次用皆发作，后来不吃则无事。

（23）唠叨：某男，8岁。孩子患哮一年，经治缓解，每于母亲唠叨，尤其唠叨其学习时孩子烦而作哮，经医生劝之而缓。

（24）汗味：某女，13岁。哮喘过程，对汗味敏感，闻到自汗和他汗之味后，胸闷，不久即咳而哮，远离则减。

（25）秽气：某女，9岁。哮喘发作与秽气有关，在人多空气不好环境中，自觉胸闷、咳嗽，所以，空气不鲜，人多秽气浓的地方不敢久待。

临床细察哮喘病儿之病作原因，或嘱家长细找其因，从气温和气味两个方面，注意找因除源利于治疗。尤其本病组25例均属儿童，此期敏感性强，诱因之多可见一斑。此类因素在古代难以对号，今后时期，亦可能再出现新的诱因，总之，千奇百怪，只要细察，则无一漏网。临床当慎除因利治。

3. 巧治失音案

2010 年的春夏之交，诊治一男童，12 岁，因参加学校的一次朗诵活动，由于大声练习，心情紧张，于演出前两天失音，不能发声。此疲劳与紧张合病，经告慰、养喉、勿语，及服当归、远志、茯神、徐长卿、木蝴蝶、麦冬、百合、诃子、僵蚕，治养一天一夜而愈。

此例之治，原本不难，经养息，药助之速愈。由此而忆，30 余年前（1980 年），也是春夏之交，某日下午一点，来诊者四人，均为成人，二男二女。其中二人系长春电影制片厂的老熟人，著名演员任先生和赵女士，开门见山地说：王大夫，快帮忙，给这位女同志治好失音病。三天之内必须治好，不然影响她一生的演艺生活。原来求诊的病人是来自江西的青年演员，与长影合作拍《血沃中华》，扮演宋美龄，再有三天即开镜拍摄，如不恢复语言则另选演员。一时难住医生，小儿科医生应治小儿，患者不仅是成人而且又是失音病，属于五官科的病。二位老朋友齐说："刚从某院喉科诊过，未见异常，建议用中医药治疗，三日内必须治好。"无形中的压力，让我为难。病儿多，约定下班前特诊。大约 17 时，病人到。据陪同前来出演方志敏的负责人介绍说：这位女士系南昌歌舞团演员，此次来长拍电影，旅途劳累，北方又冷，精神紧张，抵长一天，突然失音，不能说话怎能拍戏，真是火急。经过诊查，结合病人实际。措施有三：①告之可愈；②建议养喉；③用药。当时处方：当归、远志、茯神、徐长卿、木蝴蝶、麦冬、百合、诃子、酸枣仁。治疗一天，病愈。

回顾这两个病例，共性是失音，而且是神情紧张。中医讲："气有余便是火。"火走易经则病。两个病人面临的都是喜事，俗有喜上心来，为心所主。心阴心阳在一定条件下，出现失调，此有余之气化火，火性炎上，肺受制而音不鸣。两例速愈之理，在于信念，治疗用药重在调心宁神。如果说是巧治，巧在治病当先治人。医者曰："放心吧！好好休息，服药就好。"病人喜上眉梢，信心十足，岂不巧哉。

光阴荏苒，屈指三十年过去。迨至2010年，岁杖朝，喜受江西寿贺，高岭之瓷，祈福对偶，为病友不忘故交，千里鹅毛，令人欣慰。

4. 独说"癔性哮喘"

癔性哮喘，这是一种无可奈何的病称。其实该证是抽动综合征的一个症候，初起病家对抽动症一病难以理解，所以权且以癔性哮喘论治。为明示其病，仍需从病家求诊说起。2014年的春末，病儿父母一家三口来诊。据病儿父亲细说病情，其云："病儿男，10岁，小学3年级，学习成绩靠前。近40天患了一种难治性哮喘。经过西医全面检查，用药治疗无效，后来又用了中药全然无效。病也怪，每天晚9点发病，吼喘吓人，9点30分缓解，用药如此，后来索性不用药也同样发作。"临证检查之后，确实无异常改变。

据往日所治的痫性哮喘，本病与之有相似之处，初诊以哮论治，服止哮方7天，并测脑电图。二诊，病儿脑电图示已正常，服止哮方无效。细问缘由，病儿即陈述，病儿开学不久，老师找家长后指出：孩子近时听课注意力不集中，而且成绩下降，依此细问抽动症的有关线索。家长又说，孩子一个时期以来，电脑玩得时间长，夜间睡眠时间不足 8 小时，并且嗓子时有吭声。更有意义的一条缘由是发病前有一次探望一位患哮喘病的同学。根据诸多线索，病儿所患抽动综合征无疑，据现代西医儿科对抽动症的描述，该病以怪声、怪象为特征，其中有的病儿仿效性强，如吼叫、咳嗽、哮喘等均可诱发其病。根据本例病儿诸项条件符合抽动症一病的诊断。

从中医领域认识本病系哮喘无疑。清代，哮喘分类繁多，如寒哮、热哮、风哮、食哮、盐哮、海腥哮等，西医儿科的哮喘病称也有多种，如过敏性、药源性、运动性等。

本例病儿之病名，家长一时难以接受，孩子哮喘发作非常典型，怎么会是别的病？

本文开始便讲，无可奈何以"癔性哮喘"试治，以观其效。二诊处方：当归25g，远志25g，郁金25g，茯神25g，徐长卿25g，龟板25g，鳖甲25g，紫贝齿25g，珍珠母25g，天麻5g，钩藤20g。水煎服。治疗 14 天，病状大减，21 天而解，但注意力不集中，"吭声"如旧。至此，哮喘缓解，家人释然，但治疗尚需多时，哮喘虽去，但他种怪象和怪声亦难免不瘳。治疗于此，病家大悦，哮喘不作，治疗如愿。从治疗过程看，明人洞悉，方药无一治哮之品，全皆治肝疗心除抽动之剂。哮喘之候虽平，其抽动之病，岂可朝夕即除。不过话又讲回来，病儿以癔性哮喘论治，其本意为缓解哮喘以平家长治哮之心，冠以癔性，人所共知，乃精神、心理方面不足，此与心肝为病大有雷同，其实抽动症亦与此相关，所以治疗取效之理亦不言而喻。

5. 发案索笺

本案为一女，4 岁，患儿头发全部脱落 2 年，主症为脱发。目前脱发病多由皮肤科收治。但患儿求治于本诊，故按照常规治法，依据肾之华在发，发为血之余的理论，从治肾疗血入手治疗 1 月余，未见头发新生。为探索治疗效方，从《内经》《伤寒论》《诸病源候论》至民国著名典籍，凡对脱发有治疗作用的方药和当代治疗脱发的经验方均检索应用，在众多方药中选其要者组方如下：

（1）外治法

①外用涂敷：生姜 5g，葱白 5g，煎水，涂擦患处，1 天 2 次；骨碎补 60g，侧柏叶 60g，黄芪 30g，加白酒 300mL，浸泡 7 天，涂擦患处，1 天 2 次，疗程 1 个月。

②梅花针：用于头部表皮。轻叩，每次 1～3 分钟，1 天 1 次。30 天为 1 个疗程。

（2）内服药物：生菜子、黑豆、黑芝麻、诃子、骨碎补、何首乌、旱莲草、熟地黄、当归、黄芪、女贞子、补骨脂、贯众、侧柏、菟丝子、灵芝。

应用上述综合治疗 1 个月，稍有起色，病家细说似有毳毛再生而喜形于外，继续用药，仅梅花针用 1 个月而停。经治 2 个月，头皮大部分可见细小绒毛。第 3 个月毛发布满头部，但不均匀。效不更方，治疗同前，第 4 个月全头发黑而长，并且润泽、光亮。患儿全身状态佳。停药观察 6 个月，患儿一般状态良好，患儿长发如常，与医者合影为念，治疗结束。本例之治，索笺之诸般药物，归类主要属于肾，其次属血。此与古人所论，肾之华和血之余在发的认识仍然一致，但是所用药物组方有别。本病例治疗取效提示三点，其一，祖国医学是伟大宝库，其中有诸多药物和治疗方法为治病之宝。本例所用之外用、内服之法、方药均来自文献。本例系将多种治疗手段归一综合运用，生发为治疗目的。其二，生菜子在方中为君，其来源于民间验方。本文将其列入方中君位，领衔发挥生发作用。其三，外用几法，疗效不可小视，鉴于其药直达病所，对生发之功成，必有其力。三者综合疗效令人满意。至于治疗中的各个单味中药作用，虽无法分别论其功效，但总体疗效较好，单味中药的疗效尚应继续研究阐释。

6. 难病治疗从易

壬辰之秋，院内同行陪病儿来诊。其曰：此位病童患了一种难治之病，建议会诊。从病儿病史获知，男性，10岁。高热10天，以感冒论治，用头孢类药物治之热去，但血象提示血小板和白细胞明显减少（白细胞数 1.7×10^9/L，血小板计数 89×10^9/L），余皆为常。体检无明显改变，仅面色㿠白，舌苔薄白，舌质淡红，脉缓无力。

结合病儿实际，以气血虚弱证治，用益气养血法。处方：当归12.5g，党参12.5g，黄芪12.5g，枸杞子12.5g，丹参12.5g，山茱萸12.5g，何首乌12.5g，鸡血藤12.5g，甘草2.5g，大枣10g。水煎服，1日1剂，分3次服。治疗8天病情好转，病儿活动有力，但多汗。前方加桑叶12.5g，佛手10g。外用五倍子散5g，醋调敷脐中，1天1次，夜用晨取。连用16天，一般状态均可，复查血象，白细胞和血小板数均有提升，但未正常。前法治疗又 8 天，血象复查二者均属正常。终以黄芪 12.5g，白术 12.5g，苍术 5g，甘草 3g，太子参 10g，当归 12.5g，熟地黄 12.5g，何首乌 12.5g，同前法服 8 天而愈。时隔 4 个月病儿于当地复查血象正常。

对此难病说真是真，说假是假，何也？细闻赘述。本例热病无疑，其理为毒，抗炎不利反而为弊。热虽去血已伤。此毒伤气血，连损血小板和白细胞，何人不惊？但其真伪难测，毒伤正而气血当亡，此伤可久、可短，短者不药可复，久者成灾，何人敢断其病程久短，病家焉能忍乎？医家又何敢担保其预后。所以说，此难病也。为何易治？病状不见，神不衰，脉象平稳，此内虚而外实。所以，气血不足，为毒所伤，内毒为病，外毒为药，内外两毒，气血病伤，故用益气养血法治之取效。何所易？此治为易，以效为宗。话又回首，用药失策，致血失常，何足惊怪，停药后不日可复。但血象中血小板和白细胞双减，何人敢莫视而不施救？此例恢复故不在话下，一旦久治不愈，又不能漠视。不过从易治之，以气血为平，为习用之法。反之，若无外感毒邪历史，固然起病，血小板和白细胞减少，治之谁可从易？中医素以辨证为本，该例辨证求因，四诊求据大有不同，因此，难病从易而治，以效求理。

7. 性早熟案干预宜早

当代，性早熟在儿童中成为热门话题。从各方面起因分析，责之食物，尤其小食品多，其中又以营养类为甚，当然药物也可趁机作乱。查找原因是必要的。临床之中有些童男、童女，大多不过 10 岁，出现了各种性早熟征象。临床所见一女，6 岁。双侧乳房过早发育，检查如红枣之大，其他方面均未见异常。中医对此多以乳病证治，治疗依据，以肾阴不足，相火亢盛为理，治之相应。病儿服柴胡 10g，黄芩 10g，龙胆草 3g，栀子 2g，丹参 5g，甘草 3g，黄柏 3g，知母 5g，生地黄 10g，蒲公英 10g。水煎服，每日 1 剂，1 日 3 次。服药 8 天，胸胀减轻。前方加夏枯草 5g。治疗 5 周，双侧乳房大如红枣消失，恢复如常，基本平复。本案治疗效果之快，令人满意，其治之早为成功之因，另有二例与之体征相似，治疗 60 余日方收其效。个别例治疗日程更长。

本病发生之因，现代责之于激素失调，中医则归于肾与肝失衡，病理认识大致相似，但治疗则有区别。从治疗获效的案例，足可说明肾阴不足则肝火旺。所以方药之中肝经药至少对乳房发育异常有克制作用。但对正常之乳房发育则不发生作用。无数证治事实告诫医者，对小儿性早熟，应立足于避免发生，一旦出现则应争取早治方可以干预其发展，并可进一步治愈。

8. 初生吐治而重观察

凡初生婴儿似同芽儿，正常状态无任何不良症象。一旦见吐、见泻、见血、见惊等候均皆不可等闲视之。

本案初生儿，于生后 26 天就诊。其病发生于生后 6 天，无明显原因而吐大作，但不为喷射状，次数频繁，吐量亦多，除胃内容物外，尚有绿色样物。首诊于西医院以为肠狭窄，建议手术治疗。为此，求中医治疗。

本文不谈病例详情，主要说事。为本例设令，一是治，二是观，两者都重要，适合治者药必应，不适应者仍以术治为尚。所谓观，即观察病儿全身状态和呕吐次数的增和减。观察期限，短者一周，长者两周。如有效则治至愈。病家同意此举。以疏肝利胆为主，佐用缓痉止吐之剂。处方：佛手5g，白芍5g，柴胡5g，竹茹5g，砂仁1g，芦根5g，橘红5g。1剂水煎分6次，服2天，1天3次。服药当天见效，吐次减少1次，吐势不猛。治疗4天后病情进一步改善，8天药服完，呕吐明显改善，次数减半。处方更为：佛手5g，白芍5g，茵陈蒿6g，竹叶5g，芦根5g，竹茹5g，砂仁1g，枳实5g，旋覆花5g。服法同上。用药两周，患儿状态大有好转，呕吐偶见，吐物不见绿色汁物。三诊处方：佛手5g，白术5g，神曲5g，麦芽5g，枳壳5g，蝉蜕5g，橘红5g，茵陈蒿5g，砂仁1g，白芍5g。又服8天，多日不见呕吐，患儿基本恢复正常。前方继服15天症去而愈。病儿虽然临床治愈，但预后观察尚未完结。正如治前所预想，坚守一个密切观察，严格而科学地注意病儿的治疗过程之变化，结果是乐观的。

总结本例，不能固守肠狭窄之结论。真性狭窄肠之肉厚，通道受阻，何药能达病所，手术治疗是解决问题的主要措施。用药治疗顺利，此患狭窄属功能性狭窄，肠肌发育不佳或处痉挛状态。中药治疗在调整，全身改善，局部得调，有病变之肠肌随儿之长也有利于恢复。由此可见，以治病求诊断也是合情达理之举。

9.鼻性咳嗽，治宜等侔

当前，中西医均未见鼻性咳嗽一称。此称为本人近几年临床所见的一种鼻与咳相关的病证。用一般治咳之剂不见效果。在鼻哮证两治而效的启发下，鼻与咳等同时治疗，不仅好转，而且获愈。

2012年秋季，治疗某8岁男性。患咳嗽10余天，两次更方，初用泻肺方治疗无效，改用化痰剂也无济于事。病家告之，孩子鼻子一直不好，经常流涕，时有鼻塞，夜间及晨起尤其甚，鼻子症状较咳嗽重。治者方知咳嗽不愈与鼻相关。咳伤肺，肺伤咳，鼻为肺窍，可见鼻病与咳皆在肺。故在病儿的止咳化痰剂中加入治鼻之剂。处方：细辛2g，苍耳子6g，辛夷6g，鹅不食草8g，蔓荆子8g，杏仁3g，川贝母3g，清半夏5g，黄芩10g，射干10g，白屈菜10g。水煎服，1日3次。服药2天有效，鼻症减轻，咳嗽大减。治疗7天，症状均明显好转。前方继服7天。一般状态好，不咳，鼻畅。在后来的临证中，每有鼻证与咳同在的病例，基本以此方为主，疗效大多为佳。

值得注意的是临证对小儿咳嗽的病例，一定要留心鼻部症状。患有咳嗽病，不论新久、轻重，治疗时应予以考虑鼻病之治。鼻与咳嗽，以及鼻与哮喘的发病关系，相互影响程度都要深思。从中医学角度审视，肺鼻相关一体，病者互见。尤其鼻置于外，肺藏于里，鼻气通天，与外界相联，所以外界的所有致病因素入侵，首当其害必鼻无疑。鼻受邪先成病，病而失治，岂不干扰于肺。因此对咳嗽患儿，鼻无病者易治，鼻有病者难疗。临证时留神咳嗽患儿的鼻部病变，对治疗咳嗽，至少可助一臂之力。在临证中见咳嗽、鼻同病时，治鼻有时要重于治咳嗽。本人治疗用方主要有二。其一，利肺方（苏子、前胡、白前、桃仁、杏仁、冬瓜子、莱菔子、芦根、薏苡仁、胆南星、白屈菜、木蝴蝶）。其二，利鼻方（黄芪、黄芩、白术、细辛、乌梅、甘草、川芎、白芷、苍耳子、辛夷、防风）。上述二方化裁应用，临证根据鼻与咳的具体表现，尚可随证用药，但治鼻之剂，不宜少。备用药物主要有川贝母、地龙、清半夏（上药治咳）和鹅不食草、鱼腥草、蔓荆子、丝瓜络、木通、通草（上药治鼻）。

10. 鼻不利今昔

最早记载小儿鼻病的书是《诸病源候论》，其中鼻塞候论曰："肺气通于鼻，而气为阳，诸阳之气，上荣头面。其气不和，受风冷。风冷邪气入于脑，停滞鼻间，即气不宣和，结聚不通，故鼻塞也。"此论为小儿鼻病奠定了理论基础。唐代的《备急千金要方·第七卷鼻病第二》所载鼻病的种类增多了，介绍了55方治疗鼻病，书中首次提出鼻不利。后来的《千金翼方》又提出鼻不利。二者用方为香膏方：当归、薰草（有用木香者）、通草、细辛、川芎、白芷、玉竹、羊髓、猪脂制膏，外用涂鼻中。鼻不利为小儿常见的鼻病，后世儿科又将鼻病分为鼻涕证、鼻塞证，二者证合即为鼻不利证，故鼻不利证的主要表现是鼻塞、流涕。鼻病研究者，有将鼻塞归为鼻齆，流涕责之于鼻鼽者。鼻不利证，为临证多见之病，其中典型者只有以鼻塞、流涕为主症。

例如，病儿，男，6岁。生后不久鼻气通畅不利，时通时不通，未加治疗自然而愈。从4岁起，鼻子病又作，以鼻塞、流涕为主。每次发作历经10天左右。此次因风寒引起鼻塞、流涕3个月不愈。西医诊为过敏性鼻炎，在中医诊所诊为鼻鼽。治疗日久未愈。来诊时症状如前。当时诊为鼻不利，和西医的过敏性鼻炎相合。服药分两个阶段：首先，用徐长卿10g，薄荷5g，白芷

8g，苍耳子 5g，黄芪 10g，白术 10g，防风 10g，五味子 3g，石菖蒲 10g。水煎服，1 日 3 次。治疗 14 天，症状有所改善。因事停药 1 个月。复诊述好转一段时间，近日又犯，仍然有鼻塞、流涕。此次处方用细辛 2g，防风 10g，乌梅 8g，甘草 4g，黄芪 10g，黄芩 10g，白芷 10g，川芎 10g，苍耳子 5g，辛夷 5g，白术 10g。水煎服，1 日 3 次。治疗 14 天，鼻塞、流涕消失。继服 14 天，未见复发。

鼻不利证从隋唐时代至今千余年，其发病率有增无减，治疗难度大，影响鼻不利证的因素是冷与热。冷多来于外，热则从内生，外感寒邪犯鼻入肺，热自脾胃又蕴于肺。由此可见，治鼻除外寒和清内热必须兼顾。一般治愈后便停药不妥，应再扶其正而利于久愈。本人治疗鼻不利证过程中所用药物，除上方外，尚有下列诸品，可随证视状而取舍：麻黄、鹅不食草、木通、通草、丝瓜络、鱼腥草、桂枝、藿香、诃子、荆芥、蔓荆子、蝉蜕、牛蒡子、葛根、苦参、牡丹皮、紫草、菟丝子、巴戟天、白鲜皮、射干诸品。至于扶正，临床多取黄芪、党参、白术、百合、灵芝、绞股蓝、五味子、玉竹、山药等剂。迨至晚年，作者对鼻不利证，尤其与哮喘互结，其治殊难。经用冬虫夏草一味，磨粉服用，极大地增强了调补肾、肺及脾之阴阳的功效。

戊卷 评 点

按：评点与点评在用。作者以读古医籍为好。开卷之余又以评为常。清代《幼幼集成》作者陈复正用麻黄治疗小儿哮喘，其言"放胆用之，百发百中"之句，仅此一语，点破小儿哮喘用麻黄的陈规旧律。凡读古阅今以评为怀，不仅知良莠、优劣，而要者在于创新。王老诊暇曾言"师古不要泥古"，但要把住作文要中题，射箭要中的，用药要中病的三关。评点之要在乎明理。所以，对事物必以理评头品足。

1. 隋以前尊法古，隋以后别门户之真诠

一般考证，儿科独立始于宋代，以钱乙的《小儿药证直诀》为据。《内经》之后，又经秦汉、三国、晋代等历时700年之久，这个时期的医学发展也是很快的。巢氏《诸病源候论》之序曰："盖诊候之教，肇自轩祖；中古已降，论著弥繁。"巢元方是隋代大业年间的太医，他奉召诏按皇帝之命，编写《诸病源候论》，此书编著参考了繁多的文献。可见古时的文献已经不是综合一科了。《诸病源候论》中已经按内、外、妇、儿等科的不同而分门别类阐述病证和病源等了。各科的病证描述齐全，其中儿科杂症200余候。基本上概括了小儿科的基础和临床问题。试问，当年如果没有分科的实践，理论何以能为。而且，各科描述尽详。如伤寒诸疾，内科、儿科分别论述，突出各科特点。由此可见，隋之前尊古通述，在隋代则分科细述，此在隋代以前的文献中尚无查索。历史上任何成果都是在科研实践中总结而成的理论体系。隋代巢元方是太医，又是奉诏而编，编写参考资料之多，内容之广，可想而知。《诸病源候论》之分科论述虽未具体化，但小儿杂病、妇人杂病等已经分科别类了。有科必有医，有医必有科，这种门类关系，是不言而喻的。

2. 谈方说药之评说

"谈方说药"，讲的是方药。古人有"谈方说药易，明脉识证难"之说，临床治病讲的就是脉证和方药。一旦病证诊断明确，当然选方用药就方便了。两者对比而讲是前者易，后者难。如辩证地看，遣方用药也是不易的。方药是治病的最后一道程序。选什么方，用什么药，依证而选又有何难。岂不知，古今往来治疗疾病，其差异往往出在方药上。以古书为证，凡论小儿病者，比如方书记载最多的是咳嗽、吐泻之类病证，对诸类病证的描述、认证，基本上大同小异，而且，所有书几乎千篇一律，但方药则有不同，差不多各有特色。当然历史上有许多古方，如麻杏石甘汤、血府逐瘀汤、补中益气汤、六味地黄丸、四物汤、二陈汤、安宫牛黄丸等千古用之不衰之名方，尚难以取代外，大多所创时代新方，治病应手而疗效较前有所提高。在唐代有册书，记述"古今痢方千万首"，讲的是治痢疾的方，从古到唐有千万首之多。而从唐至今又何止千万首呢。宋代钱乙的《小儿药证直诀》一书，这是公认的儿科开山著作，所记方剂120首，几乎皆钱乙所创。其中六味地黄丸成为千古之作。钱乙治病也用新方。他在为《董氏小儿斑疹备急方论》一书的序中说："余平生刻意方药。察脉按证虽有定法，而探源应变，自谓妙出意表。"本人亦宗法钱乙之志，研究小儿哮喘之治，所用方药分三步施行。初学仿前人方之验，用古方定喘汤（《摄生众妙方》）治之有年。次用今方，学用当代发布之有效方，如《中国中西医结合杂志》1993年第5期所载的朱鸿铭所用脱敏止喘汤。在取得疗效经验之后，再结合临床实际研究自己的新方。1984 年，小儿治哮灵问世。其治哮效果较前有提高，药理实验中白鼠的止哮率达到 100%。实验者大为惊异，此历来罕有。话又讲回来，方已就，其效离不开药。中药数千种何能尽用。所以，自古以来，尽管方剂无数，而其组成之药极少相同。尽人皆知的，一方有相同者，何可称新方。新方之效不超越前人者，又何谓创新焉。当今，新方不断涌现，解决疑难疾病，甚则攻关克难之例屡见不鲜。所谓成方者其实药也。对药的研究，说到底是最基本的研究，药是方之基，对药的了解，必从药性、药味、药功、药治、药伍、药忌等系列，做到一目了然，心中有数，运用自如，方可做到单味、复方、合成方等。随心应手，此万不可忽略。

3. 做一日和尚撞一日钟随诌

俗有当一天和尚撞一天钟之说。这是一个比喻，说的是得过且过，敷衍了事。那么，做一日和尚撞一日钟之说，到底起于何时何处，暂无查找，但在《西游记》第十六回中有一段故事，讲的是唐三藏朝拜观音院菩萨，正当朝金像叩头时，一个和尚便去打鼓，行者就去撞钟。三藏拜完，那和尚就住了鼓，但是行者还继续撞钟不停。行者撞钟没个完，这时那个道人说了，拜已完了，还撞什么钟，这时行者方丢下钟杵，笑着说："你哪里晓得！我这是做一日和尚撞一日钟的。"由于钟乱响，此时惊动了寺里大小僧人、长老。听到钟声乱响，便一齐拥出道，"哪个野人在这里乱敲钟鼓？行者跳得出来……"另在清代李宝嘉的《文明小史》中也有此记，如"也不过做一日和尚撞一日钟，尽我的职分罢了"。

旧时的做一日和尚撞一日钟，说的是干一天算一天，没有长远打算，就是对付干，系贬言，瞎胡混而已。结合自己80多岁了还在岗上，处在活一天是一天的晚秋阶段，工作也可能有做一日和尚撞一日钟的态度。离退休的人临近岁月，出现此念，在所难免。

据我的体会，做一日和尚撞一日钟，不见得是坏事，当然像孙悟空那样胡乱撞钟，不按规矩办事，一日和尚也做不好。在新社会应树立站好最后一班岗的新风。人人都可能有站最后一班岗的那一天，没有别的选择，只有做一日和尚撞好一日钟。做和尚，撞钟是责任、是工作，必须做好，要尽职尽责，将一日的工作做好。撞钟是和尚的任务之一，天天撞，还是一天一天轮流撞，只要是撞钟，就应该按要求撞好，要像《文明小史》指出的，认真对待一日撞钟的任务，不要像孙行者那样胡乱无章地玩忽职守。做一日和尚撞一日钟，在今日用两分法认识，只要做不怕几天，做一天像一天也算有个交代，就怕做一天和尚也不好好撞钟，只要是认真对待我们的工作，时间长和短都应该用一个认真的态度便妥。所以作为医生，应该认真对待自己的职务和职责，无论时间长短，能够相同对待，做一日和尚撞一日钟的质量、水平不能低，要化敷衍，变对付为认真负责。

4. 为《儿童中医调养》作序

在读医书时，首重于序，虽然喜序，但不善作序。2009年9月，《儿童中医调养》一书作者洪佳璇教授和盛丽先教授将书稿带来长春，听了介绍并细读全文，写下如下序文，文虽不成体，但入卮话行列，尚可为《儿童中医调养》一书问世呐喊一扬。

序

己丑金秋，在长春召开全国第 26 届中医儿科学术会暨王烈教授学术思想研讨会期间，与会的浙江代表，全国中医儿科学会理事，杭州市萧山中医院儿科主任洪佳璇教授带来她和浙江中医药大学附属医院儿科主任盛丽先教授合编的《儿童中医调养》一著的书稿，本人"先睹为快"。该书系统而全面地论述了有关儿童中医调养方面的问题，如儿童体质特点、食物调养、药物调养及儿童服用膏方宜忌等问题。尤其细述了儿童四季调养的方法和特点，书中还列举了食疗和药膳领域的多个例证。

这是一本通俗易懂又深入浅出的应用性很强的图书，是造福儿童的优秀读物。书中提到的调养品，源于食物和药物两类。一般认为，食物是提供人类生命、生活活动所必需的重要营养品，药物则是治病疗疾的武器，其实这是一种误解，中医历来有"医食同源，药食同用"及"食药相兼"之说。早在古代，如李东垣《食物本草》、朱彝尊《食宪鸿秘》等书均讲到食亦药、药亦食等问题，此，皆往矣。但前人为后世留下的调养经验仍然宝贵，有些在群众中形成了与时俱进的歌谣，如食疗歌说："盐醋防毒消炎好，韭菜补肾暖膝腰，萝卜化痰消胀气，芹菜能降血压高，胡椒驱寒又除湿，葱辣姜汤治感冒，大蒜抑制肠炎法，绿豆解毒最为佳，香蕉通便解胃火，健胃补脾食红枣，番茄补血美容颜，食蛋益智营养高，花生能降胆固醇，瓜豆消肿又利尿，鱼虾能把乳汁补，动物肝脏明目好，生津安神数乌梅，润肺乌发食核桃，蜂蜜润燥又益寿，葡萄甘甜能秀表。"此乃食药同源之例。

但是，随着社会经济的发展，生活水平的提高，饮食上不是求饱，而是求好。尤其对儿童的饮食，一家一个宝贝，常是不惜代价地为孩子增强营养，调补身体。问题就出现这不惜代价方面，由于不了解儿童的真正营养需求，一味地求好，结果走向误区，有的孩子发胖，有的瘦弱，究诘其因，乃缺乏科学调养之法，殊不知儿童除生活活动需要一定的营养外，其生长发育也必须求其营养之满足，为此可能要增加大量营养，但儿童处于生长发育的稚嫩时期，又不具备受用大量营养的能力，此种平衡关系若是失调，则机体反而受伤。如何处理好供应与需求的平衡关系，其中包括病时及恢复的调养，洪佳璇和盛丽先两位资深医师合撰的《儿童中医调养》一书，从儿童生理和病理两个方面做了科学解释，无疑这是一本儿童中医调养的好书。为了造福儿童，保障儿童健康成长，愿以作序并荐以为用。

长春中医药大学附属医院

终身教授王烈谨识

于岁次己丑时年八秩

2010 年 9 月，由中国科学技术出版社（北京）正式出版，未几，收阅。时至 2014 年初，重读《儿童中医调养》，结合几年的临床应用，该书确实能帮助家长改善儿童的中医调养，等国家放开一家生二胎的政策后，孩子多了更要加强儿童的中医调养，以保障儿童健康成长。

5. 三人诊一病，为何方有别

2013年12月4日，《中国中医药报》第3版有篇"传承发展中医先从正教开始"的文章，其中有句话引我深思，文章说："不同中医对同一病人开出不同处方是中医的软肋。"此话关键点是软肋，软肋者薄弱环节，此词用的有水准，但未必十分确切。对此应如何评价，对与不对均有人在说。说对，该文讲的是事实，我在为学生讲课时也讲过中医师诊病，同一样病开出不同方，是常有的事，因此说是对的。说不对，是将此例归为软肋，说是中医的弱点，对此，应加具体对待，据我所知，讲话的师者，讲出事实没有错，但责之软肋就不当了，说句实话，这话说反了，不应说是软肋，而应谓之硬肋。三个人诊一病，开出不同方属于正常，因为中医治病不同西医，西医一旦定为炎症则消炎，选抗生素治疗，大多不会发生异议。因为是炎症，除抗炎外别无他选。所以几个人诊治一种病，常可一致，按其说这是硬肋了。如用此说来对待中医诊病便错上加错了。当年对一位发热的病人，让10名学生辨证施治，结果治热用了七法，学生根据发热是主症，由于病因、兼证、热时、热势、热度、在表、在里、在表里之间、饮食、大小便、脉象、舌苔等不同，他们从各个不同方面，取伤寒、温病、时疫、杂病等角度处方用药。根据中医的辨证施治，同病异治、异病同治、外病内治、内病外治、上病下治、下病上治等治则。一种病七种治法，可见是何等软肋了。然中医治病方法众多，如条条大路通罗马。这种中医特色历来为医家所重视，甚至是朝方夕改，随证而变其方，不仅一种病三个人治方不同，就是一种病一个人施治，变证更方亦颇为灵活。由此可见，一种病三个人诊，处方各不同不足为奇。此外，中医学流派多，对疾病的治法又极为丰富，那种强调中医诊治疾病，几个人都一样的想法和评论，一是对中医治病特色不了解，二是受西医条框束缚。如果这样对待，必然成软肋了。中医历史悠久，形成的流派也多，特别以个体经营为主，常是为生存求发展，千方百计研究绝招，不断提高疗效水平，为后世传承了丰富经验。因此治病方法丰富多彩，如各家学说讲的就是这方面成就。中医学培养的医生，同样承受前人的学术遗产，而且在工作中尚有自己的发展空间，特别是治疗用药种类繁多，组方伍药变化万千，治难疗艰大有余地。千万切记，中医治病在于辨，遣方使药在于活，所以多人治同样病，所选方药不同实属正常。如是说随意性强，没有标准则属错误现象，各派、诸家自然有自己的标准，没有标准如何施展。

6. 行之有效为妙谛

此句之言二字，即行与谛。行者运用，谛者有理。在古代，哲学、思想诸子之家，说法极多，本文讲的是用某种法为某种事，结果成功。用在医学上，是某药治某病，某病去而理成。试述下例，2014 年春夏之交，是日周三，于国医堂。病家父母携子就诊，故事由此而始。病儿父，一口气介绍完病史及病状。其云，患儿男，4 岁。平素少病，此次于幼儿园染疾，主要是发热，现已 6 天，咳嗽不重，精神好，饮食及大小便均可。起病用一般抗生素 3 天热不降，持续在 38.5℃～39℃之间，第 4 天改用头孢药物，又治3天，体温在38℃左右。白细胞仍在$100×10^9$/L以上，想用点中药抗生素。听完诉言，令人愕然，这哪是外行讲的病情，与查房医生报告病例难差毫分。余言：您介绍得很专业。其云，其父是西医院儿科医生，患儿母亲是护士。查体结果：神清，颊赤，唇干红，苔薄黄，质干红，脉沉数。以阴伤发热治。方药：用抗毒灵，每次3粒，1天3次口服。处方：柴胡10g，黄芩10g，银柴胡10g，白薇10g，功劳叶10g，生地黄10g，石斛10g，青蒿10g。水煎，日服3次。用药2日，热降，体温36.6℃，连服4天后复诊。家人询问热降是否停药，嘱之继服4天。再诊病儿一般状态如常。但大便少硬，检查显示病情大有改善，白细胞近于正常。病家欣然，述曰热降而愈。病家问，中药里哪味药有抗生素作用，话语也由此随之而生。医生述病儿更改治疗方案为宜，中西医治疗本病，理论不同，认证有别，因此治病用药更有殊异。患儿所患热证阳盛，抗炎无效。中医所见，热证伤阴，阴伤热羁，基于积源于毒。所以，热、积、毒三者必除。方中抗毒灵治毒，方药清热、滋阴，此除热之法。热去便干，手足热为内积未解，复以枳实10g，生地黄10g，麦冬10g，莱菔子10g，白芍5g，石斛10g，知母5g，太子参3g治之而痊。病家为西医但不知中医药，愿知其缘由。吾随和答曰：行之有效为妙谛。本例高热是就诊之由，不论何法用之去热则理成。中医治病重在治人，病为热，热去则痊。切记小儿者，热、毒、积不可留，留之为弊，除之方和。所以本例治愈之剂，不是中药抗生素，而是扶正祛邪。退一步认识，热则有炎，抗炎无能，热反不去，加倍抗炎，病未去正已伤，正伤热陷，所以，治而热，热而久。此阴伤阳自亢，热久何疑。此例获愈，言之有理，相反用之不当何理之有。病家为西医，虽不明其机，但其理已服矣。

7."尿疗"疑风四起

　　无独有偶，正当还元汤与轮回酒一文落笔之际，2014 年 7 月 4 日的《家庭百科报》和 2014 年 7 月 31 日的《健康时报》，有关"尿疗"的多篇报道中可以看到，"尿疗"的疑风从多处媒体刮起。其中"尿疗"和对中国尿疗协会的调查一文令人深思。调查前言曰："近日，一则报道引起广泛关注，全国有 10 万多人痴迷尿疗，有人通过尿疗治好了甲亢等种种病症；还有一个中国尿疗协会，致力于宣传、推广尿疗……""中国尿疗协会"1994 年 8 月成立于武汉，会员千余人，以老年人为主，任务是宣传、推广、试验、研究尿疗法，不涉及其他。调查还说协会一方只讨论"养生与治病"。参与调查讨论的有中医、西医专家。中医专家表示，不主张直接饮用尿液，而且目前无法证明尿液可以治疗甲亢、胃病等多种疾病。西医专家则认为尿液是代谢废物，饮用废物对人体不利。总之，专家们均表示"尿疗没有任何理论、临床以及实验依据"。另则在 2014 年 7 月 31 日的《健康时报》中，记者以"尿疗族的世界"为题发表长篇报道。其中写道：尿疗一族，很少向外人敞开心扉，他们有着什么样的生活天地？尿是包治百病的"药"，他们执拗坚持，并固执地信奉这一并无科学证据的治疗方法。报道中有一句话值得深思，"尿疗协会，会员上千人。这条信息被国内各大媒体转载，确令国人吃惊不小"。

　　话归正传，人尿和人屎、人发、人指甲、人血等，作为中药，历史久远，历代传承，尤其在民间广为应用。作为中医人，继承经验，深入研究是义不容辞的责任。至于尿疗，中医认为，任何一味中药，都有自己的性味功效及所治病证。如果与医者无关而专门组织开展其治疗，则与医之行为相悖尔。医者疗疾，随证选药，人尿的应用同样归属辨证施药范围，至于民间传用，只是自行应用而已。中医药原本于实践，所以有效者流传后世，无效者难以传承。因此，对数千年传承至今的尿疗法，应客观对待，夸大其用和一文不值均为不妥。任何药物均有利与弊的不同，医者用药善其利者为甲，对人尿的应用同样求其善哉。

人尿治病疗效勿疑，但在专家们评议中断言，"喝尿治愈的慢性病也是精神作用"。提到精神，中医学指出，精者肾主，神者心藏，由脑发出，任何疗法，凡能调解心肾如常，精神焕发，均属治本之措施，医者疗疾，达到病人精神焕发的程度，是何等不易。对尿疗的深入研究，应正确对待，按尿疗自己的规律进行临床实践，让尿疗不受任何操持，行其疗疾职责，从实践中总结、提高和应用，因噎废食不可取。

8.《婴童金方》编纂动机

《婴童金方》一书，于2002年9月经吉林科学技术出版社出版。如今10余年。在回忆往事时，想起当年编纂是书的动机。书已出版多年，再忆动机何也？事出有因，1982年至2001年的20年间，本人有幸参与儿科在我国建立的四个学术组织活动。其中有中华医学会儿科分会，这是西医的儿科学会，我加入吉林省和长春市的分会并任委员，这是从事中医儿科工作之前的事情。其余三个学会，即中华中医药学会儿科分会、中国中西医结合学会儿科分会和中华中医药高等教育学会儿科教学研究会。由于在三个学会中任职，并且参加历届学术活动，收集到学术论文总计6013篇。一日依靠南窗，闭目细想，如此众多的学术资料如何保存，怎样薪传。灵机一动，计由心来，理应整理、分类、成书。但因论文多而繁杂，故对其初做概评，其后得出结论三条，欲以金方命名。若以金方要求，第一金在全，三个学会历经20年历程，共集论文6013篇，囊括全国各地中医儿科、中西医结合儿科工作者的研究成果，提供了专业性强、学术水平高的技术资料，内容广泛，涵盖儿科的所有领域；第二金在精，所有论文均经作者精心力作，所述资料必是精品，至少是经过临床实践而经得起考验的成果；第三金在效，全书经过反复研究、实践，甚至重复其方，取得认可，确有其效，不仅个人应用取效，他人运用也应取效。值得重视的是，有些方成为儿科经典方，投产推广应用，为中华中医药学做出了贡献。不少事虽是后事，但在整理全方时已有进入国家成果行列者。人们常说，什么值钱，莫贵千金，方之重莫贵于效，有效之贵于金。《备急千金要方》流传千年，其贵在方，方贵似金。这是唐代，今时乃现代，现代人用现代方治现代病，同样出如金之方。故本书为《婴童金方》，所集金方千首，其效难求，今集一帙，垂手可寻，岂不是"金方聚集，施济婴童"之一大造化！

9.《医宗金鉴》幼科再世

2007年10月22日，收到从深圳寄来一册重量级宝笈，开卷可见："感谢王烈教授的指导"，下书朱锦善。展卷目睹乃朱锦善主编之《儿科心鉴》，全书178万字，堪称巨著。从头至尾，反复读的篇章不算，足足读了32天。读后颇有感触，写出两点。

一，作者其人：在儿科界、医学界、历史界，朱锦善教授的功名均有深远影响。自古有"江南出才子"之说，朱锦善，江西人，受过中医学系的高等教育，经过50年的医疗、教学和科研实践，练就全身本领，在中医学界是位出类拔萃、十分难得的专家。细节不讲，只述他在中华中医药学会儿科分会的发起、创建、领导的全程至少也有36年之多（1978年之后），他是唯一一位全程参加会议的"儿科元老"，即使在退岗之后仍能坚持参加。只就出席中医儿科会议及参加学术活动而言，实乃我中医儿科，甚至全国的冠军。让世人、后者怎样评价都不为过。其中可贵的是他在岗如此，不在岗也如此，可见朱锦善教授对中医儿科学伟大事业的执着、信心、期望、关怀真史无前例。老友朱锦善教授令知者敬佩，后者追求，为中医儿科学史上典范。二、作者其业：朱锦善教授不仅是学会的才子，而且是中医儿科中的一位高产著者。其著述颇丰，新著《儿科心鉴》共分三卷，讲古、论今、又谈己。全面阐述我国中医儿科学术成果，以大成冠冕也不足为奇。可想而知，如此巨著，仅以学识为主必无其成，三年时光，主编呕心沥血，龙马精神是其原动力。在《儿科心鉴》中，探中医儿科历史源流，释儿科学术典籍，示今昔名家学术贡献。是书以古鉴今，系统高谈、细论，光彩耀人，亦照千古。阅读之余，想起清代《医宗金鉴》，乃一部名垂千古的宏大典籍，成为学者必读、医者必用的金科玉律。可惜往矣，与之相媲美的《儿科心鉴》有过之而无不及。就现今而言，《儿科心鉴》一书的问世，岂不是《医宗金鉴》幼科再世耶！

10."药王"乃医中至尊

药王,群众又称之药王爷。中医药学中的药王有多个。最早称神农氏为药王,因为他尝百草一日中七十毒,对药学的发展做出了伟大贡献。神农氏处于很早以前的古代,史称三皇时代,他是氏族首领,为民谋生,尝百草,为医药的诞生做出了贡献。这是我国以研究药为主的开拓者,后人称其药王,这是纯正的药王,其后对医界有声望的医药学家,也每以药王称颂。到了唐代,据《通俗中国医学史话》称:唐代开元年间,印度有位高明医生叫韦讯,这是译音,来到长安治好了不少病,效果也不错。皇帝下诏封其为药王,从皇封药王之后,历史上对有很高声望的医学家冠以药王称号。其中孙思邈即是人所共知的药王。在陕西省的耀县城东 1.5 公里处,有座山古称五台山,明代隆庆年间(1572 年),因为纪念孙思邈而改称药王山,庙宇称药王庙。不少传说传颂孙思邈上山采药的故事。其实孙思邈采药不过是医疗之余研究而已,其主要工作是医生,为民治病,称孙思邈为药王,不是因药,而是因医。唐朝皇帝封医生为药王,本身说明药王乃医中至尊。明代的李时珍,原本是著名医家,自从写了《本草纲目》的药书,群众誉其为药王。药王与《本草纲目》相联系,其药王之称也是对李时珍的卓越医学能力和药学研究水平给予的最高评价。

自古以来,凡作本草者,无一不是医家。医家用药,所以对药的研究和掌握必须特别熟练,俗谓的医药不分家,药为医用,医者用药治病。所以孙思邈的著作中,《备急千金要方》论证,

《千金翼方》设药。李时珍的《本草纲目》则医和药并存。在常日中提起药王，准是想到对药有专长，不然何称药之王。在医中如此，可是民间早已将药代医了。在群众中不是经常有人说，找某某药先生看病，何谓药先生，医生也。由此得知，药王之称，或药王爷之谓，其实指的都是医生，当然一般医生不能称药王，而要求是医中至尊，至高无上的医学圣家方可称之。如张仲景、孙思邈、李东垣、李时珍等称得起是药王，药王用确切的话说就是医王。

亥卷 演 绎

按：演绎为本书收尾之栏目，也是全书之中匠心独具之处。归于本栏之内容，应以寻常、察变为特色，突出从一般到特殊的理论与实践为宗旨。纵观中医药的发展历史，无不是代代医家名流的不断创新而使宝贵的民族文化得以薪火相传。此为演绎之功，不可没也。

1. 知常达变话"变蒸"

"变蒸"作为学说，现在不为人所重视了。本人在 1964 年，在给我学院 60 级学生讲课时，专讲一个单元，题为"变蒸"学说与生长发育。现将所讲内容列纲做一个介绍。

变：变生五脏；蒸：蒸养六腑。变蒸是孩子出生后脏腑虽具，但稚嫩如芽，需要经过 32 日一变，64 日兼蒸。经过 10 变 5 蒸，3 大蒸，凡 576 天，儿乃成人。这个规定是否合理、准确不谈，仅就其生理意义而言是十分了不起的理论建树。对"变蒸"之说，历史争论有存、有废、有改的不同。古人如何看管不了，我们必须正确对待历史。本人从 20 世纪 60 年代即明确以"知常达变"之理，明确"变蒸"与"生长发育"意义相同而论法有异。不妨从历史寻找线索。此说最早出自晋代王叔和《脉经》一书，在讲脉时说："小儿变蒸、发热脉乱……无苦也。"他从知常达变角度讲了小儿在"变蒸"阶段，如有发热，脉不正常，但无任何痛苦症状，此乃正常现象，即生理现象。后来有人说，此现象有热亦可按病治之，但也强调无碍。可见"变蒸"在晋代已经有人论述了。在唐代王焘的《外台秘要》中讲：晋代之后有《崔氏小儿论》进而细述，小儿在 1 岁半之前的每月的生理变化，几乎都有新成果，如坐、立、行走及语言等方面的发育次序。讲的较为周全的是钱乙，他认为："儿在胎中形脏皆具，但气质未全，全而未壮。"必须在生后经过发育来完成，此发育过程是自内而外、自上而下进行的。在成果上主要是变生脏腑、智慧；蒸养骨脉，添精神。并且提出每月的生长发育都有不同。后人强调对小儿生长发育之常必知，知常者可知变，知变者方可应对。生长发育论在古代从实际出发，宏观细察小儿生后的生长、发育过程，而且，其成果次序十分真切，这一点是非常宝贵的。现代医学儿科，也将小儿生长发育列为儿科学基础的重点篇章。在我们中医儿科中只讲生长发育不讲变蒸，这是对古代学说的一种忽视。但应肯定古代儿科医家对小儿生长发育的研究理论是一项重大贡献，至少了解古代小儿的生长发育次序虽距今 1600 年之久，其差别并不太大。虽文献中涉及到的生长发育过程中对某些相应认识有争论，但用历史辩证唯物主义观点足可明晰其良莠不齐之在矣。

对古人的研究成果应加定论。小儿生长发育，自有人类以来，由小到大，从生到死，生理规律客观存在，其常数必知。正如中医所说"不知经络，动手便错"一样重要。此，知常达变话"变蒸"之用心所在。

2. 小儿十问，以古方今

问诊，为医者所重，历来惯用。明代张景岳所论之"十问篇"，人皆服其周匝，而对小儿而言，则犹未善也。小儿之问，从实际出发另辟蹊径，即小儿十问。

一问一般二问主，三问主性四问属。

五问治疗六问候，七问饮食八问眠。

九大十小应问全，问而知之贵在详。

小儿病有千般状，医者必问其缘由。

问一般，包括姓名、性别、年龄（问到岁、月、天）、住址、联系方式。二问主，主是主诉，主诉者，应是主要痛苦加时间，如发热2天。主诉有一项或两项，不过三。如发热4天，咳嗽3天，喘1天。三问主性，指主要痛苦，或症状的性质，及相关诸项。四问属，要求问其主要痛苦之伴有从属症状。五问治疗，细问此次病后所治之史，所用何药，效果如何。六问候，现在的病情如何，即现证。七问饮食，八问眠，九问大便，十问小便。此四项在问诊中，不论为主不为主，但皆必问，书写次序亦不可颠倒，即饮食、睡眠、大便、小便之次序。此不尚全，一个全字，要求与问相关的生产、发育、喂养、接种、家族、疾病、外伤、意外、中毒等史均应问全。医者问诊在于巧，问而知之利于诊。所以，此问用于门诊和住院，依要而求足矣。

3. 良医无定方浅识

有句成语说："画影图形。"临床中常见一种做法，尤其初学者，常用成方去对证，或者有其证对其方，此皆属于定证、定方。对多数临床医者来说，辨证为气虚者选四君子汤，血虚者选四物汤，几乎是常规。但在古文献中尚有以方测证的方法，如小柴胡汤证、血府逐瘀汤证。如此诸般对临床有一定修养者，必将理解自如，运用亦变通途。但是，对一位临床多年，医术修养较深的医者，每可不受此限，而是在医治疾病方面大展宏图，其运用不是变通途，而是更加灵活变通。古有"不为良相，宁为良医"之说。作为良医，应该是医术高超，技艺超群。这样的良医，其学识一般都是由约而博的，在临证治病方面必然是身手不凡。所谓凡者何？辨证论治也。辨证归一，论治必海阔天空，灵机万变，有的放矢。归结起来，其方无定矣。此，良医风范。历史上良医朱丹溪在他的《格致余论》说过类似的话。他曾经去跟一位姓罗的先生学习看病经验。其"往来一年半，并无一定之方"。丹溪问其原因，罗先生则打个比喻说："用古方治今病，正如拆旧屋凑新居，其材料非一，不再近人之手，其可用乎？"后来的明清医家也流行一种类似之说，"用古方治今病，如同旧料盖新屋"以及"古方今病不相济也"。所以，后代不少方书所用新方居多。此，顺乎历史潮流，良医之责，由继承而发展，不断推陈出新，此医学发展所必经之路哉。历史见证，良医无定方，辨证论治应适应时代，临床依证变而遣方选药，量体裁衣必法随证转，实辨证论治之高手也。

4. 活血化瘀，分门条析

活血化瘀是中医治法的重要一法。活血化瘀法是主要解决血瘀的一种针对性措施，所谓活血即畅旺血流，化瘀即消散瘀滞。正常情况下，血流全身日夜不息。一旦血流不畅形成瘀滞，无论何处均为病变。血瘀往往是人体生病最早的征象，所以活血化瘀成为治疗的一个总措施。由于致瘀之因不同，血瘀病理性质有异，因此，活血化瘀多有门类之别。常见而多用的有下列几类。

（1）凉血化瘀法，为温热病常用之法。此治是血热不宁而致瘀，血凉而安，瘀散血平。选药有牡丹皮、丹参、赤芍、紫草、白茅根。

（2）解毒化瘀法，为毒伤血所立之法。此治是血受毒而化火，致血成瘀。毒解火息，血平而安。选药有黄连、黄芩、黄柏、板蓝根、重楼、青黛、大青叶、牡丹皮、赤芍、紫草、白茅根。

（3）开窍化瘀法，血热瘀结心包，心神受扰，此瘀闭心孔而闭窍。症可见高热、神昏等。古人经验，热闭心包可兼风，用开窍化瘀法治之。选药用红花、牡丹皮、犀角、羚羊、玳瑁、麝香、郁金、穿山甲、石菖蒲、连翘。治疗此类病，宜大剂通瘀，直达心窍。而且还可上清脑络，下降浊阴。上为常用之法，其他尚有：

（4）攻下化瘀法，在开窍化瘀法方中加大黄、桃仁。

（5）和解化瘀法，用小柴胡汤加桃仁、红花。

（6）温阳化瘀法，用王清任的急救回阳汤（人参、白术、附子、干姜、甘草、桃仁、红花）。

（7）益阴化瘀法，用鳖甲、龟板、穿山甲、当归、白芍、牡蛎、甘草、蝉蜕、僵蚕。

上述活血化瘀诸法，在儿科许多传染病和杂病中的温热较重的疾病，均可以活血化瘀法为基本法，结合疾病、病情的不同阶段，兼用清热凉血、清热解毒、开窍、攻下、和解、温阳、益阴等法组方治疗以提高疗效。

5. 刍谈哮喘的根、苗、病

哮喘是一种非常古老的疾病。《内经》是论述中医基本理论的经典，其中近50处讲到哮喘的有关问题，论中还包括小儿哮喘在内。由于哮喘自古以来即是常见多发的疾病，尤其在广大人民群众中，对哮喘的整个情况是十分熟悉的。哮喘经常犯，年年犯，这自然而然地给人以病有根的印象。这种印象在当代群众中已经是很平常的话题，在古代又何尝不是如此。在医学家的论述中，当推明代的《景岳全书·明集》，其谓："喘有夙根。"又说："喘者，亦多哮喘。"所谓根，通俗的说即为病因，乃致病之源。哮喘之根，发出来是苗。苗的阶段可长可短，长者发病迟，短者发病急而哮喘作。值得重视的是对于苗期的认识。凡苗期的孩子多有先天不足，后天失养方面的征象。如头型方大，头发稀少，体虚而胖，面色㿠白，双颊有湿疹，有时多汗，夜间不宁等。类似此种体质的小儿易病，而且发生哮喘的机会多，这是有形之苗；另一种则是无形之苗，此种体质虽然外观尚可，但易对异样气味、温度敏感。另有久咳不愈，痰涎壅盛等久治不愈者，均属哮喘之苗期，当予以早期干扰，阻止哮喘发病。一旦病作，即是哮喘病期了。哮喘病作也有急、慢之别。急性病作，多突然咳嗽、哮吼等；慢性病作，比较缓和，发作有时，吼性不重，或见于咳嗽之余，运动之后等。一般而言，哮喘其病者必治，而根、苗往往被忽视。本文讲了哮喘如此分三期，目的即是引为重视。病期必治，苗期早治，根期久治。

6. 精治细防是根治哮喘的良策

国内权威在评价哮喘治疗时说："小儿哮喘，包括成人哮喘，在没有特效治疗的条件下，精治细防是根治哮喘的最佳良策"。哮喘病不像天花、麻疹之类病那样根据病源制成疫苗，打上一针可能终身受益。哮喘是过敏性疾病，导致过敏的因素不胜枚举，所以彻底预防特别难。治疗药物中西种类也多，但根治措施十分贫乏。本人从 20 世纪 80 年代之初，倡导以精治和细防做为根治哮喘的目标。精治是医生的责任，这是主要方面，精治要求医生应精心和精术并重。在具体应用上，术者将哮喘分为三期论治。一期是病的发作期，有专方施治疗效显著。二期是缓解期，这一期要求病儿不要放弃，继续接受治疗。三期是稳定期，这一期病儿恢复正常，在此关键阶段，大多出现医者不治，病者不医，常以为病好了还治啥？按着精治的要求，此期应是重中之重，前两期主要是治疗并解除哮喘症状。此期重点是防，用群众的说法，是去根治疗。去根，去什么根？根在哪？按中医理论，此期是治未病的一种举措。经过 4 周左右的去根治疗，病儿增强了抗哮能力，一般不犯，犯了也轻，少加治疗便可恢复。实践几十年，许多哮喘病儿得到了彻底恢复。通过 300 例规范治疗与传统的对症治疗相比较，反复率有显著差别。可见精治这一条取得了明显效果。在效果中还有另一条不可缺少的是细防。细防是家人的义务，治疗出自医者一人。而细防则是千家万户的事，条件、环境、知识等各个方面都不尽同。为了将大家的意见和细防做法达到要求。本人编写了一份《小儿哮喘家长须知》，按着小学五年级的水平写就，一般家人能够看懂，使大家统一知道了细防的要求。从精神环境、生活等方面的衣食住行讲得面面俱到，一目了然。有了家庭的细防，这就有力地配合了治疗，这一细防对于防治目标是不可缺少的一宗。实践再一次说明，凡能坚持按三期规范治疗要求，坚持治疗而且一治到底，家庭细防密切配合，包括特殊煎服药方法，通过精治和细防的协力，疗效都明显提高，彻底治愈的目标是大有希望的。

7. 五心烦热新解

五心烦热，指五处心有热感而言。五心都在何处，历来说法大致相同，一般认为是病证名，临床多见。大人有，小儿更多。五心者以两手心、两足心及胸心之说为多。因其觉热而烦故多以阴虚火旺论治。五心烦热在儿科所见甚多，但与众说不同。据临床所见，病儿手心热、足心热、胸心热、前额热、后枕热居多，共中一处心热、二处心热、三处心热、四处心热、五处心热均有发生。所以，治疗必当审证求因，辨部位找病原，分虚实论治。实践提示，心热的心，不是心脏的心，主要指部位的中心，如额心，即前额区中，足心也是指足的中心处，其他部位同样论定。此五心部位所主之脏不同，手足心为脾主之；前额心之位；后枕属肾。五心皆热，乃三脏为病，所见不多，一处心、二处心为之常见。五心烦热，概为整体，但任何一心烦热，其治皆归五心烦热统而驭之。不过应指出的是临床证治时尚应辨其虚实，为治疗用药提供依据。所谓烦热概以虚治，其实不妥，属实者大有证在。常见的热证激期多实，并见五心之热，其治当清，热去余热未尽，或者阴伤，此虚热已成，治用养阴。如烦热偏心者用导赤，偏脾者用泻脾，偏肾者选六味。证见实者可随证用药而解。五心烦热证，临床尚有许多病因或病证导致本证，所以，辨证从局部也应从整体。结合病人实际，随证用药多可收效。五心烦热证，在儿科领域尚可见于食积、火热、惊吓、时疫、感触等多方面因素导致五心烦热的发生。

临床证治必当权衡，证因兼治每多取效。

8. 人老在肾不在岁之揣摩

当代人，指 20 世纪之初，常言人老与年岁大并论。不错，人老了年岁必大，年岁大了必老。但中医学的理论，还有一个核心问题，是人老的关键在肾。讲到肾话要长，早在《素问》的首篇《上古天真论篇第一》中，即讲到人的生幼壮老过程，影响此过程的枢纽也是肾。论曰："肾者主水，受五脏六腑之精而藏之。"可见肾者为藏精之器官。从生到老是年年岁岁的发展过程。论中指出，"女子七岁肾气盛，齿更发长"及"丈夫八岁肾气实发长齿更"。又说，女子七七、丈夫八八即女 49 岁、男 64 岁肾气衰而老。此生理规律，亦谓自然规律，至少提示周朝至汉代的千余年间，从生到老的男女人生过程，此律与当代水平相差不大。但《上古天真论》还指出："上古之人，春秋皆度百岁而动作不衰，今时之人，年半百而动作皆衰。"同时指出百岁之人会养生，顺其自然故可长寿，相反则寿命短。特别提出一种理论，即人过了七七或八八而体力精力尚足者乃肾气有余。由此可知人寿虽然有限，其肾的盛衰多可同步，但亦有迟早。从今时之人视之，年过七七、八八者老者有，未老者亦有，先老者亦可见到。其关键仍是肾。肾藏精，主生长老化。在我的生活中颇有其感。

余，85 个春秋，按理当衰，其实终身居岗，日半而诊 50 人左右，精力、体力不减当年。此与肾之功有余关系极为密切。余之周围大千世界，文化科学今非昔比。饮食、睡眠、玩艺等日常生活的极大差距，必然影响人体功能，首当其冲的是肾。在古代讲的"以酒为浆，以妄为常，醉以入房"及饮食无节，起居无常等比比皆是。常则竭其精，异者伤其脏，"虚邪贼风"，难避其时，终则伤神损形，影响健康。肾为健康之母，养生之根，肾耗其精，生息受限，何愁不老。古人强调四季养生呵护肾，这一条执行一时易，一生如一不易。仅己而言，呵护肾，要落在五脏六腑的保健上。如不吸烟、不饮酒、不食饱、早睡早起、神怡心宽、善忍勿怒、养花种草、读书阅报、低调不俗、忠孝两全。五脏调和，肾实而安。《上古天真论》将古比今，以肾为志，调养心身。为医之人，当效仿前人养生之道，为民教导呵肾之举，以延民天年，说到恰处，2014 年 3 月 28 日出版的《中国中医药报》在头版首条刊有淫羊藿延长健康寿命的研究获奖报道。淫羊藿为补肾剂，证实中医通过补益肾脏可延缓衰老的理论，进一步得到研究证实，除药物外，从饮食、睡眠、生活等方面全方位理顺关系，以保肾受养不伤。

9. 小儿血证论成文始末

小儿血液病，古来有之。但从儿科文献索笈尚少有专议。宋代《幼幼新书》列证颇全，书中有小儿吐、鼻、便、尿等出血，仅数证而已。时至清代，《医宗金鉴》病种门类集古今之大全，其中失血门所列之证，也超出《幼幼新书》。与《医宗金鉴》同时代的《幼幼集成》所论诸血证治，其中各项也效同前人。若谈血证，当以清代唐容川所著的《血证论》为专门。唐容川著血证专书，出于家人受血证之苦，而力挺血证以造福人类。唐容川成书于 18 世纪，离今 170 年左右，所处年代乃西医学进入我国之时。唐氏中医功底丰厚，他将中西医学理论进行了汇通。但他在血证的论述方面丝毫未受西学影响，从《血证论》全文审视，与传统中医著述如同一辙。该书论血全面，连吐血与呕血都分细陈述。血证分列 30 证有余，其治归纳出"止血、消瘀、宁血、补虚"四大纲领，确定了顾及阴阳、气血、水火的整体原则，并有随证而就的动态原则。在儿科领域，虽可参照，但毕竟有大小之别。由此，专研小儿血证论似有必要。1976 年 6 月，余应邀讲小儿血证论治。以此为契机，整理出小儿血证的框架。全文首列血的基础，内列概念、生成、功能、调节、病理、血证检验。其次为血的临床，主要包括证型、治疗。引人注目的是证治部分，按着唐容川的思路，治血以血实、血虚、血寒、血热为纲，通用治疗当代丰富的各种血液疾病，凡有出血及血瘀、血虚等多种病与证，均可以证型之纲，统驭施治。经过八次讲授又不断修正易稿，致小儿血证论与临床实际结合更近。在论及鼻衄、吐血、便血、尿血之余，现代易见的血证，如贫血、紫癜诸类，以寒热虚实之纲施治，均可求效。以例示其用，如血寒用附子、肉桂为君。血热用牡丹皮、生地黄为君。血虚用当归、黄芪为君。血实用郁金、红花为君。再以五脏为目分别选药组方。至此，小儿血证论成文，并运用于临床指导实践。

血证是儿科临床的重要病证，不仅证急而重，而且具有危害病人生命的特点，例如再生障碍性贫血、急性白血病、流行性出血热等疾病，均有血证的症象。因此，对血证的成文、观察、实践、探索，均为必要。小儿血证论，在中医论证不足之际，敢于提出，以抛砖引玉，必有后来者敢于先，进一步完善，使中医药疗效不断提高，血证患者幸哉！

10. 隐性哮喘，治不容缓

本篇主讲哮喘的隐性阶段，用一般的话说是无症状哮喘，在本人对哮喘的研究系列中称谓哮喘的稳定期。此期的治疗，在相当长的一个时期内被忽略了。具体地说，哮喘病发作，病家急，医者治。病情好转，临证缓解，此时病的大势已去，仅有轻微症状。多数医者和病家，尚能坚持治疗。一旦病情稳定，病儿恢复如常，恰在此时，往往出现医者不治，病者不诊的结局。

从1982年始，我开展对哮喘稳定期的临床研究。经过几年的实践，通过对此治疗，结果表明稳定期应继续治疗，属传统之治未病范围。通过一系列防哮治疗措施，不仅降低了复发率，而且病儿的机体有很大改善，感冒的机会也大有减少。仅举例以示其功。郑姓，男，12岁。幼患哮喘，久治不愈。每因外感甚至内伤均可而致哮。此次发病4天，按计划系统治疗。首次用方，以止哮方为主，药物有苏子15g，前胡15g，黄芩15g，射干15g，杏仁3g，地龙12g，全蝎2g，川芎10g，白鲜皮10g，白屈菜10g。水煎服，1日3次。治疗10天症大减，改服缓哮方，药物有苏子15g，前胡15g，白前15g，桃仁3g，杏仁3g，沙参15g，款冬花15g，清半夏8g，茯苓10g，莱菔子10g，胆南星3g，白屈菜10g。水煎服，1日3次。治疗10天症稳。临证进入隐性哮喘阶段。此期，应医者必治，病家坚持。此期是从哮易治、根难除的起点入手，以防哮为目标，以治肾益气、除伏痰为治则。服防哮方为主，药物有黄芪10g，玉竹10g，五味子3g，太子参3g，山药10g，牡蛎10g，女贞子10g，补骨脂10g，佛手8g，大枣10g。水煎服，1日3次。疗程4周，再以益气固本之剂巩固2周后休药。观察3个月后，再服第2个疗程4周。再休药6个月，服第3个疗程4周。再休药1年，服第4个疗程4周。全部结束。通过观察，系统治疗的疗效与未经稳定期治疗的对比，明显不同。隐性哮喘治疗用药，除防哮方外，尚有熟地黄、何首乌、海螵蛸、黄精、百合、山茱萸、桑椹子、鱼鳔、灵芝、枸杞子、绞股蓝、鹿角霜诸品，于不同疗程选用。通过此期的治疗，治哮与防哮的力度加强，病儿的体质提高，因此，外感次数减少，哮喘发作少，甚至不发作。本例患儿，经系统治疗，为时5年未犯。

多年治疗实践提示，哮喘的计划系统治疗，具有除根治疗的优势。为进一步提高小儿哮喘防治水平，对哮喘的后期，不失良机地继续治疗，是当前防治哮喘的重要措施。治哮者研究隐性哮喘，治不容缓确有其理矣。